国医大师

亲笔真传系列

邓铁涛

医话集

邓铁涛 · 著

邱仕君 邓中光 刘小斌 · 整理

国医大师

中国医药科技出版社

内容提要

  国医大师邓铁涛教授学验俱丰，著述宏赡，对中医理论与学术富有建树，并且以"铁手挽狂涛"的弘毅之志，积极为中医药事业鼓与呼，在社会上有广泛的影响。本书收录邓铁涛教授的医学思想与临床经验，以医话的形式与医学同道交流中医药学术思想与实践经验，反映邓铁涛教授的思想精髓。全书内容丰富，具有很高的学术水平和实用价值，对中医理论研究者与临床工作者均有较大的参考价值。

图书在版编目（CIP）数据

  邓铁涛医话集/邓铁涛著 . —北京：中国医药科技出版社，2014. 1
  （国医大师亲笔真传系列）
  ISBN 978 - 7 - 5067 - 6427 - 8

  Ⅰ. ①邓… Ⅱ. ①邓… Ⅲ. ①医话 - 汇编 - 中国 - 现代 Ⅳ. ①R249. 7

  中国版本图书馆 CIP 数据核字（2013）第 237248 号

美术编辑 陈君杞
版式设计 郭小平

出版 中国医药科技出版社
地址 北京市海淀区文慧园北路甲 22 号
邮编 100082
电话 发行：010 - 62227427 邮购：010 - 62236938
网址 www. cmstp. com
规格 710 × 1020mm ¹⁄₁₆
印张 17
字数 222 千字
版次 2014 年 1 月第 1 版
印次 2022 年 3 月第 5 次印刷
印刷 三河市腾飞印务有限公司
经销 全国各地新华书店
书号 ISBN 978 - 7 - 5067 - 6427 - 8
定价 **36. 00 元**
本社图书如存在印装质量问题请与本社联系调换

《国医大师亲笔真传系列》

总编委会

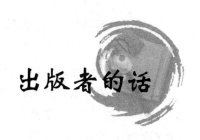

出版者的话

祖国医学源远流长，千百年来，中医药学能够传承发扬，不断创新，一代又一代的医家经验功不可没。

2009年4月由原卫生部、国家中医药管理局、人力资源和社会保障部联合评选产生了我国首届30位"国医大师"。这是新中国成立以来，中国政府部门第一次在全国范围内评选出的国家级中医大师，是中医发展历史上重要的里程碑。

国医大师是当代中医药学术的集大成者，也是当代名老中医的杰出代表，体现着当前中医学术和临床发展的最高水平，他们的学术思想和临证经验是中医药学的宝贵财富。这些大师大都在自己的学术壮年时期，就著述颇丰，并且对目前的临床工作依旧有很强的指导性。但遗憾的是由于出版时间已久，目前市场已很难见到，部分著作甚至已成为中医学习者的收藏珍品。

基于此，我社决定出版一套《国医大师亲笔真传系列》丛书，主要挑选各位大师亲笔撰写的、曾经很有影响力、到目前还对临床具有较高实用价值的图书，重新修订再版，以满足广大临床工作者的需求，同时，也为我国的中医药传承事业尽一些微薄之力。

为使读者能够原汁原味地阅读各医家原著，我们在再版时采取尽可能保持原书原貌的原则，主要修改了原著中疏漏的编辑印制错误，规范了文字用法和体例层次。此外，为不影响原书内容的准确性，避免因换算造成的人为错误，部分旧制的药名、病名、医学术语、计量单位、现已淘汰的检测项目与方法等均不做改动，更好地保持了原貌。

本套丛书第一批有15个品种，为了突出每位医家的特点，我们对原书名进行了微调，具体如下：

《任继学医学全书》：包含任老亲笔编著的两本著作：《悬壶漫录》和《任继学经验集》。其中《任继学经验集》一书，还补充了一些任继学教授晚年的随笔文章和医话。

《邓铁涛医话集》：按照邓铁涛教授的建议，将《邓铁涛医话集》和《邓铁涛医话续集》两本书合并，并对相关内容进行分类和整理，以便能够更集中地反映邓老在中医学术和教育上的主要观点。

《李济仁点评杏轩医案》：原书名为《杏轩医案并按》。《杏轩医案》本身即为中医上乘之作，《李济仁点评杏轩医案》一书不仅有经作者认真点校后的《杏轩医案》全文，而且有李济仁先生为各条案例所撰写的按语、注文，实为校按古籍医书之典范。

《李济仁点评名老中医肿瘤验案》：原书名《名老中医肿瘤验案辑按》。本书搜集当代80余位名老中医治疗肿瘤之验案201篇，尤为珍贵者，书中大部分医案，为名老中医珍藏之手迹。其中有些医案更是名老中医教授生前最后时刻亲笔成文的，从未公诸于世。

《痹证痿病通论》：为《痹证通论》和《痿病通论》两本书合订而成。是李济仁教授在20世纪八九十年代编纂出版的。

《济仁医录》：保持原书名。为李济仁教授行医期间对中医理论和临床的心悟体会。

《新安名医及学术源流考》：原书名为《新安名医考》，此书不仅是一本医家人物史志，而且是一本学术性专著，可谓新安名医各家学说集大成之作。

《班秀文妇科奇难病论治》：原书名《妇科奇难病论治》。

《班秀文妇科医论医案选》：保持原书名。

《张琪脉学刍议》：原书名《脉学刍议》。

《张学文论治瘀血》：原书名《瘀血论治》。

《张学文谈中医内科急症》：原书名《中医内科急症学简编》。

《张学文临证心得手记》：原书名《张学文医学求索集》

《实用温病学》和《感证治法与类方》：此两本书是张灿玾教授早年的临床教学心得，又经近两年亲笔修改补充而成，属于第一次出版。

希望本套丛书的出版能够在一定程度上满足广大临床工作者对名医经验学习的渴求，对推动中医事业的继承和发展、弘扬民族医学和文化，做出一定的贡献。

中国医药科技出版社

2014 年 1 月

序

有人说中医缺乏能干的行政人才，果真如此吗？从 20 世纪 80 年代开始，中医的行政人才陆续走向各级领导岗位，今后各级卫生行政领导班子中要有中医干部，应是我国"发展现代医药和我国传统医药"宪法的组织保证措施。新中国成立以来中医政策之贯彻受到种种干扰，归根到底就是中医"在野"不"在朝"。党的十一届三中全会之后，中医事业充满了希望。

有领导说过，像老中医那样关心中医学术之前途，乃至牵肠挂肚的程度，在其他行业中是极为少有的。一点都不假，这是炎黄子孙对岐黄之术的执着的爱之表现。能瞪眼看着伟大的宝库被埋没掉吗？愿中青年中医对于中医事业继承这种执着的热爱。

行政之才，非老中医之长，只有祈望之心而无传帮带之力。祈望在坚持四项基本原则的基础上，致力于团结更多的同志，为一百多年来多灾多难的中医事业呕心沥血，中医学的发展就会更快一些，中医事业的发展会更好一些。我们失去的时间实在太多了！真是"只争朝夕"了啊！"心底无私天地宽"，陶铸同志这个座右铭，对每一位在行政领导岗位上的中医同志，无疑是搞好中医事业的一个行动指南。

在技术上，老中医还能交给后一辈一点点东西，只可惜很多人已不能守在病房与中青年同志并肩战斗了。怎么办呢？但愿中青年一辈能虚心、主动向老中医请教，善于发现其所长，挖掘其所长，接过来再加以发展。抢救老中医的学术与临床经验。这已喊了二十多年了，但成绩并不使人满意。这是一个十分急迫的任务。应该主动去承担。

现代之中医肩负着振兴中医之重任。而振兴中医，并非易事，前途崎岖，艰难重重。中青年中医是开路先锋，我们相信前途是光明的，现在世界掀起的"中医热"在催促我们，人类不能没有中医。相信在不久之将来，长江后浪推前浪，后一辈不论在管理才能、理论水平、临床经验等各个方面，都将远远超过老一辈中医，无负于时代之使命。谨致以衷心的祝愿。

邓铁涛

1986 年元月

前　言

中医学源远流长，为中华民族的繁衍生息做出了重要的贡献。在中华民族悠久的历史文化长河中，涌现了一批又一批品德高尚，医术精湛的苍生大医，他们是一个时期的学术代表，也是名垂后世的中医楷模。而中医学术的不断发展与完善正是建立在历代名医学验传承的基础之上的，传承是中医发展、创新之根本。当代老中医药专家的理论观点和临证经验是中医药学伟大宝库中的新财富，须及时地加以整理，以促进当代中医学验的发扬和传承。

国医大师邓铁涛教授，广东开平人，中共党员，广州中医药大学终身教授，博士研究生导师，博士后合作教授，首批享受政府特殊津贴专家，首批全国继承老中医药专家学术经验指导教师，国家级非物质文化遗产"传统医药"项目代表性传承人，国家重点基础研究发展计划（973计划）首席科学家。2009年受到国家人社部、卫生部、国家中医药管理局共同表彰，获首届"国医大师"荣誉称号。邓铁涛从医七十余年，擅治重症肌无力、心血管疾病、内科杂病，擅长以中医脾胃学说论治各系统病证。学术上，提出五脏相关学说，倡导痰瘀相关、寒温融合论，开辟岭南地域医学研究先河，集成传统四诊方法与诸种辨证体系构建现代《中医诊断学》；多次上书中央，为振兴中医建言献策，奔走呼号；倾心中医教育，倡导名师带徒，设立"邓铁涛奖学金"扶掖岐黄学子，设立"邓铁涛基金"培养铁杆中医。历年主编《中医诊断学》等全国中医院校教材及《中医大辞典》等大型医学工具书，发表论文130多篇，出版《学说探讨与临证》《邓铁涛医学文集》等论著20余部。

为了更深入、更完整地发扬和传承国医大师邓铁涛之学验，本书以1991年出版的《邓铁涛医话集》为基础，并将2001年出版的《邓铁涛医话续集》中的医话进行合编。全书分为两大部分：第一部分为临证医话，内容以临床病证辨析、治法、用药心得为主，还包括邓铁涛"温病专题讲座"7篇；第二部分为诊余漫话，内容广泛涉及临床、辨证、医论、医政管理等问题。邓老本着他所服膺的清代医家王清任敢于创新而又实事求是的精神，作为撰写医话的宗旨。王清任在其《医林改错·半身不遂论叙》中指出："医家立言著书，心存济世者，乃良善之心也。必须亲治其症．屡验方法。万无一失，方可传于后人。"因此，本书中有关治疗的方与法，是邓老亲治其症，经过多次实践检验的方法。邓老对中医学术的前途既充满希望又牵肠挂肚，对所面临的现状及危机深表切肤之痛而力针时弊，因而每一篇医话都倾注着他对中医事业的执着和热爱。邓老曾经寄语年青的中医："历尽劫难的中医学 20 世纪 80 年代已重新站在腾飞的起点上，正需要一大批真才实学的青年中医作振兴中医的先锋，这些先锋对中医学有执着的爱，掌握中医的系统理论，能用中医药为人民解除疾苦，有科学头脑，有广博之知识，决心利用新技术以发展中医学，并在发展中医学中又反过来发展新技术。"

希望本书的整理和出版能够为更多的读者奉上最原汁原味的国医大师著作，有助于名医学验传承，有利于中医学术发展。整理过程错漏之处，恳请读者批评指正。

整理者

2013 年 11 月

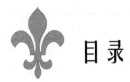

目录

临证医话

血　　证

血证的辨证论治，名著有唐容川的《血证论》。该书从血证的病因病机到辨证论治，都有独到的见解，有可以重复的临床经验，已近百年的古籍，至今仍然值得我们学习研究。记得 20 世纪 80 年代，曾参加一次有关血证的学术会议。有论文认为生大黄对吐血患者，不论体质虚实都有效，因而提出对"辨证论治"的怀疑。不知唐氏对此早有论述，《血证论·吐血》说："仲景治血以治冲为要，冲脉丽于阳明，治阳明即治冲也。阳明之气，下行为顺，今乃逆吐，失其下行之令，急调其胃，使气顺吐止，则血不致奔脱矣。此时血之原委，不暇救治，惟以止血为第一要法。血止之后，其离经而未吐出者，乃为瘀血。既与好血不相合，反与好血不相能，……故以消瘀为第二法。止吐消瘀之后，又恐血再潮动，则须用药安之，故以宁血为第三法。邪之所凑，其正必虚，去血既多，阴无有不虚者矣。阴者阳之守，阴虚则阳无所附，久且阳随而亡，故以补虚为收功之法。四者乃通治血证之大纲，而纲领之中又有条目……。"又说："然其血积在胃，亦实象也。故必亟夺其实，釜底抽薪，然后能降气止逆，仲景泻心汤主之。"

唐氏所论正与该次学术会议中多篇论文用大黄以止血之实践疗效相符。足证进行研究创新必须注意继承，以掌握前人之信息，可以少走弯路。因见用大黄收效便否定"辨证论治"的科学性，便错了。

至于无症可辨，微观有恙之辨治问题，则应由今天的中医去研究发展以充实"辨证论治。"的内涵了。兹略举本人诊治所得，略述于下。

一、大便潜血

潜血出于下，患者初不自觉，稍有时日乃觉疲乏无力，精神不振，面色萎黄，查知大便潜血。潜血之病机与吐血不同，但止血仍是第一要法。由于病多见于虚证，故选用既能止血又能养血之品。我多用下方，效果比较满意。处方：阿胶（烊化）10～30g，炒三七末（冲）3～6g。每日服1～2次。炒三七末，即将三七末干炒至老黄色为度。最好炒后放冰箱内2～3小时去火气。预先制备放病房中随时应用最好。三七末炒黄能使止血之力增强。

二、尿血（包括小便有红细胞久不愈者）

尿血除了辨证用药之外，止血之药以草药——三叶人字草较理想。

三叶人字草，又名鸡眼草、孩儿草。药性甘、淡，微寒。功能清热解毒，活血，利尿，止泻。曾治一危重血液病患者，尿似酱油，需频频输血，在辨证论治方中加入此药30g，服3剂尿转清。后又再次尿血，再加用三叶人字草而止。又治一肾病患者，尿有红细胞，辨治用六味地黄汤加太子参、益母草、三叶人字草治疗2年余而安。

三叶人字草能治血尿是湖南欧阳琦教授告诉我的。他说对膀胱癌之血尿亦有效云云。查文献，该药有通淋之记载，但无治尿血或血淋之明文，新发现也。

陈修园对血证亦颇有经验，对于尿血之辨证，认为血尿以六味汤加血余炭一两，煎好入生藕杵汁服，亦有气虚者，当归补血汤为主，夹热者加淡竹叶、栀子主之，夹寒者加附子主之。亦是经验之谈。特别是陈氏对血证脉诊的经验值得重视。陈氏《医学从众录·血证》："失血脉芤，或兼涩象，转紧转危，渐缓渐愈，虚微细小，元气不支，数大浮洪，真阴不足，双弦紧疾，死期可决。"在今天而言，对大出血之症，急则治其标，还可采用输血之法，对于脉见双弦紧疾之症，或可得救。但输血并非万能，有些患者屡经输血，并未痊愈，则又应辨证论治，才能根治。能不输血总比输血要好。此外，对于尿血之症，也应运用现代的检查诊断之法，如查泌尿系统有无结石、肿瘤之类，以补我们宏观诊断之不足，以创造新的治法，也是必要的。继承与创新并举是我一贯的主张。

（1998 年 11 月 17 日）

止　血

出血，特别是大出血，如不及时止血，将有生命危险。急则治其标，治标有时处于相当重要的地位。个人常用之止血法，有以下几种。

一、吐血咯血

（1）用五岁以下之健康男孩之中段尿，送服止血散（血余炭、煅花蕊石、白及末、炒三七末，等分共为极细末）1～3 克。

（2）用梅花针叩击人迎穴，以人迎穴为中心，叩击圆周直径一寸至寸半（同身寸计），从中心开始圆周扩大。左右各叩击 1～3 分钟。每天1～3 次。

（3）辨证用药以治其本。

笔者曾用上法救治过肺病大咯血及胃病大吐血之患者均效。

童便能引火归原，引浊气下行，气火得下则血归其位。三七末能走能守，炒至深黄色后则守多于走，故止血宜炒用。若三七末临时单味独用，须注意"去火气"，去火气之法，可将炒过之三七末放置冰箱 24 小时即可用。笔者曾用单味三七末治疗鼻衄多日反复发作不止及胃溃疡出血久不止之患者均效。

二、血崩

（1）单味血余炭 3～9g，一日 3 次冲服。曾治一严重血崩患者，每次月经来潮，经水大至，甚至晕倒，久治不效，单用此味，每次发病即用，前后用药约 120g 而愈。愈后未再复发。

（2）艾灸，直接灸右侧隐白左侧大敦，一至三壮。曾治一妇，月经暴至量甚多，手头无艾，乃借用香烟代艾直接灸之，中午施灸，下午止，喜甚说："中医也能救急"！

月经来潮量多于平常几倍者，亦可艾灸。服胶艾四物汤亦效。不少妇女因月经量多或月经时间过长，引致头晕，心悸，精神不振等多种证候，可于月经来后第二或第三日即服上方，月经止后再服一二剂停服，下次月经来潮又再照方服，如此行之三四月便愈。

笔者曾用上法治一产后大出血并休克之患者，先用艾灸隐白与大敦，然后用悬灸法灸两侧足三里及百会穴，悬灸至 40 分钟，血压回升稳定。再与养血凉血止血之汤剂以治其本而愈。

点　舌

新中国成立以前，中医利用家庭病床之形式以治疗急危重症。新中国成立以后西医医院发展很快，加上公费医疗，危重患者便多由西医处理，因为中医医院既少又小，于是中医便失去治疗急危重症的机会。二三十年来中医治疗急危重症技术得不到发展，并有失传之危险。发掘、总结以提高治疗危重症之水平，实为当务之急。

有人认为治急症，没有剂型改革不行，把注意力放在等候注射中药的发明上。改革剂型不是不重要，这是振兴中医必不可少的工作之一。但不能等待剂型改革才去治疗急症，相反，应以治疗急症的成果促进剂型改革。

治急症要注意中医的综合治疗，即针灸、按摩、刮痧、挑治、外洗、外贴、灌肠等治疗手段都应加以运用。另外还可以灵活使用传统之方药。我对于吞咽反射消失的患者，往往采用点舌之法救治，有时收到较理想之效果。所谓"点舌"之法，就是用紫雪丹、至宝丹、安宫牛黄丸、苏合香丸，或含有冰片、麝香、牛黄的丸散点放舌上，从舌上吸收，能达到醒脑恢复吞咽之作用，为口服中药治疗打开大门，当然，这些丸散也是治疗之重要药物。

几年前我们第一附属医院收治一例心肌梗死合并心律失常、心衰、感染的患者，患者已昏迷，吞咽反射消失，我诊断为真心痛合并暑入心包之证，急用至宝丹一枚水溶用棉签蘸点舌上，不停地点，当丸药厚铺舌面，则用开水点化之，化薄后继续点药。约半小时，患者已有吞咽反射，取得口服中药之可能。口服处方：①高丽参炖服。②清暑热兼活血之剂。第二天患者清醒但突然腹胀甚，经用冬青油外擦及置放肛管排气等处理无效，急用大黄煎水灌肠而解，证明患者既有心脏之本病又有暑热食滞之标证，其后连用四五枚至宝丹。曾用生脉散注射液一次及西医治心肌梗死之常法，结果抢救成功，步行出院。

1985 年 9 月我们第一附属医院急诊室收治一例严重昏迷（一氧化碳中毒）之患者，经用西医常规方法抢救一日一夜，病情继续恶化，高热神昏，痰涎涌盛，四肢抽搐，戴眼反折（瞳仁瞧下瞧内，仅见瞳仁之边沿），面目及全身浮肿，呼吸喘促，张口，口臭难闻，二便不通，舌瘀暗、苔厚浊，脉洪大而数。急用安宫牛黄丸一枚，冷开水 10ml 化开不停点舌上。另用大黄、积雪草各 30g，苏叶 15g，煎水取汁再溶化紫金锭 3 片，保留灌肠，一日 2 次。3 天内共用安宫牛黄丸 5 枚，再加上前后 6 次灌肠之后，病者体温降至 37.5℃，痰涎明显减少，解除心电监护。病者由深昏迷转为浅昏迷，改用牛黄粉 1g 点舌，灌肠同前。尿常规发现真菌，灌肠药改为：①千金苇茎汤加红花、丹参煎汁保留灌肠。②用生大黄、积雪草、车前草如法灌肠；二方上下午分用。自 9 月 17 日开始用上法治疗至 23 日患者已有吞咽反射，开始用下方鼻饲：陈皮、枳壳、菖蒲、远志各 6g，法半夏、竹茹、郁金各 10g，胆南星、桃仁各 12g，羚羊角骨 25g（先煎），每天一剂，灌肠法同前。前后共治疗 9 天，患者体温降至正常，并从昏迷中苏醒过来。

1985 年 11 月又用安宫牛黄丸点舌法加灌肠法抢救一例脑出血较危重之患者，渡过了危关，从死亡线上抢救过来。

剂　　型

中医治病，汤药、针灸、按摩、刮痧、外贴、外熏、外洗、浸渍、灌肠、药栓等手段众多，今天反而范围缩窄，绝大多数只用汤剂，部分用针灸，少数用按摩。本来许多疗法在病房适用，而病房却多采用注射、输液，把许多验便廉之治法遗忘了，这是值得考虑的问题，会不会把宝丢了？

汤剂饮片是每天大量应用的治病手段，可以说约占95%以上，而饮片汤剂之质量，大大不如以前，其质量之低下，已到了不能容忍的程度了。一方面中药药物常短缺，一方面由于中药加工粗劣，医生不能不加大剂量，更加速中药之短缺。中药品种不齐，甚至以伪乱真，老药工之技术又未好好继承，药工抓药以手代秤。中药处方既无法保"质"，亦无法保"量"！医生绞尽脑汁之处方，常受药物质量的影响，使人痛心！中药如不加强管理，将足以消灭中医。中医之所以历尽劫难而仍能保存者，全靠能治好患者，照此下去，疗效日降，中医中药便不能继续生存了！

为了使中药保质保量，除了加强药品管理之外，加速中药剂型之改革，才有出路，才能促进中医药之发展。剂型改革，不要只想到针剂之类。当然进行针剂之研究也是需要的，但不应是惟一的。中药复方制成符合标准的注射液，不是三几年可以成功的，大量发展恐怕要数十年，远水救不了近火。该怎么办？20世纪50年代广东星群制药厂曾搞单味中药水剂，由于多种原因被一棍子打下去了！当时"维新联合诊所"使用星群制剂三四年，疗效是肯定的，如果让其不断改进，今天已有可观之成就了。这是行政干预科学研究的惨痛教训。

我认为剂型改革第一步可向日本学习，日本以冷冻干燥法把一二百个方剂制成不含糖的冲服剂。因为提制合理，既减少了用药分量，又保证了疗效，方便了患者，我们何乐而不为呢？辨证论治的精神，不必每方都加减。我个人的经验，凡用仲景方不加不减效果更佳。因为那些方都是经过多少人、多少年的筛选才确定下来的经验方。当然，成方应包括从汉代至20世纪初，为历代医家所公认的有效药方。历代验方甚多，各个地区可由一些中药厂与广大中医合作，选出最常用的若干方加以提制，是一个可行的措施。另外，还可以单味药提制，代替饮片配方。加温冲溶的过程，也是化合作用的过程，或略加煎煮，煮沸即服，岂不是好？

古方中有不少是膏丹丸散，过去往往改为汤剂，若仍制成膏丹丸散则用之甚便。如我们在20世纪70年代到顺德陈村巡回医疗，用平胃散散剂，每次只用 1.5~3g，一日二三次服，治疗胃肠病，疗效显著，比汤剂好得多。止血散、止痛散、三黄散等都是散剂胜于汤剂。笔者曾用三黄散内服治疗胃肠湿热腹痛如刀绞之患者，用乌梅丸3g（一天2次）溶化加蜂蜜冲服治疗一例反胃（幽门痉挛）久治不愈之5岁患者。山西一老中医用大黄䗪虫丸治愈一例已经反复开刀6次之肠粘连患者。因此，在剂型改革之同时应恢复原有之丸散膏丹等有效之剂型。

传　脾

慢性肝炎，比较常见而反复难治。黄疸型肝炎，中医一向有治黄疸之法，疗效甚佳，故有人以此引申，喜用清利湿热与清肝利胆之法治疗本病。不知慢性肝炎之病位虽然在肝，但其所表现之证，却以脾为突出。从临床表现来看，慢性肝炎患者，大多有怠倦乏力，食欲不振，恶心，腹胀便溏等一系列脾胃的症状；亦有胁痛，胁部不适，头晕失眠等肝的症状。从脏腑辨证而论，应属肝脾同病而以脾病为主之证。

从论治的角度来看，根据《难经·七十七难》："见肝之病，则知肝当传之于脾，故先实其脾气。"张仲景赞成此说，于《金匮·脏腑经络先后病篇》："师曰，夫治未病者，见肝之病，知肝传脾，当先实脾，四季脾旺不受邪，即勿补之。"根据这一宝贵的理论，治肝炎应注意"实脾"，是一个十分值得注意的问题。

我在"实脾"这一思想指导下，积累了一些经验，拟一方名"慢肝六味饮"，方药配伍如下：

党参（或太子参）15~30g，云茯苓15g，白术12~15g，甘草5g，川萆薢10g，黄皮❶树叶15~30g。

本方取四君子汤补脾气健运脾阳以"实脾"，用黄皮树叶以疏肝解毒行气化浊，川萆薢入肝胃两经升清而降浊。

加减法：①脾虚甚，精神不振。气短，声低，舌胖嫩有齿印，加黄芪15~20g。②湿浊上泛，脘闷，恶心呕吐，苔厚浊，脉缓滑，加法半夏

---

❶ 黄皮：南方一种水果，叶有解毒疏肝之作用。

10g，砂仁3~6g。③肝气郁结，胁痛明显，急躁易怒，头痛头晕，舌嫩苔薄，脉弦，加白芍15g，郁金10g，或合四逆散同用。④若肝阴不足，头目眩晕，失眠多梦，舌边尖红、苔少，脉弦细或兼数者，照原方用太子参30g，去川草薢，加旱莲草12g，桑椹子10g，楮实子、菟丝子各10g。⑤兼血瘀者，必见面色暗滞少华或唇色紫暗，胁痛明显，胁下癥块（肝大质稍硬），舌质紫暗或舌尖边有瘀点、瘀斑，脉弦或弦涩者，加丹参15g，茜根9g，或但加土鳖虫6~10g。⑥若湿郁化热，口干口苦，小便黄，或兼发黄，舌嫩红、苔黄白或厚浊，脉弦数者，可选加金钱草、田基黄、绵茵陈、虎杖、溪黄草各用15~30g，但用其中一二味便可。

慢性肝炎之所以反复发作，原因不一，但治疗不彻底乃重要原因之一。我治此病，即使肝功能检验已正常，仍应继续服药数月至半年，不再反复乃可停药。又应注意者，服上方时，其他一切护肝之中西成药均应停止，以免互相干扰影响疗效。

痢　　疾

治痢疾最早之有效方为张仲景之白头翁汤，该方对急性细菌性痢疾及阿米巴痢疾辨证为热毒或湿热痢者均有效。清代倪涵初之痢疾三方在清代及民国时期亦甚为有名，鲍相璈《验方新编》收倪氏三方列于痢疾门之首。该方乃刘河间之芍药汤加减而成，一方变为三方，应该说已有所发展了。

芍药汤：黄芩、芍药、甘草、黄连、大黄、槟榔、当归、木香、肉桂。

倪一方：川黄连、黄芩、白芍、山楂肉各3.5g，枳壳、厚朴、槟榔、青皮各2.4g，当归、地榆、甘草各1.5g，红花0.9g，桃仁3g，木香1g（磨兑），空心服，渣再煎服。

二方：川黄连、黄芩、白芍各酒炒1.8g，山楂肉3g，橘红、青皮、槟榔、地榆各1.2g，炙甘草1g，当归1.5g，桃仁1.8g，红花0.9g，木香0.6g（磨兑）。

三方：川黄连、黄芩各酒炒1.8g，白芍1.2g，橘红1.8g，全当归、党参、白术土炒、炙甘草各 1.5g。

倪氏以时间辨证，第一方适用于发病十天以内者，第二方适用于发病已半月者，第三方适用于发病已一个多月脾胃已虚弱者。第一方还根据红痢白痢加减，如白痢去地榆、桃仁加橘红、木香，大便滞涩者加大黄。用药分量甚轻，宜参考其比例适当加量。

民国·张锡纯《医学衷中参西录》治痢二方亦受倪氏之影响，其化滞汤处方为：白芍、当归、山楂、莱菔子、甘草、生姜。此方治痢疾初起，若服药后不愈，继服后方。后方即燮理汤：山药、银花、白芍、牛子、甘草、黄连、肉桂。单赤痢加地榆，单白痢加生姜，血痢加鸭蛋子（即鸦胆子）二十粒去壳药汁送服。

痢疾之辨证，今日之教科书分湿热痢、疫毒痢、寒湿痢、虚寒痢、休息痢等辨证论治是比较全面的，因为中药之痢疾既包括急慢性细菌性痢疾与阿米巴痢疾之外，还包括一些结肠病变及非特异性溃疡性结肠炎、过敏性结肠炎等。但急性菌痢或阿米巴痢疾，除白头翁汤外，倪氏三方与张锡纯二方均值得参考。

我认为除了中医辨证之外还可结合西医之辨病，如属细菌性痢疾，除一般辨证用药之外，我喜欢加入一味番石榴叶 15～30g，此药对细菌性痢疾似有特效。至于阿米巴痢疾则可于辨证用药基础之上，加入鸦胆子肉 15～30 粒吞服，鸦胆子治痢疾，张锡纯《医学衷中参西录》曾大加提倡，其实最早之提倡者实为广东之陈复正，陈氏《幼幼集成》以"集成至圣丹"治冷痢、久痢，方用鸦胆子一味，"用小铁锤轻敲其壳，壳破肉出，其大如米，敲碎者不用，专取全仁用之。三五岁儿，二十余粒；十余岁者三十多粒；大人则四十九粒"，用桂圆肉包，空腹吞服，因鸦胆子味苦甚，搞碎者易引起呕吐，故不宜用。我们家传之用法，取鸦胆子肉以滑石粉为衣，成人亦不过二三十粒，空腹吞服效果确实。我于新中国成立前患过痢疾，用鸦胆子治疗，发现大便中时有成粒之鸦胆子，但数日而愈。又于一九三九年曾治一老妇患噤口痢，处方为：远年旧熟地 30g，淮山药 18g，白芍 15g，鸦胆子 20 粒药汁送服，一剂而愈。远年旧熟地即置放一二十年已被虫蛀过之熟地，过去有名之中药店多有此药。先父好用此药以治阴虚又怕滋腻之证者。淮山药，《本草纲目》认为有"止泄痢"之作用，后世有独用此味以治噤口痢。上方四味，熟地与淮山药以健脾滋阴固其根本，淮山药、白芍、鸦胆子以治痢，该方之神效实出我的意料之外。

珍　凤

珍珠草与小叶凤尾草，是我经常使用的一对草药，对热淋、水肿（阳水）疗效均佳，鲜者效果更好。用量：鲜者各30g，干品各15g左右。

对于热淋（急性泌尿系感染）可以独用珍珠草与小叶凤尾草，亦可稍加清热去湿之品如薏苡仁、车前之属，若舌红苔薄有伤津现象者，注意勿利水太过，可用"珍"、"凤"加导赤散治之。

常见妇女患慢性肾盂肾炎，往往反复难愈。用抗生素疗效欠佳。西医认为长期使用抗生素，细菌产生了耐药性，或进入细胞内成为细胞内细菌，使抗生素失去杀菌能力，故慢性肾盂肾炎为比较难治而有发展倾向的疾病。所谓发展倾向，不但难以治愈，还可引起肾性高血压、肾功能不全、尿毒症等病变。本病应属中医淋证中气淋、劳淋一类，乃邪少虚多之证。多因急性时期未彻底治愈，邪气深藏伏匿于内，正不胜邪，一遇劳累或伤精神或感外邪病即复发。发作之时可急可缓，急则邪热盛实，应以清热为主；缓则缠绵不已。治此病我喜用自拟之珍凤汤：珍珠草、小叶凤尾草、太子参各15g，云茯苓12g，白术、百部各9g，桑寄生18g，小甘草5g。此方即珍珠草、小叶凤尾草合四君子汤再加桑寄生、百部而成。立方之意，乃根据脾胃学说，如张仲景有"四季脾旺不受邪"之说，李东垣有"内伤脾胃百病由生"之论。本病既是邪少虚多之证，要使正气充足以逐邪气，健脾便是重要的一着，故用四君子汤以健旺脾胃，调动人体之抗病能力；用"珍、凤"以祛邪，形成内外夹击之势。百部佐"珍、凤"以逐邪，现代之研究证明百部有抗菌（包括大肠杆菌）之作用。桑寄生，《本草经》："主腰痛"，《本经再新》：主"补气温中，治阴虚壮阳道"，现代之研究："治动脉硬化性高血压"及"治郁血性肾炎"，我意桑寄生既能帮助挟正，又入肝肾经，为本方之使药。

上方可根据患者不同情况随证加减。兹试举一病例如下：1973年曾治一妇，患尿路感染、肾性高血压已一年多。经肾盂造影，诊断为两肾盏先天性畸形，肾图检查认为左肾已失去功能，小便检查有红、白细胞，尿蛋白（＋＋），小便培养有大肠杆菌生长，曾用各种抗生素均不敏感，血压130/110mmHg。症见：头晕，神疲，胃纳不好，小便频少，不能工作。诊其人瘦，面色少华；舌淡嫩边红、苔白，脉细稍弦而寸弱，乃予珍凤汤加味治之。处方：小叶凤尾草、珍珠草、桑寄生、云茯苓各12g，黄皮树寄生15g，百部、太子参、白术各9g，鸡内金6g，茅根18g，小甘草5g。服上方半年多，胃纳转佳，精神振作，已恢复全天工作，小便检查尚余蛋白微量，白细胞几个，多次尿培养已无大肠杆菌生长，血压稳定在（110～120）／（90～100）mmHg。病至此，邪已近净，转用补脾肾以收功。追踪数年未见复发，并告我某妇幼保健院院长，试用此方治疗此病数人，亦收良效云云。

灯 火

灯火可以治病，而且可以治大病，此法名为"灯火蘸"。其法选一根灯心，蘸食油后在纸上轻轻一搓，使含油适量，点燃之后，对准某穴位一窒，灯火爆开而火灭，便是一蘸。方法简单，有验、便、廉之效应，值得提倡。

我用此法治疗痄腮（腮腺炎），效果使人满意。过去我不懂此法，治痄腮用内服药兼外敷或外搽药，虽然可愈，但时日较长，疼痛减轻不够理想。若一侧初起，即于患侧之角孙穴用灯火一蘸，只一蘸便够（亦可加服中药，不用其他外治法），往往另一侧便不发病，而且疼痛减轻较快。若两侧齐发，则每侧角孙穴各一蘸，加服中药，亦易治愈。由于疗效快，故继发睾丸炎者绝少。我用此法多年，未见失败之病例。

如果说："痄腮"不算大病、那么"脐风"（新生儿破伤风）算得上凶险之证。《幼科铁镜》有十三蘸火治疗脐风之法。中医学院统编之儿科教材第二版介绍了这一疗法，可惜第三版之后就删去此法。我们于1965年下乡巡回医疗时曾治疗一例。接诊时患儿正在撮口抽搐，面色紫黑，急取灯心按十三蘸法，一蘸囟门，一声哭叫，撮口即开，面色转好，接着眉心、人中、承浆、少商（双）、脐中各一蘸，脐外周边六蘸，共十三蘸火，抽搐缓解。另处下方：蝉蜕49只，全蝎、僵蚕各9g，煎服1剂。3天后又有轻微之抽搐，再用十三蘸火一次，经过后来追踪，病已痊愈。我所经手者，只此一例，未能说明此法是否真正有效。广州著名儿科医家杨鹤龄，清末在有住院病床之育婴堂当医生，能全面观察患儿治疗之经过，积累了丰富而可靠的宝贵经验，后由门生为他总结，写成《杨氏儿科经验述要》一书。他治脐风用灯心火八蘸，即眉心、人中、承浆、脐正中及离开肚脐约半寸之上下左右各一蘸。他说："余经手治疗此证颇多，深知此证必须施用灯心火，始有转机，不可轻视之也。"从《幼科铁镜》（1695年）到杨氏历经两百多年，一脉相承，都云有效，足以说明我们这仅仅一例，可作为有一定效果之旁证，也足以说明灯火蘸治法简单而有奇效。新生儿破伤风，可能由于新法接生而绝迹，但值得我们对其他疾病施用灯火蘸作进一步之研究。

咳　　嗽

　　咳嗽是最常见的、比较易治有时又极不易治的一种病证。说它易治，如感冒咳嗽，按四时感冒辨证论治不难治愈。说它难治，除了如肺结核、肺癌等难治之病有咳嗽之外，有时外感咳嗽治疗失当，或不注意忌口（如咳嗽初起饮了鸡汤、猪肉汤之类）往往二十多天以至一两个月不愈。还有些医者过早使用收敛止咳之药，致患者咳嗽不畅，痰更难出，迁延难愈。对于饮食腻滞之久咳，除了根据辨证论治处方用药之外，我喜加用芒果核（10g）或莱菔子（10g）予以消导治其标，标本兼治咳嗽可愈。

　　"形寒饮冷则伤肺"故咳嗽禁忌过食生冷，虽或肺有风热者亦不宜饮冰、食冷藏之食物，过食生冷之咳嗽，治应兼予藿香、生姜、苏叶之类温化之品。我还发现有些肺虚或寒或平素体弱的咳嗽患者，贪凉而睡卧竹簟，致肺部受凉而引起哮喘，应即告知改睡草席，辨证用药之外兼予艾灸肺俞、足三里治之。

　　有些难治之咳嗽，由于不注意天时与地理，亦难得辨证之要领。如暑热天之咳嗽，应加清暑之药（莲叶、扁豆花、西瓜皮之属），秋天咳嗽，要加润燥之品（桑叶、沙参、玉竹之类），燥有凉燥与温燥之别，应向《温病学》中吸取治法。广东人于秋冬季节到北京等北方地带，往往住上七八天之后，不论有无外感，初则喉干、继而咳嗽，对于这种咳嗽非润肺燥不行。南方卑湿，北方干燥，再加上暖气设备使空气更加干燥，肺津易伤，故非加润燥之品不可。凡治咳嗽，只知消炎而不分天时，不知地理者，难治此等咳嗽。我近几年凡到北京而时在深秋以后，停留时间超过六七天者，必服六味地黄丸（每天9g），能收到预防喉干引致咳嗽之作用。

肺气肿之患者，咳嗽屡作，有些病例除痰而痰不减，止嗽而嗽不已，颇为棘手。我认为肺气肿者其肺必虚，绝大多数患者舌质嫩而有齿印，或脉大而无力，乃肺脾两虚所致。我治此病，喜用四君子汤加五爪龙，培土生金以治其本，合三子养亲汤顺气除痰以治标，若气喘者重加鹅管石以降逆气，再根据寒热兼挟加减用药，久治有效。五爪龙即五指毛桃根，有南芪之称，此药性味和平，益气而不提气，扶正而不碍邪，虽有外邪亦不忌。肺气肿患者，交秋之后于病情平稳之对，每周或半月炖服人参10g一次以增强体质，如此行之数年，可望根治。

古人说："五脏六腑皆能令人咳"，四十年前余云岫之流，用以嘲笑中医不明咳嗽之病位在肺，岂知咳嗽不仅是肺的毛病，它与全身脏腑疾病有关，这正是中医高明之处。人类疾病层出不穷，能根据中医系统的理论，多加观察、思考与实践，自有所得。

黄　芪（一）

中医理论一贯认为黄芪是升阳之药，每当我讲黄芪能治疗高血压时，听者多产生疑问。1986年8月有机会到新加坡交流中医学术，又被问及升阳之黄芪何以能治高血压？我举出《中药研究文献摘要》有这方面的研究。中华医学院图书馆管理人员检出该书617页，其中日本寺田文次郎等报告："与其他六种可以注射的降血压制剂比较，证明黄芪的作用强大。虽然有的药剂可使血压有持续性下降的作用，但此种药剂大量使用后，可使动物衰弱。"我的经验得到药理研究的证明。但李东垣《脾胃论》升发脾阳，必用黄芪；张锡纯《医学衷中参西录》之升陷汤治胸中大气下陷以生黄芪八钱为主药。张氏认为黄芪补气，兼能升气，善治胸中之大气下陷，又说黄芪之升补，尤善治流产崩带。怎样解释黄芪降压与升陷之理？有人会想到中药往往有"双相作用"，故黄芪既能升提又能降压。但如何掌握升降之机？我的经验，黄芪轻用则升压，重用则降压。为什么药理研究只得一个降压的结果？因为动物实验都是大剂量用药进行研究的，所以得出降血压的结果。我治疗低血压症，喜用补中益气汤，汤中黄芪的分量不超过15g。治疗气虚痰浊型高血压，黄芪分量必用30g以上。当然，论方剂补中益气汤除了黄芪之外还有柴胡与升麻，可使升提之力倍增；在重用黄芪降血压时亦可加潜阳镇坠之品，效果当然更好，但不加镇坠药亦有降压的作用，这是可以肯定的。我曾会诊一中风患者，偏瘫失语而血压偏高，辨证为阳虚血瘀之证，处方以补阳还五汤，黄芪照方用四两。该医院西医主任学过中医，对黄芪四两有顾虑，拟加西药降压，我说不必，照方服药后血压不升反而下降，乃信服。

虽说黄芪重用可以降压，有证有据，但黄芪仍然是益气升阳之药，这一点不可不加以注意。如果辨证为肝阳上亢或有内热之高血压亦想用几两黄芪以降压，则犯"实实之诫"了！慎之，慎之。由此可见，药理学之研究目前尚未能为我们解答全部之问题也。辨证论治乃中医之精华。

李东垣认为黄芪能补三焦之外，又能实卫气。卫气者，所以温分肉而充皮肤，肥腠理而司开合者也，"实卫"就是"固表"。李氏又说防风能制黄芪，黄芪得防风其功愈大，乃相畏而相使也。其后《丹溪心法》有治自汗之名方"玉屏风散"之创立。此方不但治自汗，有些盗汗之属气虚者亦适用，我用此方治疗不少盗汗证。《丹溪心法》原方防风与黄芪一两，白术二两，每服药散三钱加姜三片，水煎服。我用此方为了方便，常用汤剂，各药之分量为：黄芪12g，防风3g，白术15g，不用生姜。这是根据方歌"发在芪防收在术"之意也。有一例自汗盗汗之患儿，治以玉屏风散，稍见效，后因药房缺白术，有一医建议用苍术代白术，服后盗汗淋漓！不知苍术功能燥湿发汗，凡阴虚内热，气虚多汗者忌服。玉屏风散治自汗盗汗若兼阴虚者，加生龙骨、生牡蛎各30g或加浮小麦、糯稻根各30g，若汗出特多者则加麻黄根10g。至于纯阴虚之盗汗，李东垣之当归六黄汤往往效如桴鼓。我曾会诊一烧伤患者，每晚盗汗严重，仅用当归六黄汤一剂而汗止。本方黄芪之分量为其他药量之一倍，此阴阳互根之义也。

我曾建议某中医院按我惯用之比例，制成玉屏风散，每用 10～12g，水煎服，每天一剂，服半月至一月，以治疗容易感冒之患者，以取代注射丙种球蛋白（该地喜用丙种球蛋白成风），据说有相当好的效果。用玉屏风散预防感冒，是名医蒲辅周的经验。蒲氏认为此散用三至五钱即可，用量过重有胸闷不适之弊云。此散预防感冒，值得作进一步研究。

黄　芪（二）

关于黄芪的升提作用，上一则医话谈及对高血压之属于气虚痰浊者，重用可降；但对于脏器下垂者，又宜重用黄芪以升之，血压之升降与脏器之升提不同。如子宫脱垂，治以补中益气汤加首乌，黄芪必须重用 30g 以上。曾治胃黏膜脱垂之患者，用四君子汤加黄芪 30g，配枳壳 3g 作为反佐，一升一降，升多降少，未用一味止痛之药，再诊时已无胃痛。《中药大辞典·黄芪》条目内载内蒙古《中草药新医疗法资料选编》治脱肛方，用黄芪四两，防风三钱。此方实出王清任治脱肛之黄芪防风汤，王氏方：黄芪四两、防风一钱。李东垣认为：防风能制黄芪，黄芪得防风其功愈大，乃相畏而相使也。则王清任之黄芪防风汤源出于东垣，防风之分量不宜多用。

曾治一气阴两虚之胎死腹中患者，用平胃散加芒硝不效，后借用王清任治产难之加味开骨散，外加针灸，一剂而死胎产下。该方即开骨散（当归 30g，川芎 15g，血余炭 9g，龟板 24g）加黄芪 120g，龟板缺货未用。此例说明黄芪重用又可以下死胎，可上可下皆在于气虚故也。

黄芪在外科疮疡方面，也是一味重要药物。曾在某西医院会诊一患者，腋下肿瘤摘除之后，伤口久不愈合，不断渗液，一天不知要换多少纱布。用补益气血之剂重用黄芪 30g 药后渗液减少，不半月而伤口愈合，此黄芪内托之功也。

疖疮不是大病而相当棘手，每每此伏彼起，反复不已。1978 年曾治一小孩，自2岁开始，每至夏季，疖疮发作，用抗生素时稍好，稍好又发，如是反复，交秋之后乃愈。3岁时夏季又发，至秋而愈。及4岁，时正6月，满头疖疮，人虽不瘦而面黄唇淡，舌胖嫩苔白，脉细、此正气虚不能抗拒病邪所致，拟扶正祛邪标本同治，处方：黄芪、皂角刺、青天葵、野菊花、浙贝母、银花、蒲公英各9g，陈皮、白术、甘草各6g，4剂。再诊，新起之疖疮已少，继用前法：黄芪、白术、茅根花各9g，皂角刺6g，云茯苓、绿豆、炙甘草各12g，4剂。疖疮乃不再起。患儿之父为军医，翌年一月求治断根，为处预防方：黄芪9g，防风、甘草、浙贝母各6g，陈皮3g，白术、蒲公英各12g。嘱其于4月开始，每周2剂，此后疮未再发。

王清任善用黄芪，特别是重用黄芪，最重者用至八两（240g），我仿其法治一截瘫患者，曾用黄芪十二两（360g），效果不错。药理实验与临床都证明黄芪无毒性，但黄芪到底是药而不是粮食，用之对证则效，用之不当则出偏差。20世纪40年代治一肺结核患者，于养阴除痰药中加入黄芪9g，服一剂后觉额部发热，第二剂全面部发热，第三剂面颈均觉热，撤去黄芪热自消失，使我印象深刻。曾用补阳还五汤治脑血栓之中风患者，药后觉头皮痒甚而体温增高1℃左右，脉稍浮，误以为外感，改用辛凉解表之剂，一剂而热退，再用黄芪90g，又再发热，右上肢活动反而退步，失语稍有进步，乃知辨证不准确。细察患者脉虽然虚大，但舌苔厚腻而舌质不胖亦无齿印，此证痰瘀比较，痰湿重于血瘀，气有些虚但不甚，改用祛痰为主稍加祛瘀之药，以五爪龙代黄芪，证遂向好转。这又是一次教训。

头　痛

前话"读书"之重要性，想提高临床之水平必须读书，多读书多实践才能提高学术水平。兹以头痛病的治疗为例，谈谈我的体会。

年轻时曾标榜擅治顽疾，但对一些顽固性的头痛病，自己却感到头痛。后在清代王清任的著作中找到出路。王清任《医林改错》血府逐瘀汤治证的第一个病证就是一头痛。王氏说："头疼有外感，必有寒热之表证，发散可愈；有积热，必舌干口渴，用承气可愈；有气虚，必似痛不痛，用参芪可愈。查患痛者，无表证，无里证，元气虚痰饮等证，忽发忽好，百方不效，用此方一剂而愈。"乃知血瘀可致头痛，凡头痛久不愈，痛处不移，舌质紫暗或有瘀斑、瘀点，或脉兼涩象者，试用血府逐瘀汤，每能奏效。但不一定如王氏所说"一剂而愈"。上海近代名医范文虎（1870～1936年）亦善用此方治疗顽固头痛与失眠（见《近代中医流派经验集》）。至于其他原因之头痛而兼血瘀者，我喜用芜蔚子加入适用之方中。

又如三叉神经痛，为难治之症。西医认为此病很少能自愈，目前缺乏有效而又无不良反应的治疗。查清代林佩琴《类证治裁》头痛篇有眉棱骨痛，证颇相似。林氏说："眉棱骨痛，由风热外干，痰湿内郁"用选奇汤。该方原出于《东垣试效方》，药只四味："羌活、防风各9g，甘草9g（冬天用炙），黄芩3g（酒制）（冬月不用）。我用此方黄芩未用酒制，曾以生地易黄芩亦效，因患者有阴虚之象。亦可因证加减，如治一女教师，左侧额痛兼上齿疼痛剧烈，一日发作十多次，曾经中西医治疗，疼痛次数减至一天五六次，而疼痛的程度不减。诊其面色红，唇红，脉弦滑数。虽然舌嫩、舌边有齿印，有本虚之征，但风热实证为主，处方用：防风、羌活、黄芩各9g，甘草6g，再加白芍、蒺藜各12g，菊花9g，7剂痛大减。后因过劳，淋雨复发两次，继用上方加减，前后用药40余剂而愈，追踪一年多，未见复发。又曾治一邮务员，用药数剂无效，后闻由一女针灸医师用针灸法治愈。可见本病除服药法外，采用针灸或其他中医药治法可愈。切不可稍不见效即动摇信心。

叶天士《临证指南医案·头风》共载7个医案，其中第二案似为三叉神经痛。案云："何（四一）右偏风头痛，从牙龈起（木火上炎）"。方用：炒生地9g，蔓荆子（炒）3g，黄甘菊3g，茯苓4.5g，炒杞子6g，冬桑叶3g，炒丹皮3g，川石斛4.5g，此方从内风论治，与选奇汤从外风论治又有所不同，值得重视。该方我未曾试用，未敢肯定其有无疗效，但我从叶天士"头风"诸案及邵新甫氏的总结语中体会出另一类偏头痛之治。邵新甫说："头风一证，有偏正之分。偏者主乎少阳，而风淫火郁为多。前人立法，以柴胡为要药。其补泻之间，不离于此。无如与之阴虚火浮，气升吸短者，则厥脱之萌，由是而来矣。先生则别出心裁，以桑叶、丹皮、山栀子、荷叶边，轻清凉泄，使少阳郁遏之邪，亦可倏然而解。"我师其意，治疗一些偏头痛而阴虚阳偏亢者，治之以磁朱丸与六味地黄丸。日服磁朱丸以镇摄其亢阳，晚服六味地黄丸以滋其肾阴，曾多次取得效果。磁朱丸本眼科用药，又名神曲丸，出自《备急千金要方》，用120g 神曲以配 60g 之磁石及 30g 之朱砂，磁石滋肾潜阳，重镇安神，朱砂清心安神，妙在用 120g 神曲以健运脾气，使石药不致有碍胃气，又能升清降浊。

蛔　虫

20 年前曾去农村巡回医疗，所见蛔虫病的小孩真多！其中胆道蛔虫亦不少，蛔虫团梗阻间亦有之。我们都靠中药、针灸得到解决。但有些中医却认为中药驱蛔无效，后来我研究了这个问题，不是中药无效，而是药物不合规格。如使君子打开其肉已腐烂变质，或用整个使君子而不打烂，榧子肉已霉变，苦楝根白皮不是二层皮，而是根木一块……当然，另外还有辨证用药的问题。有些病例，不但一般中药无效，西药无效者亦每每有之。这类病儿，多数体质太差，屡服驱虫药而大便虫卵仍不能根除。欲根治必须先用健脾药一周，然后驱虫药与健脾药同用，便能收效。在农村，苦楝根白皮最好用鲜药，除去表皮及心木，取第二层白皮。凡槟榔已经加工切片者效果多不佳，最好临时切或打烂用。我喜欢用枣子槟榔，因容易加工，切开即用。

比较急重的蛔虫病是胆道蛔虫症。此症疼痛剧烈，上腹部有钻顶样绞痛，患儿哭闹不安，甚则寒战发热或发黄。我们对此症总结了一条有效方——"胆蛔汤"，曾收入中医学院第三版《方剂学》教材中。今介绍于下。

炒榧子肉、苦楝根白皮各 15g，使君子（打）、枣子槟榔（切）各 12g，乌梅 10g。水煎服。为 10 岁左右儿童剂量，可根据年龄体质及病情加减。病势重而体质一般尚好者可以一日 2 剂。此方既能治胆道蛔虫，对一般蛔虫病自当有效。

凡遇胆道蛔虫病，我们接诊后先嘱患儿父母去挖苦楝根白皮，取回配药，一方面静脉滴注等渗葡萄糖。很多患儿经滴注后，疼痛即逐渐缓解，服药后阵发之疼痛乃止。多数在十二小时前后即排虫。此方比仲景之乌梅丸有效。乌梅丸对胆道蛔虫之轻者有效。巡回医疗归来后，我院一女同学患胆道蛔虫，未用静脉滴注西药，单用此方治之数剂而愈。

蛔虫团肠梗阻，针刺"四缝穴"疗效甚佳。广州市儿童医院曾进行研究，用 X 线观察：针刺后半小时，梗阻之肠段先扩张，虫团即向上下伸开，然后肠管收缩，梗阻解除。此法简便有效，不可轻视。"四缝穴"《针灸大成》有载，为脾经之"奇穴"。穴在两手除拇指之外，其他四指之第二节下之横纹正中间。宜用最粗之针灸针，逐穴施针，进针后，每穴捻转 1～2 分钟，共针八穴，针完即可。如一时无针灸针，用缝衣针亦可，针后服胆蛔汤，内外合治最好。

曾在 157 医院治一 2 岁患儿，骨瘦如柴而腹大，其蛔虫之多，使人咂舌，不但肛门有虫爬出，口鼻亦出蛔虫，虫体不大而量多！我们先用氧气驱虫，用鼻饲管给氧，然后服中药，排虫甚多而愈。

蛔虫病，外因是一方面，内因也是很重要的一方面。治之法，除了驱虫作针对性的治疗之外，健旺脾胃是十分重要的一环。驱虫之后，必须用四君子汤或参苓白术散之类方药以善其后，亦可于健脾药中加一二味驱虫药服一二周，大有好处。

甘　草

甘草是一味用途很广的中药。打开方书，没有甘草的方剂比较少。甘草除了矫味之外，还能减低药味的毒性，又能调和各药，故有"国老"之称。甘草在众多的方剂中，往往只起到配角的作用，在人们心目中甘草好像是一味不可缺少，又不是主帅之药。其实甘草的作用不可忽视。在仲景的方中，如炙甘草汤、甘麦大枣汤、桂甘龙牡汤、芍药甘草汤等，甘草都是大将之才，不可轻视。在急危重症之中，甘草更是元帅之才。何以见得？试举解放军 157 医院黄锐尚军医主任的两个事例。黄主任学习中医之后于 1961 年到某山区公社，适遇 197 人吃山荔枝中毒，症见剧烈呕吐、腹痛、腹泻。黄主任带同两名医护人员参加现场抢救，如采用常规办法：用洗胃、输液、注射抗胆碱药物等治疗，则人力、物力、急救器材都无法解决。于是考虑用中医方法处理，认为甘草能解百毒，便采用生甘草单味治疗。每人用生甘草 9g 加水 120ml 左右煮半小时，为首服煎剂，渣再煎一次，两次煎剂混合后，反复温服，每次 60～70ml。其伴有发热者加黄连粉 0.6g 冲服以清热解毒；脱水较重的 5 例则加静脉输液。经过 48 小时之治疗，全部治愈，绝大部分病员于 3～4 小时，服药 3 次后，消化道症状已消失。

1968 年八一建军节，某生产兵团指战员 400 多人聚餐，吃了节前两天烧好的烧鸭肉，饭后逐渐出现中毒患者，不到 4 小时，已达 200 余人！症见呕吐、腹泻、头晕等。身边医护人员人手不多，乃如法炮制，每例用甘草 9g 治之。当时领导怀疑一味甘草是否有效？甘草治山荔枝植物中毒有效，现在是肉毒，能否收效？但凭几个医疗队员又无法全面地按常规处理，只得同意照用，密切观察。其症状较重者加输液及注射阿托品，结果又全部治愈。这实在是多快好省的抢救方法，这就是中医的优势。如果病例不多，可能说明不了问题，现在两批中毒合起来接近 400 例，又是老西医学中医后的成绩，诚属难能可贵，故特为介绍表彰。

甘草抢救中毒，不是现在才发现。明代《本草蒙筌》有治饮馔中毒及中砒毒用甘草伴黑豆煮汁，恣饮无虞的记载。清·《疡医大全》解砒霜毒，生甘草煮汤加羊血半碗和匀饮之立吐即愈，饮不吐速用下法。清·《验方新编》："解百药毒，甘草熬膏日服数次，解毒神效，虽然泻亦无害也。"《疡医大全》用生甘草加羊血使中毒者呕吐，立吐则愈，不吐速用下法。一吐一下的确是抢救口服中毒的急救办法之一。西医的洗胃亦吐法耳。

20 世纪 60 年代，我与毛海云同志在顺德县（现佛山市顺德区）周村抢救一例服 D. D. T. 中毒之青年患者，接告急电话时嘱其家属先与鸡蛋黄 4 枚吞服，并准备冷开水及盐，我们约 25 分钟到达，患者满腹绞痛在床上打滚嚎叫，即用盐调开水灌服，用手指缠纱布探吐。几次探吐以后患者腹痛已大减，后用绿豆煮红糖与服，服后约 2 小时，小便清长，症状已除。及时吞服蛋黄有吸着毒物及保护胃黏膜之作用，探吐以祛除毒物，亦即用羊血或鸭血之意。再用绿豆糖水以清热解毒。这样处理，亦颇快捷。

吞　　钉

前话甘草能救急，和平之药显神奇。现再介绍一则用骨炭粥救治急危重症之例，目的在于启发后来者重视中医救急术耳。下面是我院张景述教授的病案。

患者为出生才 10 个月的男婴，于 1964 年 4 月某日将桌上一个六角形螺丝钉（钉头大约为 2.5cm×2.5cm×0.8cm，钉全长 4cm）抓进口里，随即吞下，卡在胃内，进退不得，时剧痛惊叫、恶心呕吐，经某部军医治疗观察未效，第三天患者高热烦躁，惊叫抽搐，饮食难下，睡眠不安，乃送某军医院救治。经 X 线检查：螺丝钉卡在幽门部，随胃之收缩而左右摇摆，由于螺丝钉体大，始终未能通过幽门而发生上述一系列之症状。军医院内一再会诊，认为患者年龄太小，难以忍受全麻手术，且高热抽搐，怕下不了手术台，决定先请中医会诊，再考虑手术治疗。我院派张景述老师去会诊，张老师行前曾征询意见及查阅文献。我曾建议先喂食发菜后服麻油。

张老师诊查患婴之后，处理方法如下。

（1）白黏米粥一碗（稠稀适中），加入骨炭粉末一大汤匙拌匀，一次尽量喂服。

（2）上述骨炭粉粥服后半小时，即服蓖麻油 3 茶匙。

上药服后约 10 个小时，螺丝钉粘满炭末，自肛门顺利排出，各种症状逐渐缓解，继服中药数剂，热退身凉而愈。

据张景述教授追忆：认为以上急救疗法和处方出自明代《疡医大全》，原方用木炭粉，因医院无此物乃改用西医院常有之骨炭粉；原方用麻油亦改用西医院必有之蓖麻油。

我查《疡医大全》有如下一些记载：①一方治吞金，用羊胫骨烧焦研末 9g 米饮调下，从大便出。②一方治吞铜钱，用羊胫骨灰煮粥食之。③一方治误吞金银铜铁锡，用猪板油同青菜煮食自出。

以上数方之外未见用木炭粉及麻油者。再查《验方新编·误吞诸物》："误吞铁器，用炭皮研末调粥二三碗食之，炭末即裹铁器由大便而出，神效第一方也。"

从上述两书所载来看，用骨炭和木炭效果是相同的，可能《疡医大全》药方来源于北方，北方或西北方多羊。《验方新编》药方来源于南方，南方多炭，炭皮更便于研末，故用炭皮。

我对这个20世纪60年代的病案印象较深，几年前为了讲课之需要，请张老追忆写给我的。时日已久，他把各方记成一书所载。故与《疡医大全》有出入，不足奇也。今引证两书，非为正误，想说明病虽一例，方有来源，所以收效并非偶然。又想进一步证明，中医救急之法，往往比较容易为患者所接受，有验便廉之优点。该方各味皆为厨房所应有，又随手可得的。对于中医治急症若大加发掘，经过大量之验证，做出统计，证实其疗效便可以作为治疗常规，写入教材中去。

论　治

辨证论治是中医理论体系的精华之一，它充满辩证法的内涵。当然，真正对辨证论治进行全面的整理，提高到理论高度，还是新中国成立以后的成就。

辨证论治，有人称之为辨证施治，论治与施治表面上只一字之差，六十年代在高等院校统一教材编写时，曾作过讨论，但一直未趋统一。我认为这一名词，在提倡中医规范化的今天，有予以统一之必要。

施治与论治，在文字学上来看是有差别的。"施"《广雅释诂》予也，"论"《说文》议也。施与论还有其他解释，但按施治之施是给予治疗之意，论治之论是议论之后议订治疗方法之意。由此可见"论治"比之"施治"用意更深更符合中医理论之精神。因为辨证论治包括两个辩证思维的过程，即"辨证"是诊断的思维过程，论治是治疗的思维过程。从四诊八纲到卫气营血、脏腑经络、六经、三焦等辨证过程，是辩证思维的过程。"论治"是继诊断思维之后，进行标本缓急、脏腑经络先后、治疗原则、治疗方法等治疗方面的辩证思维。

"辨证施治"，则经过诊断思维之后便给予相应之治疗，没有突出第三个辩证思维之旨。

有人会说：这也没有什么区别。反正寒者热之，温者清之，实者泻之，虚者补之……。其实不然，疾病是比较复杂的，而治疗的方法也是丰富多彩的，必须经过一次治疗的辩证思维，根据脏腑经络先后病之旨，向高一层次去思维，对治法加以优选。《难经》及仲景早已强调"见肝之病，知肝传脾，当先实脾"故后世有"隔一隔三"之治法。前话《实脾》已是一个实例。为了充分说明这一问题，兹引用广州中医学院（现广州中医药大学）沈炎南教授在广东省干部疗养院运用阴阳五行学说辨证论治，对 31 例使用抗结核药物疗效不显著或抗结核药物有反应的浸润型及慢性纤维空洞型肺结核患者的治例。沈氏认为肺结核不只是肺脏的问题，必须考虑到整个五脏的问题。在治法上有清金（肺）、培土（脾）、滋水（肾）及平肝与养心五法；而重点在于肺、脾、肾三脏。沈老文中病例三：关某某，男，24 岁。患者 1954 年 8 月发病，确诊肺结核，用抗结核药治疗。1958 年 4 月第三次住院右上肺空洞明显，拟外科手术治疗，后因反侧病灶欠稳定未果，仍用内科疗法，但用异烟肼等药无明显效果且有不良反应，乃请沈老治疗。1958 年 7 月 17 日初诊：面色黄白，舌苔白，咳嗽，痰黄，胸闷痛，盗汗，咽干，稍觉疲倦，夜眠多梦，大便干，两天一次，脉弦按之无力。辨证为肺痨阴虚火旺，治以滋阴安神，佐以止汗宽胸之味。处方用百合、生地、麦冬、沙参、生龙骨、玄参、熟枣仁、生牡蛎、麻黄根、糯稻根、南杏、丝瓜络、全瓜蒌、甘草等药服 10 剂。后加减为方连服 41 剂。再诊口唇不干，大便稀，头昏，有脾阳虚之象，治以培土生金之剂。处方用党参、云茯苓、白术、炙甘草、百合、乌豆衣、百部、白芍、白及末等。以后加减为方共服月余。最后以培土生金、佐以养肺阴收功。1958 年 11 月 17 日，X 线胸摄片：右上肺空洞已消失，治法同前。12 月 10 日再经 X 线切层摄片证实空洞消失。

所以详引此病例，一则以说明论治之重要性，若不知培土以生金、滋阴安神"隔一隔二"以保肺养肺，单从除痰理肺、养阴清肺，则病必难愈；再则；用针对病原体之抗结核药物治疗，只知治病，而不知治病人，则技亦有时而穷也。

黄　疸

最近会诊了一些黄疸病患者，发现有些医院，着重辨病而忽视辨证。黄疸指数一高，便大剂茵陈、栀子、大黄、虎杖等一大剂。不错，重症肝炎，往往需要大剂清热解毒才能解决，但不能只看验单而忽视辨证论治。有一患者，体质素差，有胃病史，黄疸已月余，医者用大剂茵陈蒿汤加味，茵陈60g，栀子15g等，黄疸指数仍在120U上下。诊其面色黄而欠明亮，人瘦，皮肤痒甚，胃纳差，大便条状色略黑不黄亦不白，舌嫩苔润，脉弦不任重按，是邪未退而脾胃已伤！处方以四君子汤以扶其脾胃，选用味带芳香之土茵陈15g及兼能散瘀消肿之田基黄15g以退黄，佐郁金以利肝胆，服后纳增痒减。后因输液反应及饮食不当而呕吐，继而消化道出血，医院为之输血并邀再诊，急予西洋参12g炖服（血脱益气之法），仍予健脾为主退黄为辅并加止血之药以治标。守方加减黄退病愈。

目前杂志文章多倾向于用固定之方剂治疗多少百例，疗效多少为满足，忽略讨论中医之理论与辨证。大批病例的统计以说明中医药治疗之效果，这是很需要的。我们中医过去医院极少，没有病案管理制度，对治疗效果无法进行统计学的处理，没有使人信服的数据，是我们之短，但取长补短，不能丢掉原有之所长。应对理法方药、辨证论治加以论述，使人读后知所运用。近来有人反对"医案"这一形式，认为这是落后的方法。其实自宋元明清以来，不少名医医案是临床医生必不可少的参考书，直至今天仍可以看作是大学毕业之后的临床教材。试看叶天士《临证指南·疸》[1]蒋式玉的按语写得多好！他不但介绍了叶天士的经验，还总结了汉代以后的经验，叶天士《疸》案，虽然只有十个案例，但都有其特点，值得细读。如蒋姓案，由黄疸变为肿胀，处方用鸡内金、海金沙、厚朴、大腹皮、猪苓、通草（另用濬川丸六七十粒）。此案虽然不是一般之传染性肝炎，而是阻塞性黄疸。吴鞠通将此方收入《温病条辨》

---

[1]《临证指南医案》，上海人民出版社，第311页。

中焦篇（七十条），加上药量并命名为二金汤。此方治疗湿热之胆石症、胆道感染有一定效果。

有些黄疸肝炎患者，经用激素治疗之后，病情复杂更为难治。必须减去激素及其他一切护肝药，纯用中医药方法治疗为好。曾治一患者，男性，青年人，黄疸已4月，曾用激素治疗，一度好转，后又加重，停用激素一周后来诊。证见面目色黄暗滞少华，面圆如满月，疲乏甚，右胁痛甚，肝大质中等，唇红舌暗，苔白厚中部微黄，脉缓滑。此证邪气久留，正气尚未大虚，肝气郁结所致，治则以舒肝利湿为主。处方：金钱草、黄皮树寄生各30g，田基黄、土茵陈、麦芽各24g，郁金9g，云茯苓、白术各15g，甘草6g。7剂后照方加茜根9g以活血，并停用一切西药。三诊黄疸稍退，面色稍华，肝区痛减而左胸胁亦有时痛，舌嫩苔白，脉细缓，是邪渐退而肝郁渐疏，守前法治疗四周而黄疸尽退，胃纳增加，最后以健脾养肝收功。

六 味 （一）

六味地黄丸，原名地黄丸，是宋·钱乙《小儿药证直诀》方。本方即金匮肾气丸减去桂枝、附子而成。自从钱氏之地黄丸出，六味与八味便成为补肾阴与补肾阳两大法门。王冰倡导的"益火之源以消阴翳，壮水之主以制阳光"之论，得到六味与八味的治疗效果之证实。肾属水为阴中之阴，故补肾阳要在补肾阴的基础之上，也因六味与八味的广泛应用，而升华成为五脏补泻理论的一个范例。六味丸从八味丸的化裁，除了理论上的贡献之外，引来后世对六味丸一系列方剂：如治肝肾阴虚的杞菊地黄丸，治肺肾阴虚之麦味地黄丸，治阴火过旺之知柏地黄丸，治肾阴虚气喘之都气丸。以上各方都成为常用之名方。

六味地黄丸，的确是一张很好的方子，有补有泻，以补为主，相辅相成。其中奥妙，恐怕要等现代化学深入发展再进行研究，才能得其药理。在我的经验中，喜用六味、八味而少用张景岳氏的左归、右归。当然左归丸（饮）右归丸（饮），对于那些虚损甚而胃肠尚能受纳者，不失为良方，不可抹煞。下面我举几个运用六味地黄汤的经验，供参考。

广州中医学院已故李书记，向患肺结核，为阴虚火旺之体质。曾患失眠，中西药久治不愈，越来越重，乃住于解放军总医院，用尽各种药物与方法未效。我到医院探病，顺为四诊：人瘦削甚，面白潮红，唇色鲜红，眠每夜只能睡一至二时，心烦不安，两手心热，舌瘦嫩，质红少苔，脉细数无力，寸尺俱弱。此阴损及阳，气阴两虚，阴阳失调，阳气浮越夜不交于阴所致。治宜益气养阴。方用六味地黄汤加高丽参9g（另炖兑服）。隔两天再探视，问知某老师认为已经失眠，岂可服高丽参？但病仍未愈，我建议仍用前方，试服1剂，睡眠时间延长，3剂基本治愈。失眠已至元气大虚，不用人参以大补元气，虽有六味汤之补肾阴，阴阳仍不能和调。我还常用六味地黄汤加党参或太子参以治不育症，试举其中一例：冯姓青年，农民，娶远房同宗之女为妻，结婚3年不孕，并非近亲结婚的关系，而是男方不能人道。观其外表，个头比较高大，力气过人，诊其面色如常，舌嫩胖，脉虚大。《金匮要略》："夫男子平人，脉大为劳，极虚亦为劳。"今冯氏外表一如平人，脉虚大而不能人道，是虚劳证。先按《金匮要略》法用桂枝龙骨牡蛎汤加黄芪30g。服半月后，脉大稍减而尺弱，改用六味地黄汤加党参30g，以益气补肾阴。服药半年已能人道。女方因久不得人道，人转瘦，月经失调，曾予调经，能人道后不久得孕，但未能固胎而流产，又为之调补气血固冲任。男方继续服六味地黄丸加党参。3年前后生两男孩。

六十年代在解放军一五七医院会诊一男孩，7岁，病哮喘，连续哮喘不停已两天，病孩辛苦甚，军医说：这是哮喘持续状态，已用尽一切西医治法未效。诊其面色尚泽，唇红，舌红无苔，脉细数而两尺弱，此肾阴虚甚，肾不纳气所致，乃予六味地黄汤加蛤蚧9g（1只），一剂而哮喘停止。此方以六味地黄汤治其本，蛤蚧补肺益肾定喘止嗽，既能治标又治其本，故其效出乎我的意料之外。当然，蛤蚧治哮喘是有效的。曾见一军医用蛤蚧两对（活蛤蚧去内脏）浸酒服，治疗断根。可见哮喘并非不治之症，不过一般要治断根还是不那么容易的。

哮喘西医都认为是过敏所致，我发现不少患者实因睡竹席而起。对那些夏天哮喘发作的患者，必须问其睡什么席，如睡竹席或藤席，若不换席，必难治愈。物理因素往往亦是发病的主要因素，不可不知。

六　味（二）

近来有些学者，见西医对脑的研究，越来越深入，一反观中医论脑却过分简单，实在相形见绌，于是有人提出"脑主神明论"意图发扬中医之理论。从百家争鸣的角度看，这样做未尝不可，但不知这样一来，便将中医之脏象学说抛掉了！中西医对号入座以求发展往往适得其反。脑的实质与功能尽在五脏六腑之中，而主要则概括于心与肾中。何以见得？"心主神明"比较明确且勿具论，肾主骨，骨生髓，脑为髓海，齿乃骨之余，故治骨、治齿、治脑往往治肾而取得效果。我曾治一弱智儿童，乃佛山华侨大厦女售货员之子，正读二年级，成绩欠佳，尤其是数学一门最为差劲，很简单的算题，反复教导就是不明，总不及格，请为诊治。遂书六味地黄丸，每日10g水煎连渣服。半年后喜告智力有发展，数学已及格了。最近治疗一例语迟之病孩，已两岁多仍不会讲话，连爸爸妈妈二字的发音也不准，身体瘦弱，走路也要扶着，舌嫩淡，指纹淡而脉虚，用地黄饮子加减，服半月，讲话走路，肢体都有进步。地黄饮子由肾气丸化裁而成，功能补肾益精，治语声不出，足废不用，今人用治脑动脉硬化、中风后遗症等属于肾阴阳两虚者。足证肾与脑的关系中医自成系统。至于肾与齿的关系，如广州中医学院（现广州中医药大学）有位毕业同学治疗一例已4岁仍不出牙的儿童，用六味丸治疗，牙得生长。我引用他的经验，治疗广州中医学院（现广州中医药大学）一教师之子，正当换牙时期。但因多年来累用金霉素与土霉素，旧牙脱去而新牙老是长不出来，亦用六味地黄丸而收效。中老年人之牙周炎，多由肾阴虚所致，我亦喜用六味地黄丸，有一定的效果。

可以断言，离开中医之理论体系去对西医之号，欲求发展是行不通的。否则脑—髓—骨—齿—肾这一网络之链就被打断了，前人之宝贵经验也就抛掉了！中医沿着自身的发展规律，以中医理论体系为主汲取西医之长以及各种新技术为我所用，才会飞跃发展。

我院李氏之女15岁，两足站立稍久即足趾发红甚则脚掌前半均红，两手手指天气未冷而时见红肿有如冻疮，不痛不痒。病已数年，历经广州市几间大医院反复检查，或说是雷诺病，或说是红斑狼疮，但最后没有得到确诊。诊其人瘦，面色尚润，舌质嫩红、苔薄甚，脉细稍数尺弱，乃舍症从脉从舌，辨证为肾阴虚，予六味地黄汤，服数月而愈。

六味地黄丸之适应证不少，但必须在辨证的指导下使用，不能滥用。陈修园《医学实在易》就有久服地黄暴脱之说。陈氏说：久服地黄暴脱证，有些小病，本来可以不用服药，但过于讲究保养，一医生投其所好，以六味地黄丸、八仙长寿丸、七味地黄丸、阿胶、海参胶等滋腻补剂，连归脾汤、逍遥散也加地黄，服之良久，不见其益亦不见其害。但满腔中俱是浊阴弥沦，偶然因其他诱因发病，猝然失去知觉，痰涎壅盛，吐、泻、大喘、大汗等证与中风无异。陈氏认为这是补水滋水太过，以致水邪滔天，一作不可救止。应治之以大剂通脉四逆汤加减，或大剂术附汤加姜汁，或于前二方中重加茯苓。陈修园所讲的这类病证，我见过一例。一个久病肺结核的患者，因喉痛声嘶，服了一段玄参、生地、麦冬之类药而突然昏迷，痰多，汗出，当时与刘赤选老师共同会诊，重用四逆汤加人参，但终不能挽救。陈氏告诫我们，虽然药似和平，终有所偏，不能盲目地久服。当然，有些虚损之证，非十天半月所能治愈，非半年或一二年长期服药不愈，这就要讲究辨证论治的功夫了。

中　风

风、痨、臌、膈，古称四大证，而中风居其首。历代医家对中风的研究逐步深入，资料十分丰富，明代以前之学者多发明一义，明清以后有些学者对中风之病因及治疗作了些总括性的论述。有几本书值得参考：

《风痨臌膈四大证治》为姜天叙作。姜氏清代医家，其孙名体乾与叶天士同时，据瞿简庄序：体乾曾治愈叶天士认为不可治之证，为叶氏所佩服。姜天叙对于中风病确有实践经验，他说："及予考之《内经》、《金匮》诸篇，其论偏枯、猝仆诸证，未尝专主于风立说"，澄清了前人认为汉以前中风之病因均为外风之说，故反对"真中"与"类中"之分。（类中风之名首见于元·王履之《医经溯洄集》）认为河间主火，东垣主气，丹溪论痰皆有卓见，治疗强调鉴别"脱证"与"闭证"。清·尤在泾《金匮翼·卒中八法》对中风病的治疗具有权威性，对中风之急救值得参考。近人张山雷著《中风斠诠》是一本有分量的专著，对前人中风之说及治疗各法加以详论，并受中西汇通"血冲脑经"之说的影响。其对中风之治疗，是在尤氏的基础上加以扩充。但略于治瘀，反对补气法，诋毁王清任用四两黄芪治半身不遂。对王清任之法不敢用，故其对于瘫痪不用之证，认为病延已久，"皆无痊愈之望"。我对于中风半身不遂之气虚血瘀者，屡用王清任法取得一定的效果。

新中国成立后上海市中医文献研究馆编的《中风专辑》，从文献整理角度，"凡属医籍所载，有关中风之经典论述，以及古今医家杂论、医案、方剂、验方等，其能言之成理者，莫不博采旁搜，兼收并取，亦为临床之助"。这是一本值得参考之书。

近年来卫生部中医司抓了急症之研究。中风是其中的一项，短短几年已取得一些成果。1987年8月国家中医药管理局在长春召开的急症会议上，中风病方面的有分量的论文不少。会议上再一次提出已讨论修订三次的《中风病中医诊断、疗效评定标准》，使中医之诊治向规范化、标准化前进。在治疗途径方面有用复方丹参液静脉滴注及清开灵注射液静脉滴注等总结报道。在一般采用辨证论治的论文之外，有几篇用攻下法治疗卒中急救之文值得重视。如广州市中医院《通腑泻下法治疗脑卒中急性期90例报告》，90例患者中，经脑脊液检查或CT确诊：脑出血17例，脑血栓形成68例，脑梗死3例，蛛网膜下腔出血2例，均有大便秘结或大便不爽之见证，舌红苔黄厚82例，脉弦滑者76例，脉沉者14例。所有病例均用三化汤化裁治疗，大黄（后下）15g，芒硝（冲服）、羌活各10g，枳实（或厚朴）9g，甘草6g，煎汁200ml，每天1剂，若神志昏迷或时清时朦，舌謇短缩则可增加一剂，并予胃管内给药，另用大黄片、（含生药0.4g）5片，一日3次，口服，一般用药1~2次后，腑气可通，但然可再服，保持大便次数每日3次左右，一俟舌苔由黄厚转为薄白或无苔时则停服，继以养阴益气，化痰通络等法治之，以巩固疗效。其治疗效果为：基本恢复15例，显效30例，有效34例，总有效率87.6%，无效11例（其中死亡6例，死于脑疝3例，死于心肺功能不全2例，死于消化道出血1例）。北京中医药大学东直门医院内科用化痰通腑法治疗急性缺血性脑卒中 158 例，总有效率为 82.3%。其选方为"化痰通腑饮"：全瓜蒌 30 ~ 40g，胆南星 6 ~ 10g，生大黄（后下）、芒硝（分冲）各 10 ~ 15g。硝黄剂量一般掌握在 10 ~ 15g 左右，以大便通泻，涤除痰热为度，不宜过量，待腑气通后，再予清化痰热活络之剂，如瓜蒌、胆南星、丹参、赤芍、鸡血藤、威灵仙等药，针对中脏腑而见痰热腑实重证患者，其清化痰热还可用竹沥水、清开灵等。其疗效：基本痊愈 63 例占 39.9%，显著进步 39 例占 24.7%，进步 33 例占 20.9%，无进步 17 例占 10.7%，恶化 6 例占 3.6%，总有效率为 85.4%。他们认为，便于便秘，舌苔黄腻，脉弦滑为使用本法之三大特征。

治中风用通下之法，始于刘河间，其《素问玄机原病式》便指出治中风之里热者宜大承气汤下之。三化汤治中风二便不通亦是刘河间《素问病机气宜保命集》方。上述两医院之研究成果，是继承与发扬的好例子。把前人的理论与经验，通过临床验证，结合最新的检查手段，又加深入研究创新，其成果既超过了前人，并已走在世界医学之前列。

眩　　晕

眩晕是常见症之一，可发生于多种疾病。自古以来有关眩晕的文献比较丰富。历代对病因病机的讨论，带来治疗方法的发展。明清两代有些医家则由博返约，对眩晕的病机概括为三无不作眩说。即：无风不作眩（包括内风、外风），无痰不作眩，无虚不作眩（包括脏腑气血阴阳诸虚）。这一纲领性的概括，的确有用，对辨证论治帮助不少。但仍有未足之处,,如果加上虞搏倡导的血瘀及陈修园所强调的相火，就比较全面了。当然，疾病千变万化，还须灵活变通，例如一海军干部，住院已二月余，经各种检查，查不出原因，用各种方法治疗，依然无效。邀余会诊，初断为痰证之眩晕，用祛痰法治之无效，后细为四诊，见其舌上苔白如霜，脉滑而缓。我的经验中凡舌白如霜多属水湿内困，脉缓亦是湿象，故予五苓散汤剂治之，一旬而愈。痰湿可以说是同源，但治则有别。写到这里，使我想起前些年有人说《内经》的方子，今天还有什么用？意欲以此否定《内经》之作用。《内经》十三方之中有"泽泻饮"可治湿浊中阻之眩晕，方为泽泻、白术、鹿衔草三味组成，不失为一张好方子。《金匮》治心下支饮，其人苦眩冒用"泽泻汤"，即前方减去鹿衔草。与《内经》泽泻饮有一脉相承的关系。鹿衔草有补虚益肾、祛除风湿、活血调经之作用。我们的老师刘赤选先生喜用鹿衔草以治风湿痹痛。

上海经方家曹颖甫先生，在其所著之《金匮发微·血痹虚劳脉证病治》桂枝龙骨牡蛎汤后记了他自己急剧头眩的治疗："精神恍惚，开目则诸物旋转，闭目则略定。世传防眩汤间有特效，录之以为急救之助。方用党参、半夏各9g，归、芍、熟地、白术各30g，川芎、山萸各15g，天麻9g，陈皮3g，轻者四五剂，可以永久不发。予早年病此，嘉定秦芍舟令师曾用之，惟多川芎9g耳。至今三十年无此病，皆芍师之赐也。"这是虚证眩晕的好方。广州名老中医吴粤昌先生对此方亦颇欣赏，为作防眩汤歌曰：防眩汤主术参芎，归地山萸白芍同，陈皮天麻成十味，目开旋转此方宗。我于1974年3月治一空军干部贾主任，于30天内大晕倒20多次，住院经中西医方法治疗，大眩晕次数减少，但仍头晕不止，血压偏高，人较高大，但舌质嫩红、苔白薄，脉弦而尺寸俱弱。西医检查诊断为前庭炎，我则认为属于虚眩兼有相火，乃仿防眩汤意加减：黄芪24g，党参18g，云茯苓12g，白术12g，川芎9g，天麻9g，枸杞子9g，钩藤12g，白芍9g，生地12g，甘草3g。此方服二十多剂后，眩晕消失。此病西医诊断为前庭炎，这个诊断是否准确且勿论，我不管那个炎字，因为此等病调整其阴阳虚实，便可消炎，若离开了中医之理论体系，去寻求一般所谓消炎之中药，此病必不愈。最新之药理研究党参就有消炎作用，更不用说提高机体免疫功能可以消炎等道理了。何况曾经西医治疗，消炎药肯定已用过了。

天旋地转之眩晕，就西医病名来说其最常见者为内耳眩晕病（梅尼埃病）。本病以发作性眩晕，听力减退及耳鸣为特征。若从中医辨证来看则以痰湿证居多。当其发作时，宜先艾灸百会穴，直接灸最好，壮数多少，可以根据情况而定。用悬灸法亦可，但每次艾灸时间要一二十分钟。我常用之方剂为二陈汤加味，或温胆汤加减。若舌苔白厚腻而呕者，必加生姜汁或于药方中加生姜二三十克。我院一干部患此病反复发作已数年，用上法治之而愈。追踪十年未见发作。曾治一妇女，患此病每月发作，每次发作必送西医院急诊，后来门诊，为拟温胆汤加减外，教其夫为之悬灸百会，并嘱其稍见眩晕即用灸法，诊治两次后未再来诊。

就西医之病名来说，眩晕最常见之疾病为高血压、低血压、脑血管硬化等病症。在辨证论治上仍跳不出三无不作眩及血瘀、相火等范围，不过还应结合辨证加辨病，论治亦有其特点耳。

咳 血

咳血在旧社会时期为肺结核病之常见症。对肺结核病之治疗，我多采用张锡纯《医学衷中参西录》之理论与治法，用之确有一定的疗效。属阴虚劳热者喜用张氏之资生汤［生山药30g，玄参15g，白术9g，生鸡内金6g，牛蒡子9g（炒捣）。热甚者加生地黄15~18g］加仙鹤草、白及之类止血药。气血瘀者喜用张氏之十全育真汤（党参12g，淮山药12g，知母12g，玄参12g，生龙骨12g，生牡蛎12g，丹参6g，三棱4.5g，莪术4.5g）加白及、血余炭之类止血药。若大咯血则宜止血为先，如前话止血之法❶：即用梅花针叩击人迎穴，每侧1~2分钟，并用童便冲服止血散（煅花蕊石2份，白及2份，血余炭1份，共为细末，每服3g，每日3次服），然后辨证用药。20世纪60年代在顺德陈村公社治一老翁，咯血甚多，已2天。面与皮肤色如黄蜡，人瘦甚，患肺结核多年。面色尚有华色，唇淡，舌淡胖嫩、苔薄，脉芤数。乃嘱取其孙之中段尿送服止血散一钱许，教其家人用梅花针叩击人迎穴，每日3次。中药处方用八珍汤加白及、侧柏叶、阿胶。3日而血渐止。

近十多年来所治咳血之证，以西医诊断之支气管扩张为多。据说西医对于此病除手术切除有病肺叶或肺段之外，不能解除患者之痛苦，而手术治疗结果又并不理想。还有不能手术者，更是束手无策。而中医对此病之治疗在改善症状方面肯定有成效。上海第一医学院中医学及呼吸内科学等教研组总结用百合片治疗本病53例，47例有不同程度的改善，症状无改善者占12例❷。该方为百合30g，白及120g，百部30g，蛤粉

---

❶ 见《耕耘医话·二止血》。
❷ 见上海市卫生局编《中医研究工作资料汇编》第二辑第31页。

15g，共研末制成药片，每服 5 片，日服 3 次。我根据该方辨证加减用汤剂治疗，亦多有效。该方之百合有固肺敛肺之功，能治久咳、咳唾痰血。白及功能补肺消肿，生肌敛疮，是一味比较好的止血药，可治肺结核、百日咳、胃及十二指肠溃疡出血，近年还用单味白及为末每服 1.5g，日 3 服以治疗矽肺有改善症状之作用；这两味是主药，再配合百部之止咳，蛤粉之除痰软坚；药虽四味，君臣佐使配合不错。

兹举支气管扩张兼哮喘之治案一例，简述如下。

李某某，男，中学教师。患咳嗽或时见咳血、哮喘 8 年，每当秋冬之际大发作至明春始休。哮喘发则不能卧，呼吸困难，痰鸣如锯，口唇发绀，大汗淋漓。经西医院诊断为支气管扩张合并哮喘。曾用麻黄素、氨茶碱、青、链霉素等治疗，迁延难愈。1961 年秋由 60 级同学带来就诊。患者面色少华，舌嫩苔白，脉滑细数。为拟丸方：麻黄 9g，白及 30g，蛤粉 15g，百部 120g，百合 120g，共研细末为 1 料，蜜为小丸，每服 6g，日服 2 次。并嘱其注意休息营养，加强锻炼，以增强体质。服上药 1 料后，患者觉口干唇裂。嘱其以猪肺熬汤饮。一取肺主皮毛之意，以猪肺养肺；二则猪肺汤可养阴而治咽喉。丸药照服至第三料后，患者自觉症状减轻一半，发作间隔时间延长，每次发作时间短而症减轻。嘱其继服。1962 年秋虽仍发作一次，但瞬间即过，不致影响工作及睡眠。以后每年夏季服 3~4 料，秋后便不再发。两年后停药。追踪 13 年，未再发作，体质与精神均胜于前。60 级杨同学见此例奇效，她按此法治此类证亦多奏效，亦将其治疗之病案寄我。又如治广东省中医院一护士长，为单纯之支气管扩张症，我用百合片丸剂治之，用了三料，初时未效，但其后渐好，随访二十多年，已无再发。

治血证，唐宗海之《血证论》为中医必读之书，宜注意细味其理论与治法。

肠　痛

肠痈可以说等于急性阑尾炎。虽然从定义上说，肠痈包括大、小肠的痈肿，但肠痈之好发部位为阑尾部，因为那是一条盲管，容易阻塞成病，旧称盲肠炎。中医还有缩脚肠痈之名，就更加与阑尾炎相吻合了。

在学医时期，虽已读过《金匮要略》，但真正会治肠痈，是在读了上海伤寒名家曹颖甫先生的《经方实验录》之后才开始的。《经方实验录》是曹先生门人姜佐景辑录其师之医案，搜集见闻，发挥心得，加以解说，并附入门人之医案验证，最后经曹先生审阅加以评语而成，是一本实事求是的著作。该书下卷有肠痈案。其第一案先经姜氏用大黄牡丹皮汤加味，病有好转，患者中途更医，痛又发作，后经曹先生用大剂大黄牡丹皮汤合当归赤小豆汤而痛除，后用四物汤加利水之药而愈。第二例一开始即由曹先生治疗，收效颇速。案云："……痛在脐右斜下一寸，西医谓盲肠炎也，脉大而实，当下之，用仲景法。生军五钱，芒硝三钱，桃仁五钱，冬瓜仁两，丹皮两。二诊痛已略缓，右足拘急，不得屈伸，伸则牵腹中痛，宜芍药甘草汤。赤芍、白芍各五钱，生甘草三钱，炙乳香、没药各三钱。三诊右足已伸，腹中剧痛如故，仍宜大黄牡丹皮汤以下之。生川军一两，芒硝七钱（冲），桃仁五钱，冬瓜仁一两，丹皮一两，愈。"读此案印象特别深刻。我自20世纪40年代开始专用大黄丹皮汤治阑尾炎。我处方的用量为：生大黄 9~15g（必后下），芒硝不超过9g（冲服），桃仁9~15g，冬瓜仁30g，丹皮 9~15g。如服药 3~4 小时不泻下，照方再服一剂，以泻为度。若阑尾已成脓肿，扪得右下腹角有肿物，我仍用大黄牡丹皮汤，另用三黄散水调或蜜水调敷肿处，药干即换。本来《金匮》有"脉洪数者，脓已成，不可下也"之句。姜佐景说："依《金匮》法，肠痈分为二。一种为热性者，为大黄牡丹皮汤所主。一种为寒性者，乃薏苡附子败酱散所主"，而不是成脓与否的问题，脓成者宜急下之。我同意他的看法，而未遇可用薏苡附子败酱散之证。但对于阑尾穿孔引致弥漫性腹膜炎之患者，是否"急下之"则宜考虑，应辨证论治，可重用清热解毒法并用三黄散之类外敷腹部，或转用手术疗法。

西医过去认为阑尾炎一经确诊便应手术，并绝对禁用泻药。解放初期我曾因此一度不敢治疗此病。后经研究，分析了中药的泻下，既能解决阑尾之梗死又可消炎，对大黄、丹皮、桃仁等有药理研究足以证明。1956 年写成《试论中医治疗阑尾炎》一文，发表于《中医杂志》1956 年11 期，于是又敢于继续用中药治疗急性阑尾炎。20 世纪 60 年代有人发现足三里下二寸上下有阑尾穴，凡患阑尾炎，该穴按之疼痛甚，针刺该穴可治阑尾炎。于是我用中药再加针刺阑尾穴，疗效更佳。20世纪70年代曾拟订治疗急性阑尾炎的方案如下。

（1）针刺阑尾穴。沿足三里穴下按压得最痛点下针，用泻法（我常用一进三退之泻法）先刺一侧，行泻法约数分钟，继针另一侧又数分钟，如是轮流泻法20分钟至半小时，然后留针1小时，于留针时亦可间隔15分钟行泻法1~2分钟。

（2）处方：大黄牡丹皮汤1剂。服药后3小时不泻即再煎一剂予服。

经上述治疗，大多数于针刺后痛已减，服药得泻后腹痛又减，人即轻快，但仍宜卧床休息。第二天如无大痛复作，可以不用针刺只服中药。约计治疗3天，一般之急性阑尾炎已无其他症状，但必须仍再服大黄牡丹皮汤3天，以清其余邪，以免复发。若平素脾胃虚弱之患者，更宜于第七天开始服四君子汤合四逆散3~4天，以调理脾胃恢复元气。有人认为中医非手术治疗急性阑尾炎，复发率高，不如手术干脆。其实是治疗未彻底所致。凡经治疗后虽已无症状及白细胞检查正常，如舌上苔厚或脉尚数而有力者，必须继续服药方能彻底。

对于急腹症的诊断，中医古籍多略而不详，不如西医之详确，值得借鉴。近二三十年中西医结合治疗急腹症，取得较大的成果，这方面的书籍，应列入必读书目之中，好好学习。

小 儿（一）

最近门诊一患儿，男，2岁，五官端正，面色如常，指纹、脉诊均正常。问诊知其于半岁时因发热用庆大霉素治疗而耳聋。我对此药源性之耳聋未有经验，无能为力。接触此病之患者已非首次，仍然使我感触很大。

在一次中医的学术会议上，有人提出青霉素发明之后，中医治疗肺炎之类感染性疾病的优势便不明显了。我发言说：当抗生素不良反应越来越大，病原微生物耐药性越来越强之时，将依赖中医药以解决问题。据上海医科大学附属眼耳鼻喉科医院（现复旦大学附属眼耳鼻喉科医院）报告：3年来，他们对73例应用庆大霉素的患儿（均无中耳炎）做电测听检查。其中最小的是 10 个月，最大的为 8 岁，用药时间，少则 2 天，多则 33 天，结果发现都有不同程度的听力损害，而发生重度耳聋者竟高达 41 例，尤以两岁者为甚，而成年人用该药发生耳中毒反应者亦不少见。除庆大霉素之外，链霉素所致之耳聋亦不少。此外卡那霉素、新霉素都有引起耳鸣耳聋的不良反应。小儿耳聋随之而来的便是哑，如果来一次聋哑患儿的成因调查，药源性聋哑的比例肯定会使人吃惊的。我这里丝毫没有贬低抗生素的作用之意，抗生素的发明造福于人类，其功甚伟，但事物的发展有利有弊，对抗生素也要两分法。特别是作为中医，我们有责任为人类贡献出超过抗生素的药物，以今天的条件经过努力，是可以做得到的。问题是有些同志，没有从中医中药中谋发展，而美其名曰拿来主义，懒于为中医药之发展动脑筋，因而滥用抗生素及其他西药，这种做法实在可悲！忘记了我们是姓"中"的，我们必须努力在"中"字上做文章。我赞成这样一个口号——"能中不西，先中后西"。发扬中医药为人类健康事业做出贡献。

1988 年春节前，某学生带一患儿找我，症见咳嗽、哮喘，原已用过多种抗生素无效，请我院一高年资教师诊治，开了一张中药方又开张抗生素注射剂方。患儿之母不想用抗生素，问计于予。我察看患儿后，主张用那位教师的中药处方，不用其西药方，结果 3 剂见效。

有人认为小儿喂药难，不如打针方便。据我所知河南中医学院附属医院儿科，运用自制之多种散剂及其他中成药，治疗儿科常见病，很受欢迎，连西医学院的教职工子女有病，都喜欢到该科就诊。

我曾经劝说两个学生，要敢于对自己的孩子发高热时坚持中医中药治疗，此后他们的子女即使 40℃高热，仍以中药处理，必要时一天 2~3 剂，顺利地一次又一次地取得治疗效果。他们边钻研边实践，对中医中药的信心增强了，这是更大的收获。

其实小儿高热，不一定是细菌感染。对病毒感染西医还没有特效药。对病毒性疾病滥用抗生素而名曰"预防感染"，其实是鞭打无辜，抑制了患儿的正气，使免疫功能下降。

我不是儿科医生，近年所见，一些感冒连连，每月三五次外感发热的患儿为数不少，这些小孩抵抗力越来越差，医者又越依赖抗生素，如是恶性循环，影响其发育与成长。实在可怜！我的方法是：嘱其父母于无发热时即来就医，治之以健脾扶正之剂，用四君子汤加味或四君子汤合玉屏风散，有寄生虫者四君子汤加使君子、榧子、乌梅、苦楝根白皮以打虫。到感冒发热咳嗽发作时，则辨证论治，热退嗽止，又予健脾扶正。如是坚持数月，患儿胃纳增加，身体抵抗力增强，由瘦弱转为健壮。还有一些小儿患肺炎经抗生素治疗之后，喉中有痰声，时咳，胃纳欠佳，精神不振，我常用陈夏六君子汤加减为治。若仍有内热者去陈夏加黄芩、贝母、浮海石之类，兼食滞者加化滞之品，多能奏效。

小 儿 （二）

随着时间的推移世界事物的变迁，人的疾病谱亦在起变化，儿科亦然。如天花已被消灭，而药源性耳聋之类疾病又在发生。我们面对这些变迁不能失去信心，目前正有人对药源性耳聋用针灸等疗法进行临床研究，已取得一些进展。现在人民生活水平提高，实行计划生育只生一孩，由于父母偏爱，娇儿偏食，从而出现小儿厌食症。对于此症，我没有研究，但我相信亦疳积病之类耳，我愿意向儿科同道推荐捏脊疗法。捏脊疗法对小儿多种疾病有效，尤其是消化系统疾病有良效，儿科医生不可不知。此法于五十年代发掘于北京之捏积世家——捏积冯。此法专治疳积故名捏积，冯姓合家世代都以此为业。故称捏积冯。他们除了捏脊之外，还给患者药散一包。后经中医研究院派人从旁研究，始知其作用全靠捏脊，故更其名为捏脊法。20世纪60年代我院与解放军157医院共同进行脾胃学说之研究，用捏脊法以治疗婴幼儿营养不良（疳积），取得很好的疗效，捏脊后多数患儿的精神、食欲、低热、大便均有好转（腹泻者止泻，便秘者通便），体重增加，发现治疗后多数病儿胃排空时间缩短，胃液酸度与酶活性均提高，又能使白细胞偏低者提高，其偏高者降低，分类以中性粒细胞增加为明显，其对金黄色葡萄球菌的吞噬率增加0.5～1.5倍，吞噬指数提高0.5～16.7倍。此法还可以治疗腹痛，查葛洪《肘后备急方·治卒腹痛第九》已有此法："拈取其脊骨皮，深取痛引之，从龟尾至项乃止。"这是捏脊疗法最早的叙述。捏积冯家的方法是："使患儿俯卧于其母腿膝之上，露儿脊背，医者两手食指相对，曲按于尾骶部，以脊突为中线，一边往上推，一边用两拇指向后捏起其脊上之皮，两拇指轮番按向脊椎棘突并捏起皮肤一步一步向颈椎方向捏行，至大椎穴止，如是反复共捏3次；从第四次起，拇指每捏前两步双手拇食四指捏紧脊皮用力上提（上提时或有响声，是好现象不是坏事），如是两步一提直至大椎穴止，反复捏提共3次；最后以两拇指按于左右肾俞穴处向外分抹3次，全部捏脊过程便已完毕。每天一次，连做6天为一个疗程。一个月只做一个疗程（因继续有效）。捏脊法所捏过之处，包括督脉及其左右之足太阳膀胱经，功能调五脏六腑而补脾胃，脾胃为气血之海，生化之源，捏脊能使患儿之脾胃健旺，饮食增加，运化正常，当然能补气血，安五脏，估计对目前小儿多见之贫血当属有效。捏脊法如普遍推广，教会幼儿园保育员，定时为入托之幼儿捏脊，对幼儿的疾病预防有一定的作用。张仲景说："四季脾旺不受邪。"这是近二三十年来已被脾胃学说研究者所证实了的道理。中医儿科之值得继续研究发掘者岂此一端？伟大宝库正等候有心人之发掘也。

论发掘，不能限于一方一法之发掘。儿科理论的发掘与研究更为重要。对这一问题杨权生同志《读〈岭南儿科双璧〉的临床体会》❶一文，确有较深刻之体会。一例用青霉素及桑菊饮治疗3天未效，反见气促痰鸣小儿支气管肺炎患儿，经杨医生用药2剂后热退，再3剂而痊愈。但为什么能治愈，不知其所以然，后读程康圃之《儿科秘要》之"平肝泻心补脾"六字治法，知"治以泻心，则心火不能克肺金，平以肝木，则脾土不受困，清生痰之源"。乃茅塞顿开，认为尽管儿科常见病证随社会发展而有所变迁，但按中医对儿科疾病治疗原则来说，只要灵活掌握了程康圃"平肝泻心补脾"六字法则，儿科临床可以应付自如。读杨鹤龄之《儿科经验述要》乃知"治病有隔一隔二之治法"，他深切体会到"学医需读教材，而临床医生则需加读古籍原著"。诚有得之言也。

降　　压

高血压病，属于中医之"眩晕"、"头痛"、肝风、肝火等病证的范

---

❶ 见《广州中医学院学报》1987年第4卷第4期第50页。

围。从临床观察高血压病与肝肾的病变最为密切，但五脏是一个整体，辨证论治调五脏之阴阳以治其本方为上策。根据上述原则，我于七十年代总结为几张自拟的方子兹介绍如下。

（1）石决牡蛎汤，治肝阳上亢之高血压：石决明（先煎）、生牡蛎（先煎）各 30g，白芍、牛膝、钩藤（后下）各 15g，莲子心 6g，莲须 10g。无莲须可用玉米须 30g 代，兼便秘者，可加生大黄，舌苔厚腻去莲须加茯苓、泽泻，头痛甚属热者加菊花或龙胆草，头晕甚者加天麻，失眠加熟枣仁或夜交藤。凡降压钩藤需后下。

（2）莲椹汤，治肝肾阴虚之高血压：莲须、桑椹子、女贞子、旱莲草各 12g，淮山药、牛膝各 15g，龟板（或鳖甲）（先煎）、生牡蛎（先煎）各 30g（莲须亦可代以玉米须）。兼气虚加太子参，舌光无苔加麦冬、生地。

（3）肝肾双补汤，治阴阳两虚之高血压：桑寄生、玉米须、磁石（先煎）、生龙骨（先煎）各 30g，首乌 24g，川芎、淫羊藿、杜仲各 9g。若兼气虚（舌胖嫩有齿印或脉虚大）加黄芪 30g。

（4）附桂十味汤，治肾阴阳俱虚而阳虚偏甚者：肉桂 3g，黄精 20g，熟附子、桑椹子各 10g，丹皮、云茯苓、泽泻、牛膝各 9g，莲须 12g，玉米须 30g。若肾阳虚甚兼浮肿者，宜真武汤加黄芪 30g，杜仲 12g。

（5）赭决九味汤，治气虚痰浊之高血压：黄芪、代赭石（先煎）各 30g，党参、云茯苓各 15g，陈皮 6g，法半夏 12g，草决明 24g，白术 9g，甘草 2g。若兼肝肾阴虚者加首乌、桑椹子、女贞子之属，若兼肾阳虚者加肉桂心、淫羊藿之属，若兼血瘀者，选加川芎、红花、桃仁、丹参之属。

1980 年我患高血压，辨证为肝肾虚兼气虚，方用黄芪 30g，桑椹子、杜仲 12g，首乌 20g。除服上药外，每日早、午、晚坚持散步四十分钟月余而愈。1987 年底高血压又复发，由于年事已高又工作过忙，血压高达 230/110mmHg，用中药效果不明显，用西药降压素，血压可降但不持久。有人劝我长期服此药以维持血压之稳定。我想西药长服总不相宜，查《实用内科学》不少降压药之后都注明长期服用有不良反应。分析自己此次发病与工作过劳有关，每一工作用脑，血压便上升可以为证。中药调理跟不上消耗故无效。于是决定不服药，但每天测血压1~2次，监测血压之波动，只于过高时服一片降压素，主要用休息加气功（站功，全身放松）治疗。如是坚持数月，从全休到半休的情况下，血压逐步下降，最近血压维持在（140~160）／（70~80）mmHg水平。

血压之所以升高，是身体自我调节的一个信息，是内脏阴阳失调的结果而不是原因。当然由于高血压久不愈，进一步可引起心脑肾之病变。西医正因为注意高血压对心脑肾病变的影响，故以动脉血压指标作为辨病诊断的根据，作为治疗的对象，而千方百计找降低血压之药物。近年有些学者，从辨证论治的角度，重新评价这个观点。认为血压升高的原始动因是血流供求关系的不平衡，其中尤以心脑肾为重要。这三个器官血流需求量很大，当心脑肾血流供求不平衡发生血压升高，升高血压对维持上述器官的血液供求量方面起着特别重要的作用，而血压长期升高的严重后果，也主要表现在这三个重要器官血流供求矛盾的严重脱节。既然血压升高的深一层本质是血流供求的不平衡，而血压升高本身又是体内为着克服此种不平衡的代偿反应的努力还不尽善和不成功，于是才有引致血压升高的血管反应持续存在。血压升高并不纯粹是消极的病因病理破坏，不应当是治疗压制的对象，它应当看成是治疗的服务对象和依靠对象。治疗若从帮助改善血流供求关系，帮助血压升高所要去实现的调节反应，因势利导，促其成功，则不需要再有高血压反应的持续激起。❶ 这一论点正道出中医辨证论治之真谛，其着眼点在于调节脏腑阴阳之平衡，治其根本，故中药降压比较缓慢而症状改善则较快，机制就在于此。有人见中药降压不如西药之速度，而认为中药降压无用，是片面之谈。对于血压危象，我常用针刺太冲（双）重用泻法，留针三四十分钟，根据情况一天1~3次治疗，并加服中药，多数取得较满意之疗效。中医治疗中风之针刺穴位，往往就因能调整血压而收到迅速治疗效果，值得参考。

对于降压千万不能孟浪，宜合理的逐步下降为宜。否则容易引起心脑病变，其道理正如上述。急则治其标，治标用西药确有优点，可以按

---

❶ 见上海科技出版社《实用中医内科学》第411页。

西医之辨病选用适当之药物。我不赞成长期服药维持血压，理由已见前述，而高血压之患者，应天天测量血压，特别是过劳或感情激动、精神兴奋等等之后应即量血压以便采取及时之措施。此外必须坚持每天进衍体育锻炼。锻炼之方法，宜柔不宜刚，所谓柔者，如气功、太极拳、八段锦之类，其中尤以气功加太极拳、气功加八段锦为好。动静相结合，有利于血流供求关系之协调与平衡。凡老年人不宜跑步，以其刚也。

近年来，西医比较重视利尿以降压，不少复方降压药多加有利尿剂。我一向反对利尿降压，若一时采用尚可，天天利尿则不宜。从中医理论来看，利尿多则伤肾，高血压患者肝肾多有失调，若以伤肾以换取血压之下降，是伐其根本，其后果易生他变。国外文献早已有高血压接受利尿剂病例会继发低镁血症之论。当我前些时正苦于高血压时，有友人说他有进口强力降压药甚效，问我需用否？我婉谢了。不久，他便因较重之室性心律失常住院治疗，估计该强力降压药必是强力利尿之品也。

高血压患者注意精神卫生与饮食调养也是极为重要的。所谓"恬淡虚无"、"积精存神"、"节戒色欲"、"饮食有节"等都是至理名言，不仅对高血压病有效，实养生长寿之道也。

不　孕

不孕的原因比较复杂，除了先天性生殖系统发育不全及畸形等难以治效者外，辨证论治有时能收到效果，下面谈谈我的体会。

一、祛瘀法

凡月经不调，或并无症状而舌脉有瘀征者，我每用王清任之少腹逐瘀汤治疗，有一定的效果。王氏说：此方治少腹积块疼痛，或疼痛而无积块，或少腹胀满，或经血见时，先腰酸少腹胀，或经血一月见三五次，接连不断，断而又来，其色紫或黑或块，或崩漏兼少腹疼痛，或粉红兼白带，皆能治之……更出奇者，此方种子（即能怀胎）如神，每经初见之日吃起，一连 5 付，不过四月必成胎。《医林改错》还举了一个 60 老翁之妾服此方得子之病例。少腹逐瘀汤处方为：小茴香 7 粒（炒），干姜 0.6g（炒），延胡索 3g，没药 6g（炒），当归 9g，川芎 6g，肉桂心 3g，赤芍 6g，蒲黄 9g，五灵脂 6g（炒），水煎服王氏此方不能说百分之百有效，只适宜于有瘀证之不孕。友人何氏其妹在天津某学院任教，结婚 6 年未孕，身体健康尚可，月经时有不调，问治于予。考虑可能瘀血为患，乃书王氏少腹逐瘀汤予之。小茴香用 2g，炒干姜用 3g，另加生地 9g。为什么加生地，因未见患者，不知其属寒属热，故加生地养血活血并制肉桂之温燥。用少腹逐瘀汤凡舌上少苔、舌质偏红者，我常用生地以易肉桂心。患者服药 10 剂后得孕。本方对痛经、慢性盆腔炎有效，习惯性流产之属瘀者、少腹肿块（良性肿瘤）等亦有一定的效果。

二、补虚法

辨五脏之不足，用补法以治不孕，亦是常用方法，也是一般医者习用之方法。我曾治一李姓患者，先是阴道有隔膜，经手术治疗，发现双子宫，手术者告诉患者，隔膜虽除不易受孕，来诊时已婚 10 年未孕。诊其面色白、唇淡，舌嫩苔白，脉虚迟弱，拟补脾肾为治。处方"党参 12g，黄精 15g，巴戟 9g，枸杞子 9g，怀山药 15g，云茯苓 12g，淫羊藿叶 6g，仙茅 6g，黄芪 12g，甘草 6g。隔日一剂，共服六剂，受孕，约 7 个半月早产一女婴，重 1.7kg，住温箱 40 天，后发育如常，聪慧可人。

三、温经活血法

用《金匮要略》之温经汤，为温经散寒养血祛瘀，调经种子之名方。曹颖甫认为："此为调经总治之方，凡久不受胎，经来先期后期，或经行腹痛，或见紫黑，或淡如黄浊之水，施治无不愈者。曾记寓华庆坊时，治浦东十余年不孕之妇，服此得子者六七家。"20 世纪 60 年代解放军 157 医院将本方制成丸剂，治月经病及不孕症，收到较好的效果。

辨　　证　（一）

近年参加一些学术会议，觉得有些同志对辨证论治的内涵理解不深，把专方专药排除在辨证论治理论范围之外。更有甚者，竟认为辨证论治之疗效不一定优于非辨证论治。其理由为还未见有将两者作对比的文章云云！能大胆怀疑，从百家争鸣的角度来看未可厚非。但这一论点出自高年资中医之口，使我大为震惊！不能不顾虑到中医隐伏着变异的危险！辨证论治是中医临床的脊梁骨，是应付疾病千变万化的统帅。三军无统帅而能取胜者未之有也！

辨证论治与非辨证治疗，我没有进行过对比研究。但几十年治病的经验告诉我，中医治病必须辨证论治。试举下述病例为证。

我不是眼科医生，但曾治疗过几例中心性视网膜炎，觉得同属西医确诊为中心性视网膜炎，从中医辨证的角度来看，有很大的差异。我第一次接诊的患者于某某，年52岁，军队干部。经西医确诊为中心性视网膜炎已数年，两眼外观无异常，而视野越来越小，形体稍胖，无其他不适。诊其面色少华，舌嫩、中有裂纹，舌苔薄白、根部中间有花剥，脉细而两尺弱。辨证为肝肾阴虚，处方用杞菊地黄汤加龟板、鳖甲。服药数月至春而愈。嘱其秋天应继续服药，患者不信，秋末冬初眼病复发，再来求治。辨证仍属肝肾阴虚，照上方服药至春而愈。眼属肝，病属虚证，肝木旺于春，再加药补，故愈。秋季属金，肺金燥盛可伤肝肾之阴，病根未除故易复发。翌年夏末，患者即复来诊。眼病虽然未发，辨证仍属肝肾阴虚，仍予前方，改为丸剂以便久服。服药至春初，观其舌脉已有改善，嘱其注意调养。第四年未再服药，至今追踪十多年未再复发。军医见治疗有效于是又介绍第二例。张某某，男，63岁，军队干部，1975年1月23日来诊。症见两眼有黑影阻碍25天，黑影随眼球运动而动，视物有重影，但无变形及变色。经部队眼科及地方眼科医院检查，确诊为中心性视网膜炎。诊其眼睛外观正常，苔白厚腻，脉细弱。辨证为痰湿上扰清窍所致，治拟祛痰兼予清肝明目。处方：云茯苓、白术各15g，淮山药18g，泽泻、素馨花、法半夏、丹皮、夜明砂、蝉花各10g。

　　服上方至2月9日，经多次眼底检查，稍有好转。10日来诊，其舌苔仍白厚腻，脉细弱。为处二方：①照上方。②云茯苓、白术各18g，瓦楞子、党参各12g，泽泻、法半夏、丹皮、枸杞子、菊花各10g，甘草3g。两方交替用。3月16日，经原军医院眼科作眼底检查，认为与1975年1月23日比较，黄斑部渗出物明显吸收。服前二方至4月22日来诊，左眼视物仍有重影。舌苔白略厚腻，脉细寸尺弱。处方：云茯苓、白术、淮山药各12g，泽泻、枸杞子各6g，丹皮、菊花、生地、蝉花各10g。此方健脾祛湿兼顾其肝肾。其后每当舌苔增厚时又用2月10日之①②方交替用。服药至同年7月28日症状完全消失，眼底检查亦已正常。追踪十多年未见复发。

　　上述两例西医诊断同属一病，而我的处方截然不同。其所以收效，全靠辨证论治。此《内经》所谓同病异治也。为了说明辨证论治的可贵，再举两个胎死腹中的病例。

　　例一：邓某某，农妇，妊娠7个月，胎动消失，住某西医医院诊断为过期流产。入院后曾用多种非手术治疗，最后用胎膜剥离术，仍未能收效。苦于此时手术又怕难过感染关而邀余会诊。诊其舌质红、舌苔黄兼白腻，脉沉数有力，此实证实脉，按常法用平胃散加芒硝，再加枳实治之。药用：苍术9g，甘草4.5g，厚朴、陈皮、玄明粉（冲服）、枳实各12g。下午2时左右服药，6时开始宫缩，9时30分产程开始，后完全排出死胎。查其病因，乃被奔走之小孩碰撞腹部所致。

　　例二：陈某某，妊娠8个月，胎动消失入院，诊断为过期流产，入院后未经其他方法治疗，因想证实上一病例是否为中医药之疗效，故又邀余会诊。诊其舌质淡嫩、苔薄白，中有剥苔，脉大而数、重按无力。胎死腹中本属实证。但脉数大为气分不足，舌嫩苔剥是津液受损。问诊知其妊娠反应过甚，呕吐剧烈，证属体虚病实，考虑不宜纯用攻法。初诊处方用养津活血行气润下法，兼刺足三里、合谷穴配合治疗，连用2天无效。二诊寻思试用平胃散加芒硝、枳实如前例法，连服2剂亦无效。三诊试用张景岳之脱花煎，死胎依然不下。四诊改用补气活血法，由于补气药力不足，亦告无效。五诊改用王清任治难产之加味开骨散。药用黄芪120g，当归20g，川芎15g，血余炭9g，龟板24g（缺药），煎服。下午4

时服药。6 时开始宫缩，晚上再加按摩、针灸，是夜 11 时死胎产下，为脐带缠颈之死胎。

辨证论治是中医理论精华之一，历经无数医家两千多年之努力，不断得到充实与提高，今天必须大力加以研究以促进中医学的飞跃发展。

臌　胀（一）

臌胀相当于西医之肝硬化腹水，肝硬化腹水向有不治之症之称。《实用内科学》认为据 20 年前之统计，以本病有食管静脉曲张为随访对象计，能生存 5 年者，只有 10%，近年经过中西药综合治疗后，可有病情好转或延缓发展，近年病例的 5 年存活率已升至 50%。《实用中医内科学》："一般认为自发现腹水的时间开始计算，约有 35%～50% 的患者在一年内死亡。近年来，用中医对臌胀的理论认识以治疗腹水，临床疗效有显著的提高"。的确，近年来治疗肝硬化腹水的临床报道形势喜人。

从病理解剖学的角度看，肝细胞变化坏死，弥漫性纤维组织增生，继而形成大、小结节而成肝硬化。似乎这一已变性的组织没有恢复之可能。但上海中医学院（现上海中医药大学）中医肝硬化研究室采用桃仁提取物等药，以中医疗法治疗肝硬化，患者的症状明显好转，腹水消退，纤维化消失，免疫功能改善。初步证明纤维化是可以消失的，这就说明了中医治疗肝硬化有些患者能取得治愈效果的道理。臌胀病的攻克，前景是光明的。

臌胀之攻克，早期发现、早期治疗最为重要，肝硬化的早期诊断，西医的诊断手段从生化检查以至 B 型超声波、CT 及 X 线等检查值得借鉴，给中医药的治疗提供了有利条件。当然，论治离不开辨证，辨证仍要靠中医之四诊。通过 20 年的摸索，我发现舌底静脉充盈曲张常与 X 线检查之食道静脉曲张相吻合，并对早期肝硬化之治疗逐步拟出一张有效方——软肝煎。方药为：太子参、鳖甲（先煎）各 30g，白术、云茯苓各 15g，川草薢 10g，楮实子、菟丝子各 12g，土鳖虫（研末冲服）3g，丹参 18g，甘草 6g。此方对肝炎所致之肝硬化及酒精中毒性之肝硬化都有一定的效果。此方健脾养肾为主兼予软坚化瘀为辅。

前《传脾》医话之"慢肝六味饮"❶与"软肝煎"乃姐妹方。均取义于"见肝之病，知肝传脾，当先实脾"之旨。六味饮治慢性肝炎，健脾为主配黄皮树叶以疏肝解毒行气化浊。早期肝硬化，病久伤及肝肾，故以楮实、菟丝子、鳖甲以养肝肾；病已及血分，故用土鳖、丹参以祛瘀活血。此方辨证加减耐心久服，一则以阻慢其硬化之进程，再则冀其软化。治疗效果与病之浅深成正比。当然，患者的精神因素对于此病影响甚大，精神负担过重者虽浅尤深，做患者的思想工作，是不可缺少的心理治疗。

软肝煎加减法：①肝炎所致之早期肝硬化，转氨酶高者，加黄皮树叶 30g。②酒精中毒所致之肝硬化，加葛花 10～15g。③肝阴不足，舌红苔少者，加旱莲草、女贞子各 10g。石斛 15g，更兼剥苔者，加龟板 30g。④牙龈出血或皮下有出血点者，加仙鹤草 30g，或紫珠草 30g。⑤有黄疸者，加田基黄 15～30g。

早期肝硬化，本来不同于臌胀，论中医之病名。应属"积聚"、"癥瘕"之范围。若早期肝硬化而腹胀症状明显者，便是臌胀中之"气胀"了。仍可按上法辨证论治。此病治疗必须彻底，不能但见症状改善或肝功能正常便行停药，必须仍继续服药半年至一年以巩固疗效，最为重要。坚持太极拳之类的柔软运动，注意饮食营养及节减房事也是十分重要的。

化验检查，白蛋白低，或 A/G 比值倒置，西医多采取滴注白蛋白治疗。直接补充白蛋白，似较先进，但我认为直接给予，不如间接使之内生为佳。除辨证论治能帮助内生之外，我体会用鳖或龟（约斤许）加淮山药 30g，薏苡仁 15g 炖服，每周一次或 10 天一次，对白蛋白的提高有较好的作用。注意不要食滞便可。

臌　胀（二）

肝硬化晚期出现腹水，症见腹胀大而四肢消瘦，饮食不振，怠倦乏力，面色苍黄少华，甚或黧黑而无华，舌胖嫩，齿印或舌边有瘀斑瘀点，

---

❶《新中医》1986 年 5 期。

脉虚细或涩象。四肢消瘦、饮食不振、怠倦乏力，是一派脾虚之象；而腹大青筋，舌有瘀斑瘀点，或二便欠通则属实证。多数病例单靠补脾疏肝益肾，无奈腹水何。腹胀使患者饮食减少，更兼运化失职，食越少，营养越不足，腹越胀，如是恶性循环，实者愈实而虚者更虚。治疗原则一般宜先攻逐，寓补于攻，俟其腹水渐退，然后再予攻补兼施，辨证论治。攻水之法，多源于仲景的十枣汤而各有擅用，总不离甘遂、芫花、大戟、黑白丑之类。我喜用甘草制甘遂。其法用等量之甘草煎浓汁浸泡已打碎之甘遂，共泡三天三夜，去甘草汁，将甘遂晒干为细末。每服 1～2g，可先从1g开始，用肠溶胶囊装吞，于清晨用米粥送服。服后一天之内泻下数次至十数次，甚者可泻水几千毫升。翌日即用健脾益气之剂，或独参汤补之，但有些患者，服人参汤或补益之剂，又再泻水，这又寓攻于补了。过一二日服调补之剂便不再泻。可能过些时候腹水又起，又再用甘遂攻之，攻后又加辨证论治，有得愈者。有人认为今天由于腹水机的应用，可把腹水抽出脱水除钠再把蛋白输回患者，故腹水的治疗，已可不必再用下法。我则认为不然，肝硬化腹水，肝硬化是因，腹水是果，若只靠机械去除腹水，病将不治。中药攻逐，能够治愈，必有其现在尚未知之机制，故腹水机与攻逐之剂未可同日而语也。我用甘草水浸甘遂，此方实从民间来。广州市原工人医院治一肝硬化腹水病者，无法治疗，劝其出院。半年后主管医生路遇病者，健康如常人，十分惊讶，问知乃服一位专治臌胀之老太婆的药散，泻水而愈。我院张景述老师多方寻访，从其就近之药店得知其专买甘草与甘遂而得之。当然，逐水不是都有效，但有治愈之病例则其机制不只于去腹水那么简单了。西药利尿剂种类不少，速尿（呋塞米）等利尿之作用甚强，为什么对于肝硬化腹水患者取不到理想的效果呢？我认为治腹水而只知利尿，不但无益反而有害。因为利尿多伤阴，一再损害肝肾之阴，容易引发肝昏迷或大出血。土壅木郁，攻逐运化，攻补兼施，肝阴不伤，脾得健运，腹水不再起，则以健脾补肝肾，稍加活血之品，可望带病延年，少数或可治愈。

攻逐之法，会不会引起大出血？根据近十多年来的文献报道及个人之经验，不会引起大出血，反而可以减轻门静脉高压。肝硬化腹水患者往往舌下静脉曲张，经泻水之后，舌下静脉曲张之程度往往减轻，足以为证。中国中医研究院西苑医院（现中国中医科学院西苑医院），亦曾研究治疗肝硬化腹水，我向他们请教，他们也主张攻逐法治腹水，治疗一百几十例，未见因攻逐而大出血者。他们喜用黑丑白丑末调粥服以攻逐腹水。

当然，攻逐治腹水只是比较常用之法，若体质过虚，强用攻伐，必死。我曾治一例肝吸虫性肝硬化腹水患者，病已垂危，家人已为其准备后事。诊其面色苍白无华，气逆痰多，说话有气无力，纳呆，腹大如鼓，静脉怒张，肝区痛，夜甚，四肢消瘦，足背微肿，唇淡舌嫩苔白厚，脉细弱。此脾虚不运，水湿停留所致，人虚至此不宜攻逐，治疗以健脾为主，兼予养肝驱虫。处方：①方白丽参 9g，陈皮 1.5g（炖服），以健运脾阳。②方太子参、白术、菟丝子、丹参、雷丸各 12g，云茯苓、楮实子、芜荑各 9g，首乌 15g，谷芽 24g，甘草 5g。两方同日先后服，第二天精神转佳，尿量增多，能起床少坐。照此治则加减用药 20 剂后腹水消失，能步行来诊。数月后能骑自行车从顺德到广州。可见健运脾胃以化湿亦治肝腹水之一法也。❶ 可攻不可攻，在于辨证。

肝硬化腹水并发上消化道出血时，宜急用止血法，可用白及粉、三七粉各 3g 顿服，日 4 次，或用云南白药每日 8g，分服。若出血过猛，采用西医之三腔管或手术结扎处理为宜。

兼发肝昏迷宜用安宫牛黄丸半个，开水溶化点舌，半个灌服或鼻饲，再随证治之。

咽 喉

新中国成立以来，中医只发展大内科，其他分科如眼科、喉科之类，得不到重视，发展受到影响，甚至有凋谢之危险！据 20 世纪 80 年代初的统计，全国中医喉科主治医师以上的人才，只剩下十多人了！中央指示："中医不能丢"！我们应从各方面去加以检查纠正。中医各种专科是有生命力的，应努力发掘、整理、提高。

---

❶ 该案见拙著《学说探讨与临证》第 76～77 页。

先父（邓梦觉）曾患骨槽风，（此病起于齿槽，初则硬肿难消，溃后疮口难合，多致不救）我父不能自医，求治于同行冼分家先生，冼氏给药散一包，遵嘱撒于患处不十日而愈。冼分家不是他的原名，因治愈一骨槽风之危重患者，分了一半家产给他，因改此名。这一宝贵的经验未闻有传人，很可惜！

先父之友名冼栈，急从香港来穗，用笔自诉上午九时喉痛甚，乘车至我家时，喉间阻塞，已不能言。父亲诊断为"缠喉风"，除辨证处汤方外，即用郑梅涧氏《重楼玉钥》之"金锁匙"散方，命我去药店求制成药散，约一小时药散制备，我为之用纸管吹喉，约20分钟一次，吹后出痰涎甚多。下午1时服汤药。经上述治疗，下午3时已能发声，至晚上喉痛大减，语言顺利。翌日返港继续吹喉，（隔一小时一次）服药二剂而愈。这是20世纪30年代的医案。

金锁匙方为：焰硝（又名火硝）45g、硼砂15g、冰片1g、雄黄6g、白僵蚕3g，各另研细末，再和匀收固，每吹少许入患处，痰涎即出。

举上述病案，意欲说明中医临时制药亦可以治急症，若是喉科医生，药早制备，效当更速。

白喉是急性传染病，郑梅涧治白喉用养阴清肺汤，疗效为中医所公认。20世纪60年代天津传染病医院一位西学中的院长曾以此方治白喉取得疗效，后进行科学研究，筛选其中数味药制成口服液，计治愈一例白喉只花一元多钱，真是验、便、廉。又曾以此药防治某地区之白喉病流行，取得显著之效果。他说如果采用白喉血清防治，要全国各地支援供应才够用，而且中药防治无血清之不良反应云云。惜未闻推广！

郑梅涧之《重楼玉钥》不愧为清代喉科之杰出著作。其理论与经验值得珍贵与发扬。我治一慢性扁桃体炎兼咽部白斑之患者，亦采用梅涧氏之"吹药方"加味而愈。患者鲍氏，女性，34岁，先患化脓性扁桃体炎，以后变为滤泡增生性、慢性扁桃体炎并上生角化白斑多年。患者为西医师，顾虑角化白斑为癌前病变，忧心不已。患者1974年10月26日经市医院五官科诊查：常有咽喉痛，两侧扁桃体（+），有黄白色棱状物突起，间接喉镜见右侧舌根部亦有波及。同年11月7日检查：扁桃体两侧角化症棱状物仍较明显，右侧舌根部同前。1974年12月2日来诊。患者除喉痛外兼患慢性肝炎，人瘦、面色少华，心情抑郁，舌嫩苔薄，脉弦细，除用疏肝健脾药以治其肝外，选用《重楼玉钥》治喉间发白之"吹药方"加硼砂治其喉。"吹药方"为：西藏青果（原方用青果炭）6g、黄柏3g、川贝母3g、儿茶3g、冰片1.5g、凤凰衣（即鸡蛋壳内之白衣）1.5g、硼砂6g，共研细末吹喉，每日3次未愈再制。共吹药3月，喉痛已止白斑消失。1975年7月，因其他病住省人民医院治疗，五官科会诊检查已无咽喉白斑。追踪至1988年，慢性肝炎与喉病均未复发。

急性扁桃体炎是小孩常见病，一发作便高热不已，我常用下方治疗：黄芩、甘草、马勃、菊花各6g，薄荷叶（后下）、山豆根各3g，大青叶、牛子各9g，连翘15g，往往见效。药味与分量可根据年龄、辨证增减。

小孩之扁桃体肿大不消，如无症状时最宜于晚上临睡前令其用盐水漱口，可以防止发作，坚持下去不一定要行扁桃体摘除手术。如能研制一种吹喉药使之消散就更加理想，希望中青年喉科医生进行这方面之研究。

说　　汗

中医对"汗"的观察与治疗有优良的传统，但自从中医医院设立病房，处理患者采纳不少西医的方法，对汗的认识与治疗有倒退的现象。例如西医处理高热，治标有二法：一是发汗，一是物理降温。20世纪70年代我会诊儿科病房一高热不退之患儿，四诊所见患儿的体质及病情尚好。为什么高热八九日不退？查病历知患儿正采用上述两法，虽然亦服中药，但不愈。辨证按卫气同病处方用药，并嘱不得用冰袋及发汗之西药。服上方约一小时后患儿微微汗出，在汗出之前体温上升，汗出之后体温逐步下降。服药3天热退出院。

早在《伤寒论》桂枝汤方后已说得很清楚："温覆令一时许，遍身漐漐微似有汗者益佳，不可令如水流漓，病必不除。"汉代医家已知大发汗能短暂的退热，而"病必不除"！反之当中药解表使之微似有汗出之前，又因热升而用冰敷，使外邪不得汗解，岂能得愈？今人往往重视抗生素消炎退热，不知温病家所说："或透风于热外，或渗湿于热下，不与热相搏，热必孤矣"之法亦能退热消炎。何况病毒性疾病的发热决非抗菌消炎所能解决。

曾治一80岁老人，近几年来，每年发热二三次，每次非二三十天不能止。因此体力日差，气短易喘。某年冬因宴请亲朋，心情高兴，多吃了点，又吃了海南早出的冷藏西瓜，半夜腹泻，继而发热。保健医生已照其一贯之治疗常规用西药治疗。患者之夫人建议邀我会诊。诊其面色稍浮红、唇亮、舌淡、苔白厚，脉浮缓。辨证为外感兼食滞生冷所致。治拟化滞浊兼解表，药用藿香、佩兰、薏苡仁、鸡内金、扁豆、神曲之属。下午四时服药，6时开始微似有汗出，体温逐步下降，泻随止。保健医生认为明天当复热，这是一向的规律。第二天早上再邀会诊，改用银花连翘桑菊之属治疗，前后经24小时，体温从38℃（老人平常体温只36℃）降至正常。保健医生（西医学中医主治医生）问我为什么温度高时用芳香化浊之药，热已下降反用辛凉清热药？我说病起于食滞，食滞之成因，与西瓜之寒冷有碍于气机有关，更兼腹泻半夜起床着凉而发热，不用芳香化浊之剂，则不能透邪外出；肠胃之郁滞容易化热，翌日舌苔转薄转黄，已有化热之象，脉虽未数，亦宜予辛凉之剂继续清其余邪，故愈。按他们的理解，是内有炎症，应抗菌治疗，不知但予抗菌药而滞浊不化，热亦难退，若但用抗生素而不用中药化滞浊以透邪，恐怕此证又当二三十天才能退热了。此老人一向容易感冒发热，据当时预测明年将会有世界性的流感流行，有人建议用进口预防流感疫苗预防。我认为不可，进口疫苗流弊甚多，建议用扶正固本，用野山人参小量（3g）炖服，半月一次，前后3次，翌年竟全年未有发热。

汗证有两名方，治自汗用玉屏风散，盗汗用当归六黄汤。这两方用之对证的确效如桴鼓。根据我的经验，玉屏风散不仅能治自汗，也能治盗汗，因为盗汗亦多脾肺气虚之证。正如阴虚亦有自汗者，不可不知，均应四诊合参以辨证为准。脾肺气虚之盗汗则非当归六黄汤所宜。玉屏风散用药的分量很重要，我习惯的用法是——黄芪12g，防风3g，白术15g。若兼阴虚者可加糯稻根30g，或加生龙骨、生牡蛎与浮小麦。白术绝对不能用苍术代替，白术性守而苍术性走也。对于小儿之自汗、盗汗（因病发热经抗生素治疗后自汗盗汗不已），这类患儿往往阴阳俱虚，我常用下方收效：黄芪、五味子各10g，浮小麦30g，生牡蛎（先煎）、生龙骨（先煎）各15g，防风、甘草各3g。

玉屏风散，制成散剂，可以增强表虚易患感冒之成人与小儿之体质，起预防感冒之作用，药量之比例如上述。成人每日服2～3次，每次3g，小儿减半（亦可加蜂蜜冲服）。此方曾介绍给某中医院广泛使用，结果疗效满意。此散比之用丙种球蛋白为优，可免感染其他血源性之疾病。

砂　糖

"医食同源"是我国医学发展特点之一，直到今天仍然不断发现食物的疗效，如香菇、芦笋之于癌症等是。我们常食的砂糖就是一味有很好治疗效果的中药。最近阅广州市科委编的《科技动态》（1989年第22期）有关于（国外用砂糖治疗术后感染）的信息："手术后的伤口常常发生肿胀和感染，通常多采用抗生素治疗，但往往产生不良反应，例如菌群失调。法国巴黎比夏医院试用普通砂糖填塞患者创口，已取得明显疗效。心脏手术后两肺之间肿胀，这种症状叫纵隔炎。比夏医院对19名病情危急的纵隔炎患者进行治疗，其中14名经治疗后54天出院，比用一般抗生素治疗的同类患者提前31天出院。下肢慢性溃疡，长期难以愈合，这是由于下肢血液供给较差所致。有人试用砂糖来覆盖溃疡面，同样也取得很好疗效。"

法国研究人员认为，"砂糖之所以能治好溃疡，是因为糖所造成的高渗透压能把创口中细菌的水分吸出，从而使细菌处于脱水状态；糖还可以阻碍细菌接近毗邻的营养物。不过砂糖疗效的这种解释还在争论中。"

信息没有注明是什么时候的发现，是他们发现的还是引用别人的经验。其实用单味砂糖治疗下肢慢性溃疡，早在20世纪60年代末期，我院一位进修学员已作过经验介绍。我于70年代初期在广东新会县巡回医疗时试用砂糖治愈慢性溃疡一例。患者为生产队长，数月前因高热住院，静脉滴注肾上腺素渗漏以致下肢慢性溃疡。溃疡在右膝内侧之下，面积约2cm×2cm，形如漏斗，已看见大隐静脉。数月未愈。取砂糖满盖溃疡，外用叠瓦式胶布贴紧，3日后溃疡已变小变浅，再敷一次白砂糖遂愈，时间不过 10 天。

用砂糖作药治疗溃疡，就我所知起码有百多年历史。清代名医王清任生活于公元 1768～1831 年。他的名著《医林改错》就有用砂糖作药的方剂。方名"木耳散"，本方"治溃烂诸疮，效不可言，不可轻视此方。木耳一两（焙干研末），白砂糖一两（和匀）以温水浸如糊，敷之缚之。"

当然，从现在来看，如果一味砂糖有效，似比加木耳更方便。能进行对照组试验，则结论会更确切些。据《中药大辞典》木耳条之临床报道：用于创面肉芽过剩。取平柔、肥厚而无缺损的木耳，用温开水浸透胀大后，酒精消毒。伤口周围及肉芽用盐水清洗消毒后，将木耳平贴于肉芽上，纱布包扎，3～4 天拆开观察一次，治疗 2 例，均于 3 天后痊愈。木耳疏松易收缩，吸水性强，能将肉芽中水份大量吸收，使肉芽开始干萎；加之木耳干燥后，收缩皱凸，给予肉芽均匀压力，使肉芽过剩部分退平，上皮细胞随着向中心生长，伤口易于愈合。可见木耳还有另一作用。

所以把王清任请出来，并非提倡复古，而是想举一反三，问问如此之类的宝贵经验，在中医药这个宝库里还有多少值得我们去发掘者耳？

尿　　闭

有人说中医过去没有导尿法，这种说法不确。据说以前小太监做完手术后小便困难就有用麦秆导尿的方法。当然导尿法西医方面是比较先进的，但中医之治尿闭，有中医之法，有时且能治本是其优势，试举几例以说明之。

20 世纪 30 年代，我的堂侄当时才 10 岁，因患尿闭，先父为之诊治，认为系下焦虚寒所致。用肉桂心五分焗服而解决问题。当时惯用正安桂（即越南产之肉桂）去粗皮后，用手指甲一掐便油光发亮。现在多用国产之肉桂，疗效难及安桂矣。

20 世纪 60 年代，157 医院曾邀我会诊一患者，当时西医诊断为"脊髓空洞症"，患者排尿困难，尿量很少，我认为此为肾气不足，初用大量黄芪行气利尿未效，后来改用济生肾气丸汤剂服用五六剂后逐渐好转而出院。

另有一青年军人患尿闭，每天靠导尿解决，会诊时见其脉缓，苔白如霜，辨证为水湿内停，肾不化气，故用五苓散治之，服一剂后不用导尿，而自行排尿了，病者自述服药约2小时后自行小解，先排出一些气，接着便有尿液排出，继服3剂便痊愈出院。这个病例舌白如霜给我的印象很深，过去舌诊的文献很少提到这个问题，我认为此系水湿内停之故。后来我又诊治一患者，是海军医院请我会诊的，病者因患眩晕症屡治不效，我用除痰湿的办法治疗亦不见效，后来细为诊察发现其苔白如霜，始忆起上一病例苔亦如此，即改用五苓散治疗，10剂而瘥。

还有一个例子，一位中央首长，曾患尿潴留，西医会诊主张导尿，但首长夫人不同意，恐长期导尿会引起后遗症，于是请按摩专家杜自明大夫按摩治疗，专家们对此持怀疑态度，姑且同意一试，杜大夫为首长按摩，当手法行将结束时，叫助手拿来一壶水，在离患者不远的地方把壶里的水斟入一个金属的盆里，发出潺潺声响，手法完毕，病者小便自行而解，不用导尿，这是一个很出色的例子。除了按摩手法起作用之外，心理诱导更是高明之处，心理疗法渗透于中医学各分科之中，这是一个例子。

当然，尿闭在许多情况下是由于慢性肾炎所引起，不仅是尿潴留，多为肾功能衰竭所致。有人讲自从西医有了"速尿"以后，中医的利尿方剂就已经落伍了。真是这样吗？20世纪70年代，我在广州军区总医院会诊一水肿女患者，约40岁，这位患者肿得出奇，身体几乎胀成一个啤酒桶般，患者已经几个月不能卧床，而特制了一张有活孔的座椅，吃、睡、拉都在这张椅子上，带此椅来住院。医院连用速尿（呋塞米），但始终尿量只有200～300ml。后请我会诊，我开了真武汤原方，不增不减茯苓改用茯苓皮，第二天尿量便增加到600～700ml，以后守方加减，服了半月左右，水肿一天天消退，再也不用生活在那张特制的椅子上了。出院前再会诊一次，见面时竟认不出她来，身体肥瘦已判若两人。

20世纪80年代，我曾会诊省农垦医院一慢性肾炎的患者，约50岁，滴尿不通已达三四个月，全靠人工肾维持生命，患者不见浮肿反而消瘦，面色黧黑无华，唇暗，舌淡胖嫩、苔白润，脉沉细。我认为肾气亏虚，肾阳不振，用真武汤加肉桂、丹参，黄芪重用30g，连服一周后便有尿液排出，从20～30ml开始慢慢增至60～70ml，在继续人工肾治疗的基础上，先后治疗约一月后，每天约有200～300ml尿排出。后来因患者出现高血压，用真武汤加减未能降压便中断了治疗。本例患者西医诊断两肾已经萎缩，由此可见如果对这些慢性肾功能衰竭晚期的患者，用中西医结合的办法估计可以增加一线生机。至于慢性肾衰竭尿毒症的治疗在我早年的文章中已有介绍，不赘。

尿　频

尿频牵涉范围比较广。根据《中医症状鉴别诊断学》（人民卫生出版社出版）小便频数之常见证候有：①膀胱湿热尿频：小便频数，尿急尿痛，尿道灼热感，小便短黄浑浊，口干而黏，小腹胀满，大便秘结，或见发热恶寒，舌红、苔黄腻，脉滑数。②肾阴亏虚尿频，尿频而短黄，伴眩晕耳鸣，咽干口燥，颧红唇赤，虚烦不寐，腰膝酸软，骨蒸劳热，五心烦热，盗汗，大便硬结，舌红苔少，脉细数。③肾气不固尿频：尿频而清长，或兼遗尿失禁，伴面色㿠白，头晕耳鸣，气短喘逆，腰膝无力，四肢不温，舌质淡胖、苔薄白、脉沉细弱。肺脾气虚尿频：尿频清长，或伴遗尿失禁，兼见唇淡口和，咳唾涎沫，头眩气短，形寒神疲，纳减便溏，舌淡苔白，脉虚弱。膀胱湿热尿频治宜清利湿热，方选八正散；肾阴亏虚尿频治以滋阴降火，方选知柏地黄丸加减；肾气不固尿频治以温补肾阳，方选右归丸；肺脾气虚尿频治宜温肺健脾，方以温肺汤合补中益气汤化裁。（见该书第302页）

《中医症状鉴别诊断学》是《中医鉴别诊断学》的一个组成部分，其后还应有《中医证候鉴别诊断学》和《中医疾病鉴别诊断学》，这是中医规范化的工程之一。这是前人没有做过的工作，因此这是一本好书，值得向大家推荐。

所谓规范就是给我们在症状鉴别时有一个规矩准绳，并不是教我们去对号入座，因为疾病千变万化，好比木匠手中有了规矩绳墨，便能做出高超的工艺。当然还要靠匠心独运，巧手精施。试举例言之。

我曾治一蔡氏女，17岁，小便频数，几乎每分钟都要小便，而尿量甚少，苦不堪言。先求于市人民医院，住院按尿路感染治疗一月余无效，转某军医大学附属医院，亦按泌感治疗并进行膀胱冲洗。住院2个月亦无效。来诊时病已3年，面色萎黄，唇淡暗，脉弦细涩，舌边左右各有淡墨色如带状约0.5cm从舌根至舌尖，翘舌之底面亦有带状墨色与舌面之墨带相连，好像在舌边镶了一条墨边。按张景岳的理论所谓"独处藏奸"，再追查其起因，由于学骑自行车为车座猛撞了下阴部。病已多年，体质已虚，但体虚而病实，治疗原则应以消补兼施，先补多于消，使其体质日复，疾病可愈。处方以四君子汤健脾益气以固其后天之本，兼予祛瘀。药用：党参、云茯苓、白术、五爪龙、蒲黄、五灵脂为基本方，或用乳香、没药易蒲黄、五灵脂。后期增加活血祛瘀药，同时更加黄芪以行气，偶或用轻量小叶凤尾草或珍珠草或琥珀末为引。病情稍有好转，坚持治疗，约半年舌边之淡墨长斑逐步变窄变淡，共治疗2年始愈。追踪十多年未有复发，数年前结婚生子矣。

附院收发员小胡，患尿频每三五分钟便要小便一次，尿量不多，人不胖，个子中等而小腹隆起如球，年20岁未婚。经医院外科诊断为处女膜缄，因而施手术治疗。术后病不见好转，来诊时已术后数月，主要症状仍为尿频，无其他不适。诊其面色稍黄，唇如常，舌胖嫩齿印、苔白厚润，两手脉虚。来诊之前除了手术治疗之外，服中药亦未稍停，其中有补有消，或攻补兼施多作中医之淋证治疗，终未见效。根据证脉分析，下焦湿困故面黄而苔白厚润，但前医屡用去湿之法而湿不去；两手脉虚是体质已虚，结合舌胖嫩齿印，非尺脉独虚，则其虚在肺脾为主，当然肾司二便，与肾虚亦有关。其所以湿困不解主要是肺气不足脾不运化，故膀胱气化无力，小便次数多而量不多，尿液积蓄故小腹如球。治疗原则不治其肾而重在肺脾。处方用四君子汤加黄芪、五爪龙30g，并加枳壳6g以为反佐。初服7剂效果不明显，但精神稍佳胃纳稍佳，舌脉同前，促其继续服药，仍宗上法随症加减，治约半年病有好转，小便间隔时间延长，尿量稍多，但小腹虽不如球仍大于同龄少女。除继续用上方加减之外，另加食疗，用黄芪30g，枳壳6g煮猪膀胱，每周二三次。治约年余，小便大为改善，但仍稍多于常人。后结婚生子，疾愈至今数年未发。纵观此证，疗效较慢，若不根据辨证坚持治疗，患者没有信心不予配合，恐难治愈。

腰　痛

7月初，我的研究生正要参加毕业论文答辩，不幸扭伤了腰，又在空调较冷的环境下开会3小时，致腰痛甚。请正骨大夫诊治，不采用中医疗法，而主张用封闭疗法，患者不愿意，由另一中医用按摩法治疗不效，终于接受又一位医生用封闭加按摩治疗。凡更三医而腰痛更甚！卧床不起，翻身都十分困难。更惨的是腰肌间歇性挛痛，其痛如割，从卧室到洗手间，距离不到1m，由人搀扶加拄拐棍，竟走了20多分钟！我十分焦急，要求答辩推迟6天，但这样的病情，5天能治好？5天不愈只能延期毕业了！第二天我想到针灸学教授靳瑞同志，请他诊治。四诊毕，选针人中一穴，进针后行泻法，令患者伸动双腿，并逐步稍加大转动幅度。本来不易伸直的脚伸直了，腰部挛痛减轻了。术毕出针后患者已能缓慢地翻身。第二天可以起床，于室内扶杖缓行。隔日再请靳教授为之施针。令患者扶门站立，刺右侧委中穴放血，刺中拔针，血射如注，约五六毫升，按压止血后，令患者作提腿，转腰等动作约数分钟，卧于床上再针左侧阳陵泉一穴。前后3天治疗2次，只针3穴。患者第四天已能下楼行走，按原定日期完成费时一个上午的论文答辩，我乃如释重负！

这一病例生动地说明，我们有些中医舍己之长，拾人之短，结果不但无效，反使病情加重。甚至由此得出中医不能治急症重症的错误结论！患者的妻子是西医，目睹治疗经过及其效果。她说："中医简直太神了！"这是由衷之言，她深知西医对此病的治法及其效果，决不能与靳的治疗相媲美。三天来我亦为之处方①桂枝汤（上午服），②张锡纯活络效灵丹加味（下午服）各3剂，但只起配合作用耳，立竿见影者针术也。

最近在长春参加一次会议，听几位老中医反映：某中医学院附属医院的院长，在一次科研会议上公开说中医无用。这促使我把这一案例写出来，以奉劝那些自称是中医而又没有掌握中医系统理论与技术的人，不要到处说中医此病不能治，那病疗效不如人。把中医中药说得一无是处的所谓中医专家可以休矣！我怀疑那位中医院院长是否会用中医中药治病？哪怕是最轻的病！

为什么我正在着急时想到靳瑞同志？因听说他曾应法国针灸学会之邀到法国讲学，并在电视台当众表演针术。一舞蹈演员腰腿痛，不能登台者数月矣，靳氏当场为之一针（委中放血），针毕，患者即能翩翩起舞，对法国观众震动很大。原来法国认为在中国，传统针术已失传，靳乃为之表演"烧山火"与"透天凉"，针下凉、针下热，用皮肤测温计，准确地测出其皮肤温度的确不同，使法国同行折服不已。由此可见外国针灸家所追求者乃传统的针术，而不是曾流行一时的新针。当然，我们欢迎新的发现与新的成果。但针灸学术深厚之处，现在仍然存在于传统的海洋之中。几千年传统的宝贵东西，我们都未能占有，便空谈发展，岂不事倍而功半吗，靳瑞教授今天的成就与他学有师承，重视实践，与他几十年来清晨必读《灵枢经》、《甲乙经》作为早课等是分不开的。他有创新吗？他近来善用三针同施治疗一些难证，被人称为"靳三针"。今年（1990）春又去意大利表演了这一治疗新法。振兴中医最需要的是这样的学者，而不是不学无术空喊创新的空头中医"专家"。

甘温除大热

笔者在《温病专题讲座·展望》一文中谈到内伤发热以及甘温可以除大热的问题，这个问题我曾在多篇文章中都有提及，但读了一些书刊报道的文章，总觉得对这一问题有必要再谈谈个人的看法，以就正于同道。

贾得道先生《中国医学史略》对李东垣评价说："概括说来，李氏强调脾胃的作用，确实有其独到之处，对中医理论与实践的发展，影响很大。但他喜用升发温补之品，特别是倡导'甘温除热'的说法，其流弊也很不小。后世医家虽有许多人以曲说为其辩解，但他的这种一偏之见，是很难加以讳饰的。"❶ 贾得道先生这一批判似乎有点武断，他不但反对

❶ 贾街道．中国医学史略．山西人民出版社，1979：188.

甘温除热法，连李东垣的升发温补之创新成就也顺带给予贬低了。这一事实启发了我，作为一个中医史学家，必须参加中医临床，经过一定的临床锻炼，对古往今来的各家学说，才能做出比较中肯的评价，因此我培养的中医史研究生，都要他参加临床，哪怕毕业以后，争取机会到附院参加临证工作。当然一个人不可能把古往今来的学说一一加以验证，但通过临床工作，会巩固对中医药学术的信心，能根据中医的理论体系去思考问题、去指导实践，不会随便用西医的理论去对号入座，能对上号的为科学，对不上号的便是非科学。这在今天对中青年一代中医是一个至关紧要的问题啊！！

甘温除大热乃李东垣先生一大发明。《内外伤辨惑论》是东垣先生第一本专著，他有感于当时医家以外感法治一切发热之证，认为流弊很不小，为了补偏救弊乃著书以活人。东垣自序说："《内外伤辨惑论》一篇，以证世人用药之误，陵谷变迁，忽成老境，神志既惰，懒于语言，此论束之高阁十六年矣。昆仑范尊师，曲相奖借，屡以活人为言……就令著述不已，精力衰耗，书成而死，不愈于无益而生乎，予敬受其言，仅力疾就成之。"❶ 读其序如见其人。一位医德高尚的老学者俨然就在我们的面前，使人肃然起敬。《辨惑论》完成之后，接着写出不朽之作《脾胃论》，在此论中，内伤发热之论更臻完善。东垣脾胃之论（包括"甘温除大热"之论，是其毕生科学研究之成果，今天如果未经验证，便挥动史家之笔，一笔予以勾销，这比之七百多年前之李东垣先生，谁是真正的科学家呢?! 贾先生说："后世医家虽有许多人以曲说为其辩解"，足以证明李东垣先生甘温除大热法，已后继有人，估计七百多年来，后世运用此法已活人无算了，其功岂小哉?

当然对李东垣先生此说未够充分理解者亦不少，近年在杂志与报刊上，偶或见之。如说"热"乃虚热，是患者自觉发热，而体温计探之则无发热；或曰甘温所除之"大热"，不是"高热"。这些学者比之贾氏不同，这些同志承认甘温药可以治发热之证，只对大热有怀疑耳。《中医大辞典》有甘温除热条云："用甘温药治疗因虚而身热的方法。如气虚发

---

❶ 见李杲《内外伤辨惑论》。

热，症见身热有汗，渴欲热饮，少气懒言，舌嫩色淡，脉虚大者，用补中益气汤。产后或劳倦内伤发热，症见肌热面赤，烦渴欲饮，舌淡红，脉洪大而虚，用当归补血汤。"❶ 辞典是按照大多数所公认者而修编，故只设甘温除热条，而无甘温除大热条。我们复习一下李东垣《内外伤辨惑论·辨寒热》是怎么说的，他说："是热也，非表伤寒邪皮毛间发热也，乃肾间受脾胃下流之湿气，闭塞其下，致阴火上冲，作蒸蒸而燥热，上彻头顶，旁彻皮毛，浑身燥热作，须待坦衣露居，近寒凉处即已，或热极而汗出亦解。"❷ 虽然七百年前没有体温计，但从李氏这段文字来看，其所指之发热，是高热不是低热更不是自觉之发热明矣。至于此种发热之论治，《内外伤辨惑论·饮食劳倦论》说："脾胃气虚……则气高而喘，身烦热，为头痛为渴而脉洪大……然而与外感风寒所得之证颇同而理异。内伤脾胃乃伤其气，外感风寒乃伤其形，伤外为有余，有余者泻之，伤内为不足，不足者补之。……《内经》曰，劳者温之，损者温之，盖温能除大热，大忌苦寒之药泻胃土耳。今立补中益气汤。"从上述引文，可见李氏所指之大热，以白虎汤证为对照也，为了区别于白虎汤证，故不言壮热而称之为大热耳。若以体温计测之则可称之为高热，亦包括扪之壮热，久按热减之中热一类因虚而致之发热。当然，甘温法亦可以治疗自觉发热而体温计探之无热及低热之属于脾胃气虚之证。

正如《中医大辞典》甘温除热条所说，除了气虚发热宜用补中益气汤之外，又补充了产后劳倦内伤之发热用当归补血汤之证。这是总结了后世发展了李东垣的理论与经验。其实甘温除大热，何只补中益气与当归补血汤二方。我曾用归脾汤治一例发热39℃之患者（案见《学说探讨与临证》第81页），我院黎炳南教授用十全大补汤加减治一例产后高热40℃之患者。至于中等度发热，我喜用桂甘龙牡汤及桂枝加龙骨牡蛎汤。一例流行性乙型脑炎久热（38℃）不退及一例肠伤寒中西药并用而仍发热于38℃左右之证，诊其舌质淡嫩，脉见虚象，均用桂甘龙牡汤而愈。上引之病例不多，因适用甘温除热法治疗的病属少见。实践是检验真理的标准，也许有人怀疑这些病案是否属实，《中医杂志》1990年8期专题

---

❶ 《中医大辞典·基础理论分册》，人民卫生出版社，1982年1月第1版，第85页。
❷ 见李杲《内外伤辨惑论》。

笔谈栏专门讨论《甘温除大热的理论与实践》，参加讨论的同志不少，地处多个省市，应该是有代表性的，是确切的资料，不妨引其中一些资料以证实甘温除大热法是超出于西方医学而大大领先于世界的理论与经验。

参加《笔谈》讨论共有 10 位专家，其中对甘温能否除大热持肯定意见的占绝大多数，10 位专家中，有 8 位专家一共报道了 10 个典型病案，这 10 例病案中，除一例无记载体温情况外，其他 9 例体温均在 39℃ 以上，其中超过 40℃ 的有 4 例。所涉及的病种范围相当广泛，如急性白血病、黄疸型急性甲型肝炎、败血症、中毒性心肌炎、硬皮病、流行性乙型脑炎、迁延性肺炎、大叶性肺炎、麻疹合并肺炎、心力衰竭、产后高热、子宫切除术和脾切除术术后高热以及原因未明之长期高热等等。举例如万友生大夫曾治一李姓患者。为急性淋巴细胞白血病合并大叶性肺炎，高热达 40℃ 以上不退，白细胞降至 0.6×10^9/L，经用各种抗生素和清肺解热中药无效。患者高热而多汗、肢冷背寒，面、唇舌淡白，精神萎靡，声低气细，恶心厌食，咳嗽、胸痛、吐血痰、脉虚数甚，万大夫投以补中益气汤加减方黄芪、党参各 50g，白参、白术各 15g，西洋参、升麻、柴胡、陈皮、炙甘草各 10g，二剂服后体温降至 38.7℃，复诊守上方，柴胡加重至 15g，更加青蒿 15g，继服 8 剂体温降至正常，其他症状大为好转，惟仍咳嗽、胸痛、吐血痰，三诊守上方加入桔梗、枳壳、橘络、丝瓜络、紫菀、款冬花等药，更进二十余剂，复查胸片示肺炎全部吸收，血象示急性淋巴细胞白血病缓解。

本例身大热体温高达 40℃ 以上而多汗，肢冷背寒面唇舌淡白，精神萎靡，声低气细，现象热而本质寒，病情矛盾的主要方面在于气虚，虽然兼有肺热灼伤阳络之症，但治病必求其本，故投以补中益气汤方解决主要矛盾，气虚发热证解除了，肺热灼伤阳络之症也就迎刃而解。

当然，对于虚实夹杂证，采用补中益气汤为基本方剂以外，还应根据中气虚弱之重轻、累及脏腑之多寡，兼夹证之有无等等而辨证加减，灵活运用，对于气虚与实邪兼夹之发热，并非单纯虚热，故治疗除了甘温益气以外，并不排除配合苦寒药，这也符合东垣补中益气加减黄芩之类法。因此甘温除大热法，其用方并不拘泥于补中益气汤，不少专家还选用了升阳散火、升阳益胃、黄芪人参汤、归脾汤、四君子汤以及桂附八味丸引火归原法等等进行治疗取得效果。东垣在补中益气汤方后加减多达25条，足以示人辨证加减之重要。

综合笔谈各位专家所见，甘温除大热有其特定的含义，即指气虚抑或阳虚所致之发热。其发热程度可随阳气虚衰、虚阳亢奋的程度不同而不同，亢奋程度重的则发高热，否则发低热。因此，体温表上是否显示发热或高热，不能作为我们是否采用甘温除大热法的依据，关键则在于抓住气虚或阳虚这一本质，这也说明了为什么不必拘于补中益气汤，而且可以采用升阳益胃汤、归脾汤、桂附八味丸等其他方剂的道理。这些都说明中医学在发展，现代高明的中医有些已超过了东垣，东垣有知当含笑于九泉也，只可惜高明的中医在今天大好形势下成长太慢耳！！

总而言之，甘温能够除大热，实践已经做出检验，回答是明确而肯定的。

温病学说的发生与发展

温病学说是中医在漫长的岁月里，沿着中医理论体系的发展与发热性、流行性疾病做斗争得来的中医学宝库中的瑰宝之一。虽然有抗生素的发现和发展，温病学说至今仍不减其光辉。

"温病"一词渊源甚古，《内经》早有记载，马王堆出土之帛画《导引图》已有"引温病"之动作图式。可见二三千年前，已对温病有初步之认识，并与之做斗争。

根据《内经》的论述，对温病的病因、病机、诊断、治则均已涉及。《素问·六元正纪大论》："地气迁，气乃大温"、"温病乃作"、"其病温厉大行，远近咸若"。又说："冬伤于寒，春必病温"。《素问·评热论》："有病温者，汗出辄复热，而脉躁疾不为汗衰，狂言不能食。"《素问·至真要大论》："热者寒之"，"温者清之"。特别是《内经》正气存内，邪不可干的正邪相争的矛盾观点，为后世防治外感病打下正确的理论基础。但自从《难经》根据《素问·热论》："夫热病者皆伤寒之类也"而提出"伤寒有五，有中风、有伤寒、有湿温、有热病、有温病"之论。张仲景乃名其书之外感病部分为《伤寒论》。《伤寒论》之首卷有《伤寒例》，自明·方有执怀疑为王叔和所撰，喻嘉言等群起附和，主张削此叙例，差不多已成定论。其实《伤寒例》乃《伤寒论》的概论性之文章。该文首论四时外感及时行疫气之病因病机，义多源于《阴阳大论》及《内》《难》，此"例"正足以证实其"原序"所述撰引用这些著作属实。其次论述病机和"伤寒之病逐日浅深之后，纲领性地说明六经传变之理以及治疗原则及服药调护等问题。其所以主张删削，无非本文讨论了不少有关温病之内容耳。如《伤寒例》说："阴阳大论云春气温和，夏气暑热，秋气清凉，冬气冷冽，此四时正气之序也。冬时严寒万类深藏，君子固密则不伤于寒，触冒之者乃名伤寒耳。其伤于四时之气皆能为病。以伤寒为毒者，以其最成杀厉之气也。中而即病者，名曰伤寒，不即病者，寒毒藏于肌肤，至春变为温病，至夏变为暑病，暑病者，热极重于温也。是以辛苦之人，春夏多温热病，皆由冬时触寒所致，非时行之气也。凡时行者，春时应暖而复大寒，夏时应大热而反大凉，秋时应凉而反大热，冬时应寒而反大温，此非其时而有其气，是一岁之中，长幼之病多相似者，此则时行之气也。夫欲知四时正气为病，及时行疫气之法，皆当按斗历占之……其冬有非节之暖者，名曰冬温。冬温之毒，与伤寒大异。冬温复有先后，更相重沓，亦有轻重……从立秋节后，其中无暴，大寒又不冰雪，而有人壮热为病者，此属春时阳气，发于冬时伏寒，变为温病。从春分以后至秋分节前，天有暴寒者，皆为时行寒疫也。三月四月，或有暴寒，其时阳气尚弱，为寒所折，病热犹轻；五月六月，阳气已盛，为寒所折，病热则重；七月八月，阳气已衰，为寒所折，病热亦微，其病与温病相似，但治有殊耳。"又："若脉阴阳俱盛重感于寒者变为温疟，阳脉浮滑，阴脉濡弱者，更遇于风变为风湿，阳脉洪数，阴脉实大者，遇温变为温毒，为病最重也，阳脉濡弱，阴脉弦紧者，更遇温气，变为温疫，以此冬伤于寒发为温病。"

当然，《伤寒论》的确详于治寒而略于治温。

唐代孙思邈写《千金方》时说江南诸师秘仲景要方不传，仲景学说未曾普及。晋、隋、唐对伤寒与温病的论述比较简朴，没有什么比较突出的成就。只是到了宋代，王叔和整理之《伤寒论》得以推广，研究伤寒之名家辈出。如庞安时著《伤寒总病论》，韩祇和著《伤寒微旨》，朱肱著《南阳活人书》等，可见以《伤寒论》法治发热性疾病，已风行一时了。但与此同时，有些学者已发现执《伤寒论》法亦有时而穷。如深究《伤寒论》的朱肱开始提出麻、桂适于西北方之用，若南方只适用于冬季及春初。《类证活人书》："虽然桂枝汤自西北二方居人，四时行之无不应验，自江淮间惟冬及春初可行，自春末及夏至以前桂枝证可加黄芩半两（阳旦汤是也），夏至后有桂枝证可加知母一两，石膏二两或加升麻半两，若病人素虚寒者，正用古方不再加减也。"又："然夏月药性须带凉不可太温，桂枝麻黄大青龙须用加减法，夏至前桂枝加黄芩半两。"头痛恶心烦躁心下不快者五苓散最妙。"朱肱自序："偶有病家曾留意方书，稍别阴阳，知其热证则请某人，以某人善医阳病；知其冷证则召某人，以某人善医阴证，往往随手全活。"可见，宋时医者已分寒热两派。

宋朝颁发药典——《和剂局方》之后，辛温药成为医家常用之方法，热性之病日多，于是刘河间"主火"之论因而兴起，为温病学说的启蒙者，再加上朱丹溪"养阴"之说是"救得一分阴，留得一分命"的理论根源，在孕育温病学说方面成为刘河间的补充者。

明·王履作《伤寒立法考》虽亦言必称仲景，但大胆认为《内经》言伤寒为热病，言常不言变，至仲景始分寒热之辨，然义犹未尽。《伤寒论》为伤寒病而作，至于温暑，时行寒疫、温疟、风湿等，仲景必另有治法，不过原文遗失云云。王安道说："仲景专为即病之伤寒设，不兼为不即病之温暑设也。……今人虽以治伤寒法治温暑，亦不过借用耳，非仲景立法之本意也。……夫仲景立法天下后世之权衡也，故可借焉以为他病用，虽然岂特可借以治温暑而已，凡杂病之治，莫不可借也。今人因伤寒治法可借以治暑温，遂谓其法通为伤寒暑温设。呀！此非识流而昧源者欤？"他以仲景"三阴经寒证居十之七八，而温病只有热而无寒"来证明仲景书只是为伤寒而著，并批评韩祗和《微旨》一书以温作伤寒立论，觉得桂枝难用而忽略了伤寒；评价朱肱《活人书》"于仲景《伤寒论》多有发明。其伤寒即入阴经为寒证者诸家不识而奉议识之，但惜其亦不知仲景专为即病者立法，故其书中每每以伤寒温暑混杂议论，竟无所别。"又评刘守真："以暑温作伤寒立论而遗即病之伤寒，其所处辛凉解散之剂固为昧者有中风伤寒错治之失而立，盖亦不无桂枝麻黄难用之惑也。既惑于此，则无由悟夫仲景立桂枝麻黄汤之有所主，用桂枝麻黄汤之有其时矣，故其《源病式》有曰：夏热用麻黄桂枝之类热药发表须加寒药，不然，则热甚发黄或斑出矣。（此说出于庞安常而朱奉议亦从而和之）殊不知仲景立麻黄汤桂枝汤本不欲用于夏热之时也……若仲景为温暑立方，必不如此，必别有法，但惜其遗佚不传，致使后人有多歧之患……春夏虽有恶风恶寒表证，其桂枝麻黄汤终难轻用，勿泥于发表不远热之语也。于是用辛凉解散，庶为得宜，若不慎而轻用之，诚不能免夫狂、躁、黄、衄之变，而亦无功也。"从上述可知，王安道对于夏月而用桂枝麻黄者亦有所惑。所不同的是，他将伤寒与温暑分开，肯定两者异其治法。王安道的立论比较中肯。

吴又可步前人之后，眼见崇祯年（1641年）疫气流行，合家传染，以伤寒法治多不见效，乃更加大胆提出温疫不同于伤寒，温疫多于伤寒十倍，总结自己的经验写成《温疫论》，到此为温病派脱离伤寒范围铺平了道路。吴鞠通对王安道和吴又可的评价说："至王安道始能脱却伤寒，辨证温病，惜其论之未详，立法未备。吴又可力为卸却伤寒，单论温病，惜其立论不精，立法不纯，又不可从。"颇有道理。

温病学说与伤寒学说相对成为独立学派，至清代而成熟于叶、薛、吴、王❶。当然吴又可之后有戴北山之《广瘟疫论》及喻嘉言、陈平伯之论温，以及余师愚之论疫等等，都有一定的贡献。特别是余师愚之治疫，其功甚伟。王孟英说："《疫疹一得》……余读之虽纯疵互见，而独识淫热之疫，别开生面，洵补前贤之未逮，堪为仲景之功臣！"

上述可见温病学说的发生与成长，历千数百年，温病学说是从伤寒学说中派生的，它以《内经》之理论为基础，一代一代结合临证实践，各有发明，逐步从《伤寒论》中分化出来，互相补充，成为中医的传染性、感染性、发热性疾病的一门独特的学科。

伤寒与温病

上一讲说温病学说是仲景学说的发展，大大补充了仲景的《伤寒

---

❶ 叶、薛、吴、王：即叶天士、薛生白、吴鞠通、王孟英。

论》，两者合起来才成为比较完整的外感热病学说。分开则均有所偏，各有所不足。为了证明这一论点，有必要看看前人对伤寒的定义及其如何从《内经》热论中发展的。

一、各家论伤寒

徐灵胎说："伤寒论为一切外感之总诀，非独伤寒也，明于此，则六淫之病，无不贯通矣。"陆九芝说："伤寒无问全不全，苟能用其法，以治今人病则此亦已足矣，后学能识病，全赖此书。"章太炎说："仲景伤寒论为治时感的要录，其于病机，乃积千百年之经验而来。"

日人和田启十郎说："人多论仲景氏伤寒论，论述一种热性传染病，即伤寒（肠伤寒）之症状治法，非万病通用之书，然仲景氏伤寒论，本名伤寒卒病论。书中历述中风、霍乱、痛风、喘息、肺炎、阑尾炎等数十种病。其治法施于诸种疾病，无不应验如神，窃恐古时所谓卒病论，即杂病论之意也，且即仲景氏之本意，其书名虽不过述伤寒一种，然其记载之诊候治则，以至一切药方用法，殆用之于万病不适当，则虽谓之一切疾病治法之规矩准绳可也，况其所谓伤寒中风者，非即今之所谓伤寒中风耶。"

陆渊雷说："书名伤寒论之伤寒是广义的，包括多数急性热病而言，此伤寒（……脉阴阳俱紧者名伤寒）是狭义的，亦是外感热病，故难经五十八难云伤寒有五，有中风、有伤寒、有湿温、有热病、有温病，难经虽系伪书，然伤寒之中又有伤寒，即是广狭义之别。可见伤寒之名，自古相传有广狭二义也。夫俱名中风，而有迥然不同之两种病，俱名伤寒而有广狭不同之意义，两虽似漫无准则，但此等名称，有长时间之历史沿革，若欲卒然重为订定，则当非易易也。"

祝味菊说："中医之治疗，本乎对症发药，寒温皆非致病之源，明乎邪正消长之理，则治法迎刃而解，既知其所以然，又何争乎病名之当否，越人之瘄，吴人曰瘄，北向曰麻，西向曰疹，医感谓邪在于肺，皆知宣透是当，则瘄也麻也，二而一，一而二也，夫伤寒之源，非尽伤寒也，化热之症，非尽温病也，以季令名病，初无关宏旨，以兼邪名病亦仅聊备一格而已，西医定名，实质病则从解剖，视病灶部位而立名，传染病，则从细菌类，视其病源而立名，官能病则从生理学，视其所属之器官而立名，其有倡说而未能别其为何种病类者，即以发明者之姓名，以名其病，其定名所取之方式，较中医优良多矣。虽然中医亦有其优良之处，不在病名而在治法。综合归纳，中医之长也。汇百川而纳诸海，执一贯之旨，以御复杂之机，知其要者一言而终。彼实质诸病，不外形体之变化，官能诸病不外作用之失调，传染诸病，一言以蔽之，客邪之外侵也，实质官能病中医谓之内伤，谓之杂病，传染诸病中医谓之外感，其间容有不符合之处，大体固如是耳。"

陈伯坛说："伤寒论，不是寒伤论。勿将伤寒二字倒读作寒伤。注家主寒伤营风中卫，寒伤肤表风中肌腠，便是倒读伤寒，注家心目中只有寒，不知何物是伤寒，心目中只知有风，不示何物是中风，只知区别在风在寒，不知寒亦寒，风亦寒；只知区别在中在伤，不知伤亦伤，中亦伤。"

柯韵伯说："冬月风寒，本同一体，故中风伤寒，皆恶风恶寒。营病卫必病，中风之重者便是伤寒，伤寒之浅者便是中风，不必在风寒上细分，须当在有汗上着眼耳。"又说："仲景之方，因证而设，不专因脉而设，盖风寒本是一气，故汤剂可以互投，仲景审脉症而施治，何偿拘泥于中风伤寒之名是别乎。"

古人今人对伤寒的界说各有各的说法，但比较统一的意见是："伤寒论中包括了一切外感的治法。"这是事实，千多年来伤寒论是医家必读之书，是中医治疗学中起指导作用的一本巨著，但为什么仲景不把这本书叫作"热论"、"湿论"、或"暑论"？而叫作伤寒，则仲景当时心目中是一种流行病，而这种流行病往往因触寒诱发，古人不知病原体所以以寒作主要病因。仲景就把当时所常见的那一种流行病定名为"伤寒"。当然在汉代所认为的一种流行病实际上就包括了多种流行病，因为汉代是着重在症候上的发展去认识和鉴别疾病的，而在今天我们知道许多流行病是有相同的证候的，另一方面仲景掌握了疾病发展的一般规律，定出了六经这一治疗规律，后世医者根据伤寒六经这一治疗规律，可以治疗其他的疾病，因此说伤寒有广狭二义，以证实难经伤寒有五之说，或说是外感之总称。总的来说伤寒论是我国传染病流行病的第一本巨著，是汉代以前历代治疗传染病流行病宝贵经验的一个伟大总结。

二、热论之六经与伤寒之六经

为了说明温病脱胎于伤寒而不同于伤寒，试比较《伤寒论》之六经与《素问·热论》之六经以证明其继承与发展之关系。

柯琴说："伤寒不过六经中一症，叔和不知仲景之六经是经略之经，而非经络之经，妄引内经热病论作序例，以冠仲景之书，而混其六经之证治，六经之理因不明，而仲景平脉辨证能愈诸病之权衡废矣，夫热病之六经，专主经脉为病，但有表面之实热，并无表里之虚寒，虽因于伤寒而已变成热病，故竟称热病而不称伤寒，要知内经热病即温病之互名，故无恶寒症，但有可汗可泄之法，并无可温可补之例也。"

但也有些学者认为伤寒的六经正是内经的六经，如朱肱说："治伤寒先须识经络，不识经络，触途冥行，腰脊强，则知病在太阳经也，身热目疼鼻干不得卧，则知病在阳明经也……"，并以灵枢经的经络作解释："足太阳膀胱经，从目内眦上头，连于风府分为四道，下项，并正别脉上下六道以行于背与身为经，太阳经为诸阳，主气，或中寒邪，必发热而恶寒，缘头项腰脊，是太阳经所过处，今头项痛，身体疼，腰脊强，其脉尺寸俱浮者，故知太阳经受病也。"

内经热论的六经纲领和伤寒的六经纲领如下。

太阳经《内经·熟论》："伤寒一日，巨阳受之，故头项痛腰脊强。"《伤寒论》："太阳之为病，脉浮、头项强痛而恶寒。"

阳明经《内经·热论》："二日阳明受之，阳明主内，其脉挟鼻络于目，故身热目疼而鼻干，不得卧也。"《伤寒论》："阳明之为病，胃家实是也。"

少阳经《内经·热论》："三日少阳受之，少阳主胆，其脉循胁络于耳，故胸胁痛而耳聋。"《伤寒论》："少阳之为病；口苦、咽干、目眩也。"

太阴经《内经·热论》："四日太阴受之，太阴脉布胃中络于嗌，故腹满而嗌干。"《伤寒论》:"太阴之为病,腹满而吐,食不下,自利益甚,时腹自痛,若下之,必胸下结鞕。"

少阴经《内经·热论》:"五日少阴受之,少阴脉贯肾络于肺,系舌本,故口燥舌干而渴。"《伤寒论》:"少阴之为病,脉微细,但欲寐也。"

厥阴经《内经·热论》:"六日厥阴受之,厥阴之脉循阴器而络于肝,故烦满而囊缩。"《伤寒论》:"厥阴之为病,消渴,气上撞心,心中疼热,饥而不欲食,食则吐蛔,下之利不止。"

从上面列举《内经》与《伤寒》的六经提纲有相同也有相异的地方。可见,《伤寒》的六经继承了《内经》可以肯定,但《伤寒》继承了《内经》又经过临床经验的洗练修改而成的。而《内经》又经过后人的增改,所以我们今天所看到的《内经》已非汉代以前的面貌,两者有不同地方也是必然的。

上面所引的六经提纲出自柯韵伯而后人宗之。实则这几条提纲是未能把六经的涵义概括。如日人丹波元坚说:"当知提纲六条,与下文各条,初不能如春秋经传,通鉴纲目之整齐,第观少阳当以寒热往来为主;而少阳条无其文,少阴只蹡卧但欲寐五字,其实少阴见证又何止此二者。厥阴自当厥为主,吐蛔乃非必有之事,而厥阴条有吐蛔而无厥。凡此可见仲景下笔时,并不以此为提纲。"陆渊雷说:"六经病篇之首各有之为病一条,说者相承,以为本经之提纲。今复考之,惟太阳太阴二条,足以赅括本经病状,堪当提纲之名,自余四经颇不然矣。阳明之提纲胃家实,是但举承气府病,遗却白虎经病也。少阴之提纲脉微细但欲寐,亦不是尽少阴之病状,观其本篇是论中用姜附诸证,可以见也。厥阴病自分两种,其一上热下寒,其一寒热胜复,(说本小丹波),提纲亦举其一遗其中,本条少阳之提纲,则举其近似之细者,遗其正证之大者,于诸提纲中尤为无理。"因此可以说——六经提纲不能概括六经病。

六经提纲既然不能概括六经病,那么《伤寒论》的"六经"这一治疗规律就和《内经·热论》的六经提纲相去更远了,这是我国医学进步的标志,《伤寒》的六经理论比《内经》已大大跨前了一步,这是治疗实践提高了理论的结果。

从六经辨证的演变可以看到其发展与渊源关系,反过来,又足以证明温病与伤寒的发展与渊源关系。

从《素问·热论》→《伤寒论》→温病学说，是一脉相承的关系，应为定论。两者的论争的确是不必要的。我们的任务在于进一步发展温病学说。要发展温病学说，除了以历史唯物主义观点去看待《伤寒论》与温病学说，并以辩证唯物观点总结、发掘自解放以前的有关发热性、传染性疾病之著作外，更要重视在临床实践上下苦功，在继承千百年来的理论基础上，以理论指导实践，再在实践基础上创立新的理论，到那时新理论就不再是温病学说了。

《温病条辨》与《温热经纬》

一、对《温病条辨》之评价

对于《温病条辨》的评价，近代医家意见颇不一致，有褒有贬，贬者尤以王士雄、叶霖为最力。王氏认为"可议处甚多"，希望"读者勿随波逐流"；叶氏则严厉指责，甚至詈其"剽窃"，"欺世盗名，莫此为极"。笔者认为这样的评价是失当的。《条辨》的价值，不容抹煞，举其大者，有下列三个方面。

（一）使温病学成为独立的一门学科

有关温病的论述，历代皆有，日积月累，至叶天士始趋成熟，然而他的经验散见于《临证指南》，理论虽有《温热论》及《幼科要略》，也仅属发凡起例而已。我们承认叶天士为温病学科奠定基础有巨大功绩，但也毋庸讳言，温病学科在他手里尚未达到完整、系统的地步。《条辨》则从《内经》到叶天士的著作和医案，广搜博采，含英咀华，进行全面、系统的总结，病名、病因、病机、辨证纲领、治法、方药等各项内容，条分缕析，纲举目张，基本上达到理足方效的程度，为使温病学成为独立于伤寒之外的一门系统性学科做出了卓越的贡献。其系统性和完整性，为王孟英《温热经纬》所不及。笔者管见：叶天士之书是温病学的雏形，《条辨》才是成形著作，《经纬》则可算作补充材料。

叶霖指责《条辨》"剽窃叶案，杜撰方名"。这种说法也欠公允。继承前人的经验，本来就无可非议，何况吴鞠通已把学术渊源的来龙去脉在伏暑中说得一清二楚，"叶氏心灵手巧，精思过人，案中治法，丝丝入扣，可谓汇众善以为长者，惜时人不能知其一二。然其法散见案中，章程未定，浅学者读之，有望洋之叹，无怪乎后人之无阶而升也。故本论拾其大概，粗定规模，俾学者有路可寻。精妙甚多，不及备录，学者仍当参考名家，细绎叶案，而后可以深造"。明白如此，似不能再以"剽窃"目之。又在凡例中说："故历取诸贤精妙，考之《内经》参以心得，为是编之作。诸贤如木工钻眼，已至九分，瑭特透此一分作圆满会耳。"其态度之谦虚谨慎，尤令人钦佩不已。

（二）比较全面论述了温病的病因学

《条辨·原病篇》第一条，引《素问·六元正纪大论》以说明每岁之温有早暮微盛之不同，由司天在泉，主客加临等变化的影响所致。承认运气的变化在发病学上的重要性，此为"常"即一般规律；又指出"变"即特殊规律，如："盖时和岁稔，天气以宁，民气以和，虽当盛之岁亦微；至于凶荒兵火之后，虽应微之岁亦盛。理数自然之道，无足怪者。"同篇第二条又说："伏气为病，如春温、冬温、温疟，《内经》已明言之矣；亦有不因伏气，乃司天时令现行之气，如前列《六元正纪》所云是也。此二者皆理数之常者也。更有非其时而有其气，如又可所云'戾气'，间亦有之，乃其变也。惟在司命者，善察其常变而补救之"。指出温病的外因是外界环境与气候变化的失常，以及邪气（疫、疠）的伤害。叶霖批评："鞠通所载诸证，言四时六气之常；延陵论疫，道天地诊疬之变。知其常不能通其变，识其变不能达其常，致使温热、温疫不分，贻误来兹，两人皆不得辞其过"。从上述看来，叶氏之言并不中肯。

《条辨·原病篇》第三条"故藏于精者，春不病温"。吴氏自释："不藏精三字须活着，不专主房劳说，一切人事之能动摇其精者皆是，即冬日天气应寒而阳不潜藏，如春日之发泄，甚至桃李反花之类亦是"。这说明机体有弱点给外因以可乘之机是温病的内因。这一观点连叶霖也加赞赏，认为"释经义明白晓畅，不藏精三字须活看，尤有卓见"。

概括起来说，外界环境、气候的变化失常，会导致机体出现弱点，当机体有弱点可乘之时，病邪就容易侵入人体，导致疾病的发生。这一见解正是继承和发扬了《内经》"正气内存，邪不可干"、"邪之所凑，其气必虚"的理论，比较全面、完整地论述了温病的病因。时至今日仍然可以说这是比较先进的病因学说。

（三）对温病辨证论治的几项贡献

《条辨》创立的三焦辨证之法，系根据叶天士的"河间温热须究三焦"之说发展而来。王士雄最为反对，认为这是"界划三焦"，主张按卫气营血辨证。其实三焦辨证与卫气营血辨证各有所长，当时还不能互相取代。从现在的临床实践看来，卫气营血辨证虽比较符合温病的发病规律，又比较容易掌握。但也有其不足之处，而其不足之处，正是三焦辨证之所长。《条辨·下焦篇》中指出温病发展到后期，常见肝肾之阴受损的情况，并详细阐述了肝肾之阴受损的证治，这是三焦辨证的一大长处，为温病学派强调的"养得一分阴，保得一分命"的观点提供了较为充足的理论依据和有效治法。《条辨》在这方面的贡献是应该肯定的。

《条辨》对各个季节的温病（如冬温、风温、春温、湿温、暑温、伏暑、秋燥等）的特点、变化规律和治疗方法进行较为清晰详尽的论述，使辨证与辨病有机地联系起来，这是前人所未能做到，而由吴氏将其完成了的。更应当指出的是，吴氏把秋燥纳入温病范围，补充前人之未备。这虽然受到喻嘉言的启发，但其功也不在喻氏之下。

此外，《条辨》在温病治法上的承先启后作用，也是不可磨灭的。如对"三宝"——安宫牛黄丸、紫雪丹、至宝丹的作用和运用的阐述，就大大地起了指导作用，为后人提供了宝贵的经验（《临证指南》只载紫雪、至宝，《温热经纬》附方只载牛黄清心丸与至宝丹）。直至今天，我们在治疗温病高热时，往往还是依靠"三宝"使患者安然渡过难关。这是祖国医学不用物理降温之法，而又绝少后遗症的关键所在。又如雪梨浆与五汁饮等，正好用口服方法解决了发热患者的补液问题，现在也还有其实用价值，因为输液不能完全代替其作用。我师其法，曾用甘蔗汁口服治疗高热舌上芒刺之患者生津甚效。又如"下法"的运用，《条辨》在《伤寒论》的"下法"之外开辟了新天地。以三承气法为基础，结合温病的特点，发展为增液汤、增液承气汤、宣白承气、导赤承气、牛黄承气、新加黄龙汤等等共11方。这正是温病学派在"下法"中提出的"无水舟停"、"滋水行舟"之理论与方法的得意之作。

还有一个问题需要附带说一下。即叶霖在《条辨·中焦篇》六十九条吴氏自释后的批语中说："论黄疸证治，全从《临证指南》蒋式玉论中窃来，并不将阴黄、阳黄、在腑、在脏，形证、病因辨明，而自诩究心有年，用罗天益法化裁之，无不应手取效。欺世盗名，莫此为极"。按吴氏自按确有一大段文字（从"《金匮》有辨证三十五条"起，至"出茵陈四逆汤之治"）从《指南》蒋按中引来，未注明出处，当然有掠美之嫌。但前人亦有此种情况，且《条辨》之凡例中已有说明，似不应苛求。吴氏还补充说：始有寒湿，得燥热药数剂，阳明转燥金之化而为阳证者，即从阳黄例治之。说明在一定的条件下，阴黄与阳黄是可以相互转化的，这一论点确具卓见，证之我们的实践，的确如此。可见吴氏之引用前人，是经过临床验证而又参以自己心得的，决非饾饤者可比。

二、对《温热经纬》之评议

王孟英生于吴鞠通之后，他熟读吴氏及叶、薛诸家之著作，有大量治疗温病热病的临证体会，反过来对《温病条辨》有不少看法和意见。特别是对吴氏的三焦辨证最不同意。如对《温病条辨》："凡病温者，始于上焦，在手太阴"之按语说："嘻！岂其未读《内经》耶？伏邪为病，自内而发，惟冬、春、风温，夏暍秋燥，皆始于上焦。若此等界限不清，而强欲划界以限病，未免动手即错矣。夫温热究三焦者，非谓病必上焦始，而渐及中下也，伏气自内而发，则病起于下者有之；胃为藏垢纳污之所，湿温疫毒，病起于中者亦有之，暑邪挟湿者亦犯中焦；又暑属火，而心火脏，同气相求，邪极易犯，虽始于上焦，亦不能必其在手太阴一经也。"这一看法，可能是王孟英要编写《温热经纬》一书的动机。他一生之研究，认定温病的病机应分"新感"与"伏气"是辨证论治的关键。王氏自序说："或以伤寒为温病，或以温热为伤寒，或并疫于风温，或并风温于疫，或不知有伏气为病，或不知有外感之温，甚至并暑暍二字而不识，良可概也！"这是王氏编写此书之全部意见。

《经纬》之编写体例与《条辨》不同，吴氏除了《原病篇》以注解

《内经》经文以抒己见之外，其余全部都以自己的文字写成条文，又再自加注解。全书既有一套辨证论治系统，又有自完其说的理论，虽然学术来源于《临证指南医案》，但已被吸收消化，成为吴氏之理论体系。王氏估计要另成体系超越吴氏颇为吃力，亦可能出于王氏之性格与吴氏不同，认为吴氏之作法不符合谦谦君子之作风。故王氏之《经纬》乃与《条辨》相反，全部以前人之文字为依据，按自己之意见去剪裁，并按自己的意见加以引申，真是名副其实的以别人所吐之丝为经纬，王氏机织成锦绣。王氏自序说："以轩岐仲景之文为经，以叶薛诸家之辨为纬。……其中注释，择昔贤之善者而从之，间附管窥，必加雄按二字以别之。俾读者先将温暑湿热诸病名，了然于胸中，然后博览群书，庶不为其所眩惑，而知所取舍矣，非敢妄逞意见，欲盖前贤。"

现在看来，王氏之《经纬》是一本温病学的"文献综述"。不过文献综述，是以反映文献的主要内容为宗旨，而王氏之综述文献，是以表达王氏之意图为宗旨，按照王氏之样式加以裁剪的。本书最大之剪裁是把温病分为"外感"与"伏气"两大类型。这样的分类，目的在于使后人注意温热病有表而及里，更有自里出表的规律。《经纬》对温病学说是有贡献的。但他不是用自己的笔墨去阐明这一大问题，而首先把前人的著述剪成两幅，所以叶霖批评王孟英"强分内外"，甚至说："海宁于外感伏气全无定见"！后一批评未免过当了。

王氏之《经纬》仿《温病条辨·原病篇》之法，先搬《内经》、《伤寒论》于前，名之为经，一则说明渊源于《内》、《难》、《伤寒》，二则以防伤寒家之责难。细读《经纬》然后知王氏之重心在"纬"不在"经"，且在"纬"之中又以叶天士之《温热论》与《幼科要略》为重点之重点。以极力提倡"外感"与"伏气"之辨，并直接以"卫气营血"说取代吴氏之"三焦"说。试观王氏全书之按语惟独以叶氏之《温热论》及《幼科要略》最多又最为详细足以为证。故后世之读王氏书者，受叶氏《论》、《略》之影响亦最大也。

《温病条辨》论九种温病之中，对温疫之论述似嫌不足，故余师愚之《疫疹一得》亦为《经纬》作重点介绍者。王氏说：乾隆年间，京师大疫，桐城医士投大剂石膏应手而瘥，踵其法者，活人无算，后乃知此法实出于《疫疹一得》，此书几失传。虽然王氏认为该书"虽纯疵互见，而独识淫热之疫别开生面，洵补昔贤之未逮，堪为仲景之功臣。"可见王氏对此书评价相当高。难怪王孟英特以余氏之作压轴全书。评论家苛刻如叶霖也对王氏此举有较好之评价："余氏所谓乃暑热偏盛之疫，以清瘟败毒散一方概治，毋太疏略乎？然一家之言，不可泥执，又不可不知也。海宁注多有补正，当参。"

外感与伏气，卫气营血与三焦

外感与伏气，卫气营血与三焦，是温病学说的重要理论，同时又是有争议的问题。本讲对这些问题提出个人的不成熟见解。

一、外感与伏气

对温病的病因病机，按《素问·阴阳应象大论》："冬伤于寒，春必病温。"《素问·金匮真言论》："夫精者，身之本也，故藏于精者，春不病温。"这就是伏气的来源。《伤寒论》继承《内经》这一学说，在《伤寒例》中："中而即病者名曰伤寒，不即病者，寒毒藏于肌肤，至春变为温病，至夏变为暑病。"但另外提出非其时而有其气的时行病与疫气等不同于温病。《伤寒论·平脉法》："师曰：伏气之病，以意候之，今月之内，欲有伏气。假令旧有伏气，当须脉之。""伏气"之说直到明代吴又可之《温疫论》仍以"伏邪"立论。如："温疫之邪，伏于膜原，如鸟栖巢，如兽藏穴"。不过在吴又可之前的汪机已提出新感温病之说了。汪曰："有不因冬月伤寒而病温者，此持春温之气，可名曰春温，……此新感之温病也。"对温病的病机提出了新的课题。直至叶天士，既采纳吴又可的邪自口鼻而入，又发展了新感之说："温邪上受，首先犯肺，逆传心包"，但于《幼科要略》中仍然承认春温之类为伏气温病。《幼科要略·伏气》："春温一症由冬令收藏未固，前人以冬寒内伏藏于少阴，入春发于少阳，以春木内应肝胆也。寒邪深伏，已经化热，昔贤以黄芩汤为主方，苦寒直清里热，热伏于阴，苦味坚阴乃正治也。"

王孟英特别强调新感与伏气。所以《温热经纬》以外感与伏气为两大纲领。从《内经》到陈平伯之著作，凡论"温"与"热"者均冠以外感与伏气之词。

王孟英《叶香岩外感温热篇》注："若伏气温病，自里出表，乃先从血分而后达于气分。故起病之初，往往舌润而无苔，但察其脉，软而或弦，或微数，口未渴而心烦发热，即宜投以清解营阴之药，邪从气分而化，苔始渐布，然后再清气分可也。伏邪重者，初起即舌绛，咽干，甚有肢冷，脉伏之假象，亟宜大清阴分伏邪。继必厚腻黄浊之苔渐生，此伏邪与新邪先后不同处。更有邪伏深沉不能一剂外出者，虽治之得法而苔退舌淡之后，一二日舌复干绛，苔复黄燥，正如抽丝剥茧，层出不穷，不比外感温邪由卫气及气而营而血也。"

有人认为伏气即西医所谓潜伏期之意，其实不大妥帖，要弄清这一问题，必须从实践检验。从伏气角度看比较突出的是春温与伏暑。春温病发急骤，往往未见卫分证已气、营证并见；所谓伏暑是暑证出现于入秋之后，更有些湿温、温热自内而发等等，都应该是伏气的范畴。"伏气"这一概念，的确使我们对于这些病理变化，得到一个解释，在治则上有所遵依。伏气之说是与中医之理论及治疗紧密结合的，如果只理解为潜伏期，那就失却伏气之义了。

从实践来看，所谓春温，往往见于流行性脑脊髓膜炎，所谓暑温与伏暑往往见于流行性乙型脑炎。而所以感染这些比较来势猛的传染病，一方面与季节、气候有关，一方面的确与体质有关（所谓藏于精者春不病温）。例如 20 世纪 50 年代北京之乙型脑炎流行湿邪内伏，与广州乙型脑炎流行之湿热之邪内伏。它启示我们在治病时要注意气候的变化与体质的关系，病有邪热入里，与热自内发的关系及证候的特点，而不是潜伏期的问题。

二、"卫气营血"与"三焦"

"卫气营血"与"三焦"是温病辨证论治的两种学说。"卫气营血"辨证论治出于叶天士之《温热论》。"三焦"辨证论治，详于《温病条辨》但亦出于叶天士，所谓："仲景伤寒，先分六经，河间温热，须究三焦。"吴氏之《温病条辨》实以《临证指南医案》为蓝本。《医案》第十卷附录之《幼科要略·夏热》："后贤刘河间创议，迥出诸家，谓湿热时邪，当分三焦投药，以苦辛寒为主，若拘六经分证，仍是伤寒治法，致误多矣。"一源而二流应如何看法？"卫气营血"和"三焦"的涵义是什么？试就文献上的论述略加讨论如下。

卫气营血首详于《灵枢·营卫生会》："何气为营？何气为卫？……岐伯答曰："人受气于谷，谷入于胃，以传与肺，五脏六腑，皆以受气，其清者为营，浊者为卫，营在脉中，卫在脉外，营周不休，五十而复大会，阴阳相贯，如环无端。"后之论者均以《内经》为依据，如清代唐容川《医经精义·营卫生会篇》云："营者血也；卫者气也。血守于内，如兵家之安营故曰营；气御于外，如兵家之护卫故曰卫，上篇言浊气归心为血，此言清者为营；浊者为卫，非刺谬也。上篇浊字指阴汁言，以阳为清则阴为浊矣；此篇清浊以刚柔言，阴气柔和为清，阳气刚悍为浊，故曰清者为营，浊者为卫也。营在脉中，谓营血由心之脉管散于众管，达于上下，有回脉管复回于心，总在皮膜肌肉之理，以为阳守也，卫在脉外，谓卫气上输于脉，走于脏腑，外达皮毛，以护卫营气为阴之外卫也，"近人盛国荣在《我对中医营与卫的新体会》一文中认为营有两种意思：一指血液的来源。《灵枢·营气》："营气之道，内谷为宝。谷入于胃，乃传之肺，流溢于中，布散于外，精专者，行于经隧，常营无已，终而复始……。"人体生命有赖于血液，而血液的来源又有赖于食物，故云内谷为宝。并举血液循环的理论，以说明"精专者，行于经隧，常营无已，终而复始"。这是与血液循环相吻合的，所以说营即血液来源。二指血液，并引《内经》"营在脉中"、"清者为营"、"营气者泌其津液，注之于脉，化以为血，以营四末，内注五脏六腑"等，正合于今天所指的血液。对于卫的解释亦认为有两种意思：一指淋巴与白细胞之功用。引用《内经》："卫气之在人身也，上下往来。"又"卫者，水谷之悍气也，其气慓疾滑利，不能入于脉也，故循皮肤之中，分肉之间，熏于肓膜，散于胸腹。"并引《医宗金鉴·太阳上篇》："凡外因百病之袭人，必先于表，表气壮则卫固守，邪由何入。"以说明古人以卫的本能与白细胞抵抗外表侵袭的作用相近似。二指调温中枢作用和机体的能量代谢过程。引用《内经》："卫气者，所以温分肉，充皮肤，肥腠理，司开合者也，卫气和则分肉解利，皮肤调柔，腠理致密矣。"以能量代谢与大脑调温中枢作用来说明气直达皮肤，先充满于四末，然后进而温肌肉、腠理的作用。近人恽铁樵则将"卫气""营血"合起来解释，如恽氏《伤寒辑义按·卷一》："因知寒暖云者，虽属气候，当以身感觉为主，而感觉之差等又视本体之抵抗力为进退，因体察本身之抵抗力之所在与其变化，而名之曰卫气；为之界说曰：卫气者卫外者也，是故卫气强，则外界之寒暑不能侵侮，卫气弱则外界之寒暑均容易侵侮。"又说："此抵抗力所以保卫躯体，故名之曰卫，卫不可见，故曰卫气，卫气何所附丽，曰附于营血，血之所至气亦至焉，血少即卫气弱，血无则卫气亦无，故不得血则无卫，此就卫气一方面言也。若就营血一方面言之，血之所以遇寒而不凝，遇热而不沸，全赖有卫为之调节，故营卫二字常并举，《内经》阳者卫外而为固者也，阴者内守而起亟者也，正是说的这个。又营行脉中，卫是血中先生出来的热气，就是他自身所产生的，倒用得着一句韩文来注释，叫作其所凭依乃其所自为也，此是营卫两字真确解释。"陆渊雷之解释与恽氏相近，他说："营指血浆，卫指体温。"

对"三焦"的解释较为繁杂。《内经》："三焦者决渎之官，水道出焉。"没有明确指出其形状。《礼运记》："上焦若窍，中焦若编，下焦若渎。"《难经》则云："有十二经，五脏六腑，十一耳，其一经者，何等经也？然：一经者，手少阴与心主别脉也，心主与三焦为表里，俱有名无形，故言经有十二也。"明代张景岳《类经》则认为三焦是"脏腑之外，躯体之内，包罗诸脏，一腔之大府。"似指解剖学上的胸腔与腹腔。但《内经》对"三焦"还有一种说法："少阳属肾，肾上连肺，故将两脏。三焦者，中渎之府也，水道出焉，属膀胱是孤府也，是六腑之所与合者。"注家以为三焦下则根肾系，上则发肺衣是肾上连肺的道路，即在三焦网膜之中，少阳一府统帅肺肾谓之将两脏，所谓中渎之府水道出焉，属膀胱者，谓肺为水之上源，肾系水之下源，自上而下，以三焦为水道，由是而渗入膀胱。所以唐容川极力主张三焦为解剖所见的大网膜。而近人章太炎与祝味菊却认为三焦即淋巴管，此外，近人还有认为是与自主神经节互相连络的脊神经。以上诸说，不免都有牵强附会之弊。故形态学上的三焦争论甚多，难下定论。

上述乃近人对"卫气营血"与"三焦"的中西汇通之解释，评价如何且勿具论，但用于对"卫气营血"与"三焦"的辨证论治的解释是很困难的。

首先让我们看看温病派所讲的"卫气营血"是什么？

卫：发热恶寒，是卫分受邪必见的现象，或见咳嗽，自汗，口渴，头痛，怠倦；邪传于气分则见舌苔黄，咳喘，甚则鼻翼煽动，胸膺背痛。

气：恶热，不恶寒，舌苔黄，溺色黄，为邪在气分必见的现象。若流连三焦，则有往来寒热；若内结于胸腹、胃肠、则有呕吐，懊侬，胸腹痛胀而满，谵语，潮热，大便秘结或下利，小便闭涩等症。

营：舌质绛色，精神不安，患者夜而甚，无寐，或斑点隐隐，为邪在营分必见的现象。

血：舌色绛或紫晦，斑疹，吐血，便血，溺血，不渴，大便黑而易，昼静夜躁，少腹坚满而小便自利或狂，均为热在血分必见的现象。所谓但见一二症便是，不必悉具。亦有气以统卫，血以统营，气分统三阳，血分统三阴之说。

至于脉象，一般认为不浮不沉，中取盛躁而滑为温病之常脉。动喘不短，或沉细而涩，或微弱而迟，均为温病之变脉。

温病派所说的"卫气营血"，不过是借用《内经》的名词。在临床运用上的原则是："卫之后方言气，营之后方言血，在卫汗之可也，到气才可清气，入营犹可透热转气，……入血就恐耗血动血，直须凉血散血。"在临床上"卫"的病象、用药不同于"气"，而"气"的病象，用药又不同于"营"和"血"。而且还应因其兼见症状而在治疗上灵活变通。温病医家经无数次的临床实践，把这些病象分成这四大纲领，它不同于伤寒"六经"的病象，不能以"六经"作为辨证纲领，故求诸《内经》，假借《内经》的"营卫""气血"作为立论依据。它把疾病的发展由卫及气，营及血作为顺传看，即所谓外感自外入内之意，一般来说，传染病初起必先有发热或恶寒等症状，但很快又会兼见其他症状，而且往往有上呼吸道症状出现。所以温病派说："温邪上受，首先犯肺，逆传心包。肺主气属卫，心主血属营。辨营卫气血……"又说："盖伤寒之邪留恋在表，然后化热入里，温邪则热变最速。"也就是说，温病派已体会到急性传染病的急剧变化，所以易发生脑的症状（即所谓逆传心包），发生其他器官的病变。温病派认为不能以"六经"传变来看温病的"营卫气血"，所以又说："温病之发也，必见六经之形症，而不循六经而递传，如昏蒙谵妄，溏泻黏垢，喉胀，肢瘈，齿焦，舌缩，斑疹，吐衄等症，无一不可以同时并见。"因此，温病又分为外感与伏邪两种。

我们再看看温病派所讲的"三焦"是什么？

上焦：凡病温者，始于上焦，在手太阴。太阴之为病，脉不缓不紧而动数，或两寸独大，尺肤热，头痛，微恶风寒，身热自汗，口渴，或不渴而咳，午后热甚。

中焦：面目俱赤，语声重浊，呼吸俱粗，大便闭，小便涩，舌苔老黄，甚则黑有芒刺，但恶热不恶寒，日晡益甚者，传至中焦阳明温病也。

下焦：凡汗下后，或热久不退，脉尚躁盛；或汗下后脉虚大，手足心热；或汗后舌强神昏，耳聋，或脉结代，心中烦不得卧。

吴鞠通在《温病条辨》中根据《伤寒论·伤寒例》，又进一步把温病分为九种。其开宗明义第一条就说："温病者，有风温，有温热，有温疫，有温毒，有暑温，有湿温，有秋燥，有冬温，有温疟。"其中因时令不同区分的有风温、温热、暑温、秋燥、冬温等温病。把某一个时令的多发病归在一起，所谓某种温病，实包括了多种传染病，如流行性感冒、肺炎、伤寒等等。温毒属发于头面的各种急性炎症，如急性腮腺炎、喉头炎、中耳炎等等；温疫指急性而较严重的传染病；温疟则多半属疟疾。

从吴氏对各种传染病的症状发展中掌握的变化规律来看，它是以"三焦"为经，以九种温病为纬的。一经一纬合成较为完整的辨证论治体系，以治疗各种传染病。

综上所述，我们可以得出如下的结论。

（1）"卫气营血"与"三焦"是温病派辨证论治的纲领，它有别于伤寒派。

（2）就"卫气营血"而言：所谓"卫"是指传染病的初期，有上呼吸道症状表现者，其中以呼吸系统的传染病为多。所谓"气"多为消化系统的传染病，或感染性疾病有消化系统的病变，或病的高热期，而消化系统的传染病往往先见"卫"的征象，高热也是卫分证的进一步发展，所以说："卫之后方言气"。所谓"营"多为侵犯或影响到脑神经系统，这种征象往往发生于病的中后期，所以"营"又摆在"气"之后。至于病起即侵犯神经系统的传染病，则以逆传心包名之。所谓"血"则属病的后期，以脏器明显损害及循环系统症状显著为特征。

就"三焦"而言：所谓"上焦"多为呼吸系统感染疾患，或其他传染病的初期征象。所谓"中焦"多为传染病中期症状及消化系统传染病，或高热有毒血症时期（如吴鞠通对天花、麻疹、疟疾等病的治疗，放在中焦篇）。所谓"下焦"则属于病的末期，身体虚弱，则久疟久痢甚或久热稽留不去，五脏衰弱。其实"卫气营血"与"三焦"理论之内涵是统一的，实质同而名异。

（3）温病派治疗传染病及感染性疾病，是继承了几千年来的治疗经验，在张仲景"六经"、"八纲"的基础上，加之宋元以后数百年来治疗传染病的经验，才总结出"卫气营血"与"三焦"的规律，这个规律解释了由于"六气"、"时令"、"戾气"等外界环境的过分刺激而造成的损坏和随后的病变过程，以及人体预防功能和健康恢复过程，并在这个损害与恢复的抗争中，掌握各种征象，以进行辨证论治。简化为"截断疗法"，便抽去中医辨证论治之精髓，是倒退而不是提高。"截断疗法"实来源于抗生素治疗耳。试问病毒性传染病又如何"截断"耶?!

叶天士先生问题三则

《临证指南医案》是一部必读之书，内容相当丰富，但对于它的作者却一直以来有人存有疑问，如《温热论》脍炙人口，但是否为叶天士之作?《临证指南医案》的编者是否为叶天士之学生? 而"河间温热须究三焦"之说是否有误? 对这三个问题笔者的看法如下。

一、《温热论》是否为叶天士之作?

叶氏《温热论》："温邪上受，首先犯肺，逆传心包。"十二字开头，可以说是外感温病之纲领。但陆九芝先生，以为《温热论》为顾景文所捏造，非叶氏本意。今细查叶案中风、风温、温病诸门按语多有与此相合者，从这些按语中可窥见十二字乃叶氏之本意也。如：

《临证指南医案卷五·风温》："僧五二，近日风温上受，寸口脉独大，肺受热灼，声出不扬，先与辛凉清上。""叶：风温入肺，肺气不通，热渐内郁。""郭：风温入肺，气不肯降，形寒内热，胸痞皆膹郁之象，辛凉佐以微苦，手太阴主治。"《临证指南医案·温热》："龚：襁褓吸入温邪，酿为肺胀危症。""丁：口鼻吸入热秽，肺先受邪，气痹不主宣通，其邪热由中及于募原，布散营卫，遂为寒热，既为邪踞，自然痞闷不饥，虽邪轻未为深害，留连不已，热蒸形消，所谓病伤渐至于损而后已"。"王：吸入温邪，鼻通肺络，逆传心包络中，震动君主，神明欲迷，弥漫之邪，攻之不解，清窍既蒙，络内亦痹。……忆平脉篇清邪中上，肺位最高，既入胞络，气血交阻，逐秽利窍，须藉芳香，议用局方至宝丹。""褚：温邪中自口鼻，始而入肺，为咳喘，继传膻中则呛血，乃心营肺卫受邪，然邪在上焦，壅遏阻气，必聚为热，痰臭呛渴，是欲内闭，惜不以河间三焦立法，或谓伤寒主六经，或谓肺痈专泄气血，致热无出路。胸突腹大，危期至速矣。……夫温热秽浊，填塞内窍，神识昏迷，胀闷欲绝者，须以芳香宣窍佐牛黄金箔深入脏络，以搜锢闭之邪，今危笃若此，百中图一而已，紫雪丹。""陈：温邪逆传膻中，热痰蔽阻空窍。""王：舌白烦渴，心中胀闷，热邪内迫，气分阻闭，当治肺经，倘逆传膻中，必致昏厥。""陈：四五，暑湿伤气，肺先受病，诸气皆痹，当午后阳升，烦喘更加。夫无形气病，医以重药推消，多见不效。""龚：六十，暑必挟湿，二者皆伤气分，从鼻吸而受，必先犯肺，乃上焦病。"

按：由此可见《温热论》不是顾景文所能捏造，说是叶天士游洞庭湖时，由叶氏口述，顾氏笔记成文，比较可信。

二、《临证指南医案》的编者是否为叶天士之学生？

《四库全书总目提要》曰："乃门人取其方药治验，分门别类，集为一书，附以诊断，桂本意也。"对其门人所论，有所批评。胡震远《考证

〈临证指南医案〉》根据编者及刊行与徐评之时间，认为所有编者都不是叶天士的学生，则抱全盘否定之态度。

查：叶桂，字天士，号香岩，江苏吴县人，生活于康乾间约公元1666～1745年。华岫云于1766年（乾隆三十一年）编辑《临证指南医案》十卷，1712年（原壬戌岁可能为壬辰岁），华氏又将其续补医案、《温热论》及平生所集各种奇方编辑准备刊行，但于1773年（癸巳秋）华去世，其方止刻十之二三，半途而废，后由华之好友岳廷璋劝徽义商程、叶二氏完成，由杜玉林于1775年（乾隆四十年）冬为此书作序。

《临证指南医案·续编》，卷一为《温热论》，其后为续医案，最后为种福堂精选良方。

徐灵胎与叶天士同时而稍晚。

按：学生不仅仅是及门弟子，还应包括私淑弟子，《临证指南医案》各门按语，都有较高之水平，使叶案生色不少，并给后学以津梁。可说都是叶天士的得意门生，又何必斤斤计较？何况华岫云之编辑年限距叶氏之卒年不远，如果不是叶天士之得意门生，何以对于先生医案之刊行如此苦心？若真不是门生亦胜似门生了！

三、河间温热须究三焦

叶氏"河间温热须究三焦"之说，不只一案提及，但河间书中遍觅不得，陆九芝说是"三焦二字不见《六书》，久之始悟叶氏于西昌之论温，认作河间之论温。"其实喻嘉言以三焦论治不是在温而在疫证。但河间提出此问题不是一次而是多次。

且看叶氏的说法：《临证指南医案·温热》曰："暑热必挟湿，吸气而受，先伤于上，故仲景伤寒，先分六经，河间温热，须究三焦。……议三焦分清治，从河间法。""然邪在上焦，壅遏阻气，必聚为热，痰臭呛渴，是欲内闭，惜不以河间三焦立法。"……议仿刘河间浊药轻投，不为上焦热阻，下焦根蒂自立，冀其烦躁热蒸渐缓。"

邵新甫在暑案之总结中说："参先生用意宗刘河间三焦论立法。认明暑湿二气，何者为重，再究其病，其在营气何分，……于是在上者以辛凉微苦，如竹叶连翘杏仁薄荷之类，在中者以苦辛宣通如半夏泻心之类；在下者以温行寒性，质重开下，如桂苓甘露饮之类。此皆治三焦之大意也。"（《临证指南医案·暑》）

喻昌《尚论篇·详论温疫以破大惑》："昌幸微窥仲景一斑，其评脉篇中云：寸口脉阴阳俱紧者，法当清邪中于上焦，浊邪中于下焦，清邪中上，名曰结也，浊邪中下名曰泽也。阴中于邪名曰慄也。凡二百六十九字，阐发奥理，全非伤寒中有事，乃论疫邪以入之门，变病之总。……篇中大意，谓人之鼻通于天，故阳中雾露之邪者为清邪，从鼻息而上入于阳，入则发热头痛项强颈挛，（大头瘟）……人之口气通于地，故阴中水火之邪气，为饮食浊味，从口吞下而入于阴，入则其人必先内慄，足膝逆冷，便溺妄出，清便下重，脐筑揪痛（绞肠痧）……然从鼻从口所入之邪，必先注中焦，以次分布上下，故中焦受邪因而不治，中焦不治则胃中浊，营卫不通，血凝不流，其酿变即现中焦（瓜瓢瘟），则又阳毒痈脓，阴毒遍身青紫之类也。此三焦定位之邪也。……

治法：未病先防预饮藿香正气药，则邪不能入此为上也。邪既入急以逐秽为第一义。上焦如雾升而逐之，兼以解毒；中焦如沤，疏而逐之，兼以解毒；下焦如渎，决而逐之，兼以解毒，营卫既通乘势追拔，勿使潜滋。"

《河间六书·素问病机热论第五》："上热而烦者牛黄散，脏腑秘者，大黄牵牛散。上焦热无他证者，桔梗汤。有虚热不能食而热者，脾虚也，宜以厚朴白术陈皮之类治之；有实热能食而热者，胃家实热也，宜以栀子黄芩汤，或三黄丸之类治之，郁金柴胡之类亦是也。有病久憔悴发热盗汗，谓五脏齐损，此热劳骨蒸病也，瘦弱虚烦，肠澼下血者皆蒸劳也，宜养血益阴，热能自退，当归生地或钱氏地黄丸是也。"

何廉臣说："其实六经三焦皆创自《内经》，《内经》云：伤于风者上先受，伤于湿者下先受，又曰燥热在上，湿气居中，风寒在下，火游行其间。厥后喻西昌从疫证创立三焦治法。"

从上述引文来看，"河间温热须究三焦"之说是可以成立的，从中也可看出叶天士对河间学术思想之继承与发扬，但温病三焦辨证论治体系的完善，则应归功于善于学习叶氏之理论及经验之吴鞠通，这是后话了。

继承前人之学术，结合自己的临床实践，从而提出自己的见解，形成新的学说，理论指导实践，实践又不断深化，上升为新的理论，这就是传统的中医科研方法，三焦辨证论治体系可以说是叶天士对刘河间学说之继承，又经吴鞠通对叶天士学说之继承与发扬的研究成果。只不过是前人当时的写作往往略去了引文出处，将来龙去路交代清楚，才授人以柄的。我们今天做学问工作，先占有古往今来有关资料，然后拟订研究计划，作开题报告，征求意见，改进计划，进行研究，这一套方法胜前人远矣。

《温病条辨》痹论和疸论

一、痹论

吴鞠通把疟、痢、疸、痹亦归入温病之范围，有其独到之见解，值得继承与发扬，下面就吴氏痹疸之论（中焦篇）作一介绍，并附按语及个人之医案。

（一）原文按

《温病条辨·凡例》：是书原为温病而设，如疟、痢、疸、痹，多因暑温、湿温而成，不得不附见数条，以粗立规模，其详不及备载，以有前人之法可据，故不详论，是书所论者，论前人之未备者也。

按：此言温病与痢、疸、痹之异同。可以看作是本书论疟、痢、疸、痹之提纲。从暑温与湿温之角度立论，而重点则补前人之未备者。温病家立足于创新，随处可见。

〔六十五〕湿聚热蒸，蕴于经络，寒战热炽，骨骱烦疼，舌色灰滞，面目萎黄，病名湿痹，宣痹汤主之。

按：吴氏自注认为《内经》以风寒湿三气合而为痹，《金匮》提出了"经热则痹"以补充《内经》之不足。经过他的临证细验，觉得热痹亦复不少，因此在湿温门中加入痹证数条，并着力发挥对热痹的治疗，对痹证的论治虽然只刊数条，的确有所发展，其宣痹汤一方疗效不错不可轻视。吴氏说："实者单病躯壳易治，虚者兼病脏腑……则难治矣。"值得

85

我们仔细体会咀嚼。当然吴氏所指的脏腑仍从温病角度而言，今天若结合西医有关关节疼痛的病来看，急、慢性均种类繁多，需要我们进一步研究发扬。

〔六十六〕湿郁经脉，身热身痛，汗多自利，胸腹白疹，内外合邪，纯辛走表，纯苦清热，皆在所忌，辛凉淡法，薏苡竹叶散主之。

按： 吴氏自注："上条痹在经脉，此则脏腑亦有邪矣，故又立一法。"故治用双解表里之法。但在脏腑者，不仅实证热证，虚证亦不少也。

〔六十七〕风暑寒湿，杂感混淆，气不主宣，咳嗽头胀，不饥舌白，肢体若废，杏仁薏苡汤主之。

按： "若废"朱氏解作"废固病"值得讨论。应解作疼痛拘挛或疼痛怠倦不欲举动之类。如吴氏医案："王，四十六岁，寒湿为痹，背痛不能转侧，昼夜不寐，二十余日，两腿拘挛，手不能握，口眼㖞斜，烦躁不宁，畏风自汗，脉弦，舌苔白滑，而色昏暗且黄，晴黄，大便闭。先以桂枝、杏仁、薏苡仁、羌活、广陈皮、半夏、茯苓、防己、川椒、滑石，令得寐，继以前方去川椒、羌活，加白通草、蚕沙、萆薢，得大便，一连七八日均如黑旦子，服至二十余剂，身半以上稍轻，背中痛甚，于前方去半夏，加附子、片姜黄、地黄、海桐皮，又服十余帖，痛渐止。又去附子地龙，又服十数帖，足渐伸，后服二妙丸加云茯苓、薏苡仁、萆薢、白术等药收功。"（见《吴鞠通医案·痹》）。

〔六十八〕暑湿痹者，加减木防己汤主之。

按： 吴氏之自注❶，字数不多，但对本方的运用已详言其经验。认为是治痹之祖方。本方出《金匮》原用治膈间支饮者，吴氏医案，痹证第一案（昆氏，二十六岁案）是一个风湿相搏，一身尽痛又经误汗误下，渴饮、面赤。舌绛、胁胀胸痛之证，两开表里之痹而用木防己汤去人参加炙甘草、杏仁、白术、苍术、香附等治之。其第二案（吴，十一岁）行痹，亦用木防己汤去人参加炙甘草、杏仁泥、茯苓皮、片姜黄、海桐皮、牛膝、生薏苡仁等。痹证案之用桂枝、石膏、防己者还有几案。足见吴氏对此经方之使用确有心得体会，温病学家，对仲景学说均有深入之研究。

---

❶ 宜与吴氏条辨一起阅读。

本节之后，汪瑟庵所加的按语带有总结性。他指出古方多以寒湿论治，实则"寒湿固有，热湿尤多。"并说"学者细考本文，可得治热痹之梗概矣。"充分肯定吴氏之功。但还有一点值得我们注意的是，在《吴鞠通医案》有些痹证案在治疗过程中，寒痹化热，热痹变寒，辨寒与热，辨证灵活，论治多变。这也是值得我们重视的经验。建议读者，仔细读读《吴鞠通医案》。

（二）痹证案

例1：何某，女，20岁。1961年因风湿关节炎反复发作，从大学退学回家。1962年春夏之交风湿病又大发作，全身关节痛甚，发热38℃，诊其舌苔厚腻，脉弦稍数，诊为热痹。处方：老桑枝、糯稻根各30g，白蒺藜、川草薢各15g，桑寄生18g，炙甘草5g。并嘱其每天晒太阳，时间逐步增加，约10剂而痛止。继服至三十多剂而愈，追踪20多年未再复发。因药廉效好，多人问其父要该方服之亦效云云。

例2：梁某，女，40岁。因洗地至半，突然髋关节疼痛不能坐，痛如刀刺，不能行又不能食，发病二日来诊，舌质淡暗苔黄，脉数。诊为热痹兼血瘀。处方：宣木瓜、赤芍各12g，甘草5g，牛膝9g，石南藤、银花藤、络石藤、宽筋藤、丹参各24g，当归15g，10剂而愈。

按：以上两案均宗吴氏热痹之论，处方则根据具体辨证有所变通。下面三例，不属热痹，但亦宗于吴氏也。

例3：黄某，女，56岁，副教授。患关节痛多年经检查类风湿因子阳性，血沉100mm/h左右，舌嫩边有瘀斑、苔薄，脉虚时结。处方：桑寄生30g，玉竹、丹参各15g，石斛、竹茹各9g，地骨皮、鸡血藤各24g，太子参18g，秦艽12g。二诊心悸较为明显，脉结代，舌象如前。处方：桑寄生、鸡血藤各30g，党参24g，橙皮、麦冬、五味子各9g，豨莶草18g，秦艽12g，云茯苓15g，甘草3g。以后加减威灵仙与丹参之类。治疗一年多关节痛及肿基本治愈，心悸时好时发，血沉20～40mm/h。追踪3年关节痛未复发，但治疗时间较长耳。类风湿多属虚证，难见速效。

例4：王某，男，50岁，部队干部。经广州部队医院诊断为第4～6颈椎增生性肥大。拟用牵引法治疗，但效果无把握，乃于1972年6月12日来诊。证见颈部活动受限制，头部左右旋转活动范围在50°～60°时痛，手臂发麻，舌红、苔白，脉弦数。处方：豨莶草、威灵仙、丹参各9g，白蒺藜18g，白芍、玉竹各15g，老桑枝30g，甘草6g。服二十多剂，颈部活动自如，手亦不麻。1973年3月来访，病未再发。

例5：赵某，男，53岁。亦患颈椎肥大，由上一患者带来求诊，证脉舌大致与上例相同。处方：白蒺藜、首乌、豨莶草、威灵仙各12g，宽筋藤、老桑枝各24g，赤芍15g，甘草5g，7剂。服后症减，手麻减轻，但偏头痛，仍照上方20剂，诸症均除。

二、疸论

（一）原文按

〔六十九〕湿热不解、久酿成疸，古有成法，不及备载，列数则，以备规矩（下疟、痢等证仿此）。

吴氏自注："以黄疸一证而言。《金匮》有辨证三十五条，出治一十二方，先审黄之必发不发，在于小便之利与不利，疸之易治难治，在于口之渴与不渴，再察瘀热入胃之因，或因外并，或因内发，或因食谷，或因醋酒，或因劳色，有随经蓄血，入水黄汗，上盛者一身尽热，下郁者小便为难，又有表虚里虚，热除作哕，火劫致黄。知病有不一之因，故治有不紊之法，于是脉弦胁痛，少阳未罢，仍主以和，渴饮水浆，阳明化燥，急当泻热，湿在上，以辛散，以风胜，湿在下，以苦泄，以淡渗，如狂蓄血，势以必攻，汗后溺白，自宜投补，酒客多蕴热，先用清中，加之分利，后必顾其脾阳，女劳有秽浊，始以解毒，继以滑窍，终当峻补真阴，表虚者实卫，里虚者建中，入水火劫，以及冶逆变证，各立方论，以为后学津梁。至寒湿在里之治，阳明篇中，惟见一则，不出方论，指人以寒湿中求之。盖脾本畏木而喜风燥，制水而恶寒湿。今阴黄一证，寒湿相搏，例如卑监之土，须暴风日之阳，纯阴之病，疗以辛热无疑，方虽不出，法已显然。奈丹溪云：不必分五疸，总是如盦酱相似。以为得治黄之扼要，殊不知以之治阳黄，犹嫌其湿，以之治阴黄，恶乎可哉！喻嘉言于阴黄一证，竟谓仲景方论亡失，恍若无所循从。惟罗谦甫具有卓识，力辨阴阳，遵仲景寒湿之旨，出茵陈四逆汤之治。瑭于阴黄一证，究心有年，悉用罗氏法而化裁之，无不应手取效。间有始即寒湿，从太阳寒水之化，继因其人阳气尚未十分衰败，得燥热药数帖阳明转燥金之化而为阳证者，即从阳黄例治之。"

叶霖按："论黄疸证治，全从临证指南蒋式玉论中窃来，并不将阴黄、阳黄、在腑在脏，形证病因辨明，而自诩究心有年，用罗天益法化裁之，无不应手取效，欺世盗名莫为此极。"

按：叶霖这段批评是很不客气的。吴氏引别人之文不注明出处，是不够好，但翻阅清代以前之著作，如此之例并不乏人，则吴氏堪谅。且吴氏在凡例第三条似已有所声明了。"一晋唐以来诸名家，其识见学问功夫，未易窥测。瑭岂敢轻率毁谤乎？奈温病一证，诸贤悉未透过此关……惟叶天士持论平和，立法精细，然叶氏吴人，所治多南方证，又立论甚简，但有医案，散见杂证之中，人多忽之而不深究，瑭故历取诸贤精妙，考之内经，参与心得，为是编之作，诸贤如木工钻眼，已至九分，瑭特透此一分作圆满会耳，非敢谓高过前贤也。"则罗谦甫的理论与经验除为蒋式玉之论加以推崇之外，又经过吴氏的验证，还是有利于后学。吴氏最后指出始有寒湿，得燥热药数帖，阳明转燥金之化而为阳证者，即从阳黄例治之。证之实践的确如此，我们曾见阴黄治疗过程中转为阳黄之证。足证吴氏又"透此一分"矣。

〔七十〕夏秋疸病，湿热气蒸，外干时令，内蕴水谷，必以宣通气分为要，失治则为肿胀。由黄疸而肿胀者，苦辛淡法，二金汤主之。

叶霖按："窃临证指南治蒋姓案，而捏造其方名。"

按：方确与蒋姓案同，但并非全案照搬。此方加减治泌尿系结石有效，胆道结石一类黄疸亦效。不同于一般之传染性肝炎之黄疸也。

〔七十一〕诸黄疸小便短者。茵陈五苓散主之。

〔七十二〕黄疸脉沉，中痞恶心，便结溺赤，病属三焦里证，杏仁石膏汤主之。

吴氏自注："前条两解表里，此条统治三焦，有一纵一横之义。"（这一段话值得我们重视）。

叶霖按："叶氏治张姓案而捏造方名。"而朱武曹氏则眉批曰："金针尽度，经所谓气化出焉也。"我同意曹氏之意见。

〔七十三〕素积劳倦，再感湿温，误用发表，身目俱黄，不饥溺赤，连翘赤豆饮煎送保和丸。

吴氏自注："前第七十条，由黄而变他病，此则他病而变黄，亦遥相对待，证系两感，故方用连翘以解其外，保和丸以和其中，俾湿温、劳倦、治逆，一齐解散矣。"

叶霖按："从叶氏治黄姓案窃来，杜撰方名，劳倦二字谓是两感，纵论丹溪补阴之非，以他人门面，作自己牌坊，而妄议前贤，徒为识者笑耳。"

按：临证指南所收"疸"证之案共十篇，吴氏采其三例著之于书，因其皆非治疸之常法，而是吴氏实践有得者，学于叶氏而能化裁，未可因其源自叶案而过责也。正相反，我们应该学习吴氏对前人医案的学习精神。吴氏在上焦篇三十五条自注云："惟叶氏心灵手巧，精思过人，案中治法，丝丝入扣，可谓汇众善以为长者，惜时人不能知其一二，然其法散见案中，章程未定，浅学者读之，有望洋之叹，无怪乎后人之无阶而升也。故本论撷拾其大概，粗定规模，俾学者有路可寻，精妙甚多，不及备录，学者仍当参考名家，细绎叶案，而后可以深造。"吴氏从散在的叶案中，抽丝剥茧，上升为理与法。其功与过，不是很分明了吗？

（二）疸证案

例1：陈某某，男，22岁，学生。患者自6～8岁不时有上腹疼痛发黄、发作频频，以后数月至数年发作一次不等。1954年10月（19岁）发作入华南医学院第一医院，诊断为胆石症，进行胆囊摘除手术，术后痊愈出院。一年后复发，桂林工人医院X线检查诊断为胆管结石，拟再行手术治疗。1956年12月7日转回华南医学院第一医院经X线检查诊断与工人医院同，采用保守疗法，一年曾3次发作。症状为上腹疼痛，发热呕吐，巩膜及皮肤发黄。第二次发作时曾诊断为胆管周围炎，再用保守疗法，经11天治疗，出院后3天又再复发，比前次疼痛，故又疑为胆石症，拟剖腹探查，患者阴历年出院后，没去医院进行手术，1957年2月5日来诊时，证见腹部时痛，巩膜黄，小便深黄，腹泻，消化不佳，脉滑任按，舌质深红舌白苔，两颧赤色，鼻梁色微青，唇红，症脉俱实，此中医所谓阳黄，治以清热疏肝活血为主。处方：郁金、五灵脂、白芍各12g，柴胡、枳壳各9g，桃仁、蒲黄、当归尾各6g，绵茵陈24g。服药后肠鸣腹痛，小便更黄，大便溏黄中带黑，每天二三次，每次量不多。6日再服，服后腹中不适减少，精神较好，胃口好，大便有时结硬。9日再诊，照方白芍改为赤芍、白芍各9g。服后腹中无痛，巩膜黄色渐退，小便清，大便正常，胃口好，精神好，症状已消失。但感气力不足，2月19日病又复发，20日痛甚，22日处方如下：绵茵陈30g，山栀子、延胡索、柴胡、赤芍各9g，五灵脂、蒲黄、郁金各12g，黄芩、桃仁各6g。服后痛不再发展，继服2剂，病势减退，基本痊愈。25日再诊，已无任何症状，再方以善后，处方：首乌、白芍各12g，蕤仁肉8g，绵茵陈18g，五灵脂、柴胡、郁金各9g，枳壳6g，每隔3天服一剂，十多天后停服，以后每月服几剂，追踪2年未复发。

例2：简某某，女，30岁，教师。患胆石症，经1972年手术治疗，至1973年5月胆绞痛又再发作，巩膜黄染，肝功能改变。从5月至9月发作七次（牵拉样痛）。中山医附院建议再一次手术治疗，未做，于1973年11月4日来诊。证见胆区钝痛，每天早上10时、下午5时左右其痛必增。舌暗苔白，舌边齿印，脉稍滑。治则：疏肝利胆活血。处方：太子参、白芍各12g，柴胡、郁金各9g，金钱草24g，蒲黄、五灵脂各6g，甘草5g，服12剂。11月18日再诊病减，未见大发作，舌稍红活，齿印明显，脉缓滑。治守前法。处方：金钱草30g，太子参15g，柴胡、郁金各9g，白芍12g，蒲黄、五灵脂各6g，甘草5g。服上药10剂后已无痛，稍见口干，加白芍18g，以后每周服二三剂，至1974年3月已能上班工作。服之日久，曾出现贫血，乃减去蒲黄、灵脂，加首乌，金钱草亦减量，或予四君子汤加味以健脾间服。至今已十多年，她能自己掌握什么情况服攻补之剂。

例3：蒙某某，男，35岁，干部。1968年患胆囊炎，经常急性发作，疼痛，呕吐，发黄，约每月发作二三次，大发作时痛十天八天，少则痛几天。多发于饮食不注意或疲劳之后，发黄、腹痛、舌红、苔浊，脉弦数。处方：柴胡、郁金各9g，金钱草30g，蒲黄、五灵脂、甘草各5g，太子参12g，百部3g，黄皮树寄生24g，共服30剂。1978年3月14日来诊云：经上述治疗后1976年、1977年每年只有较轻疼痛二三次。基本治愈。

例4：邓某某，男，38岁。推销员。患者4个多月前开始发现目黄、身黄、小便黄，伴疲乏、纳减，右胁部疼痛，黄染迅速加深，症状日益增剧，遂于香港某西医院留医，诊断为黄疸型肝炎，经用西药（初为护肝药，后加用激素）治疗一个多月后，病情曾一度好转，黄疸基本消退，谷丙转氨酶由760U降至180U。但后来病情又加重。见黄疸加深，疲乏、右胁痛等症状加剧，胃纳极差，每餐仅能食二三匙饭，肝功能检查提示肝损害加重，一周前已停用激素。遂于1978年8月25日返穗求医。27日初诊。患者皮肤中度黄染，面色黄而暗晦无华，满月脸。唇红、舌暗、苔白厚，中心微黄，脉滑缓。肝大胁下2.5cm，质中等，压痛（＋），麝浊2U，麝絮（阴性），锌浊12U，谷丙转氨酶463U，HBsAg阴性，尿胆原阳性，胆红素阳性，尿胆红素阳性（＋＋＋），血红蛋白10.4g/L，红细胞3.8×10^{12}/L，白细胞8.7×10^{9}/L，中性粒细胞59%，淋巴细胞36%。B型超声波示：肝上界第5肋间，剑突下4.5cm，肋下2cm，肝厚11cm，脾厚4cm，胁下未触及，肝内稀疏平段，脾内较密微小波，胆囊排泄功能好，诊断：活动性肝炎合并肝胆道感染。处方：金钱草、黄皮树寄生各30g，田基黄、土茵陈、麦芽各24g，郁金9g，云茯苓、白术各15g，甘草6g。每日1剂，复诊，共服15天，第七天加用茜根9g，停用一切西药。1978年9月10日二诊：黄疸稍退，面色稍华，惟胃纳仍差，肝区仍痛，并见左胸胁部时痛，舌嫩，部分色暗、苔白润，脉细缓。处方：金钱草、黄皮树寄生各30g，白术、云茯苓各18g，广木香（后下）5g，甘草3g，郁金、茜根各9g，麦芽24g，田基黄18g。每日1剂，复诊，共服28g，第14剂后田基黄减为10g。1978年10月8日三诊：黄疸基本退去，胃纳增加，满月脸亦基本消失，面色转华，舌嫩红，有瘀点，脉细稍涩。按上方（田基黄10g）加太子参20g（共服7天）。10月15日四诊：症状消失，惟时觉胸闷。10月16日肝功能麝浊2U，麝絮（阴性）锌浊12U，谷丙转氨酶正常，尿三胆均阴性，尿常规正常，胆固醇5.96mmol/L。舌嫩红，瘀点退、苔白薄，脉细寸弱。处方：太子参、白术各25g，丹参、麦芽各15g，云茯苓、金钱草各18g，广木香（后下）5g，郁金9g，黄皮树寄生24g，甘草3g，共服27剂。12月12日五诊：仍觉胸闷，肝区稍觉胀。12月13日肝功检查谷丙转氨酶（阴性）、麝浊2U、麝絮（阴性），HBsAg

（阴性）。舌红、苔白，脉缓稍虚。第一方：金钱草、云茯苓各 18g，茜根 9g，乌豆衣 15g，黄皮树寄生 24g，太子参 30g，淮山药 12g，甘草 5g，麦芽 20g，大枣 4 枚，2 剂。第二方：太子参、桑寄生、黑豆各 30g，首乌 24g，云茯苓、白术各 15g，淮山药、玉竹各 12g，郁金 9g，麦芽 20g，甘草 3g，5 剂。以后以第二方加减善后，服药 1 月余以巩固疗效。追踪 10 年，病未见复发。

以上数案之诊治，均不同于古法，实受启发于吴氏也。

展　　望

温病一词，马王堆出土之帛书《导引图》已有"引温病"的记载。《内经》有《热论篇》，仲景根据《内经·素问》："热病者皆伤寒之类也"，而名其著作为《伤寒杂病论》。从此千百年来对外感热病的辨证论治，以《伤寒论》为宗师，自金元以降，有"六气皆从火化"（刘河间）之说，又有古方不能治新病（张元素）之论，宋代《和剂局方》这一官颁药典多用温热之剂，医界治病多用温药，流弊不少，因此治发热性疾病开始有寒温两派。明代吴又可独树一帜，提出瘟疫多于伤寒十倍，遂开温病学说之先河。清代叶天士集前人之大成加上他有丰富的临床经验，创造了温热之论。对病因病机提出"温邪上受，首先犯肺，逆传心包"说，辨证论治以卫气营血为提纲，遂与伤寒派寒邪自皮毛而入，沿六经而传变之旨大异。温病学说至叶氏开始自成体系，脱离《伤寒论》之藩篱，再经吴鞠通之《温病条辨》与王孟英之《温热经纬》之补充整理，温病常说乃进入成熟时期。当然吴氏主张三焦辨证，与王氏强调卫气营血辨证有所不同，此外还有薛生白等名家之论，各有发明，但终未有学者全面地加以统一，成为一个完整的学科，使后之学者有多岐之患。但温病学派已经形成，虽屡受经方家的批评，讥为果子药派，而温病学说之流行已不能遏止了。笔者于 1956 年在《中医杂志》刊载的《温病学说的发生与成长》中，根据历史唯物主义的观点及临床现实认为："从发展的观点来看，温病派是在伤寒派的基础上向前发展了的，可以看成是伤寒派的发展。但假如认为既然发展了……，便可以一笔抹煞了伤寒派，取消了伤寒派的经验——方与法，那是错误的。同样认为温病派微不足道，杀人多于救人，而一笔抹煞了温病派数百年来的治疗经验，也是不对的。❶ 这一观点受到医学家时逸人先生之赞同，❷ 南京中医进修学校《温病学新编》❸ 之首肯。伤寒派与温病派之斗争开始暂息。当然坚持己见者亦有之，笔者最近收到广东梅县一位老先生之来书，认为中医学术在下降，其主要原因乃因中医学院把温病课列入教材所致，要求改革之心情甚为急切。这是百家争鸣，见仁见智，未可厚非。事实上温病学说对《伤寒论》作了许多发扬，乃仲景之功臣，是清代中医学术上一大成就，这是中医界绝大多数同道的共识。

20世纪60年代以来，在中医学术界酝酿着把《寒》、《温》两派统一起来，笔者于1970年写成《中医发热性、传染性疾病的辨证论治》（见《中医学新编》）试图将《寒》、《温》学说合一炉而共冶。不过限于篇幅，写得比较粗。我认为这是个方向，于1981年拙作《学说探讨与临证·外感发热病辨证刍议》又把这一问题再提出来，并加以补充修正。寒温统一到底以什么法统一辨证？这一问题20世纪80年代成为讨论的中心，北京中医学院学报曾就此问题展开了辨论，见仁见智未有定论。根据近三四十年治疗流行性乙型脑炎及其他传染病的报道，特别是重庆中医研究所卫气营血辨证之研究报道，认为卫气营血辨证对传染病及感染性疾病是可行的。我认为卫气营血辨证仍有不足之处，故可以以此为基础吸收部分伤寒六经辨证及吴鞠通三焦辨证就较为完整故于1988年在《实用中医诊断学》一书中提出统一辨证方案。

江西万友生教授对此问题与我同感，并作深入之研究，1988年写成《寒温统一论》（上海科技出版社出版），又于1989年由重庆出版社出版了《热病学》一书，他主张以八纲统一寒温辨证，这又是一个统一的方案。

从近年科研成果来看，南京中医学院周仲瑛教授等，以卫气营血辨证为主结合三焦与六经辨证，治疗出血热812例，病死率为1.11%，西

❶ 邓铁涛. 常说探讨与临证. 广东科技出版社，1981：28.
❷ 时逸人. 中医伤寒与温病. 上海卫生出版社，1956. 新1版：13.
❸ 江苏省中医学校温病教研组. 温病学新编. 江苏人民出版社，1958：8.

医治疗组 315 例，病死率为 5.08%。江西中医学院万友生教授等以寒温统一辨证，治疗出血热 273 例，病死率 3.66%，西医组治疗 140 例，病死率 10.71%。两院之研究其疗效均明显高于西医组，经统计学处理有明显性差异。从辨证角度看，同属出血热病，按中医辨证论治之精神，治法各异，南京偏于清，江西偏于温，因江西之出血热多湿证故治疗强调"治湿不远温"。这一事实说明，同病异治是中医辨证的结果，那些认为中医治法不能重复者，往往是自己没有掌握中医之诊法与辨证之故。

有人说抗生素发明之后，中医治肺炎便失去优势了。但成都中医学院附属医院与成都市中医药研究所协作制成的"解热毒注射液"，采用随机单盲观察小儿肺炎 200 例，"解热毒"治疗组与青霉素、氨苄西林等抗生素及利巴韦林、穿琥宁对照组对比，各项主要临床指标均优于对照组，早期痊愈率比较，治疗组为 98.73%，对照组为 77.55%（$P < 0.01$），有非常显著性差异。更为重要的是经毒理实验和临床使用均表明此药无毒副作用，具有良好的发展前景。

重庆市中医研究所 1980 年研制成功养阴增液中药大输液，应用于临床防治内科急症，收到较好的临床效果。该制剂就是以增液汤全方按现代工艺配成 10% 的注射液。经临床及实验研究，结果提示：本制剂有明显改善微循环的作用，有明显的抗炎作用和解热作用；有明显调整体液免疫功能的作用，本药内含符合生理要求的微量元素多种；是一种安全、有效、无不良反应的大型输液剂。

由此可见，中药改变剂型，移植西医静脉给药之法，会大大提高温病的疗效。

展望温病学的将来，我有几点不成熟的看法。

（1）中医学是综合性的科学，它重视宏观，重视整体、重视动态观察，重视具体问题具体分析。温病学亦不例外，必须保持这些特点，发扬这些特色，温病学应加强结合运气学说之研究。我过去错误地认为运气学说是玄学，现在应该重新认识，希望有人能利用天文、气象、生物、物理、化学等多学科的最新的成就去研究传染病的流行病学与发病机制。这一研究一定会产生新的边缘学科。

（2）引进西医的分析科学方法进行辨病，在准确辨病的基础上，按中医寒温辨证的理论与方法，进行辨证，实行辨证—辨病—辨证之方法，从而摸索出各个病证的规律，写成包括发热性、传染性、感染性疾病的《发热病学》。到那时，就可以不再用《伤寒学》与《温病学》去教育学生了。但此一工作不是十年八年所能完成的。中医院校学生今天还必须学习《伤寒论》与《温病学》。我主张把《伤寒论》扩大为《伤寒论学》即把自仲景之后一些伤寒名家的理论与见解统编入教材中，使之成为一门现代的课程，不单只教学生以仲景原书。

（3）论发热，除外感发热一大类之外，还有内伤之发热，这是中医学一大特色，这是西医学至今未有而中医领先的伟大成就。"甘温除大热"之说倡于金元时代，距今已六七百年了，许多中医怀有瑰宝而不自知，这是非常可叹的事啊！用甘温如参、归、术、芪之类治疗 39~40℃之高热，这是中医之绝唱，可惜能掌握此技者尚少耳！故应大大加以发扬、提倡与普及。因此在《发热病学》应加入"内伤发热"的内容。其中包括阴应发热、阳虚发热、阴阳俱虚之发热。这样一来这本巨著，自宏观到微观，从外感到内伤，从寒到温，从中到西，都包括无遗了。企望我这一建议，能为人们所接受，有学者去实行，这是笔者的万幸。

风温（春温、冬温）

冬春两季感受风温邪气的外感发热病，名为风温。发于冬天的名冬温，发于春令初起即见气分证或营分证的名春温，辨证论治均可参考。

流行性脑脊膜炎，冬春季的感冒及流行性感冒等病，可参考本讲的论述进行辨证论治。

一、病因病理

风温邪气为本病的致病原因。春季温暖多风或冬季应寒反暖，风温邪气侵袭人体，人体正气不足以拒邪，因而成病。

本病初起邪在肺卫，肺卫不解，则邪热顺传气分或逆传心包，若仍不解则入营入血或损伤肝肾之阴。

若正气本虚邪气过盛，或本有内热再感外邪，发病急骤，初起即见气分证，甚至出现营分血分证，病多急重。

本病的传变过程，列表如下。

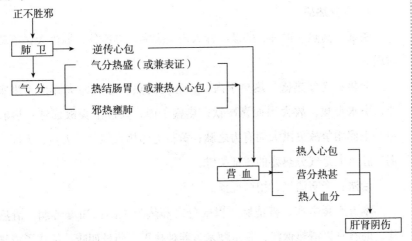

风温邪气
正不胜邪
肺卫 → 逆传心包
气分 → 气分热盛（或兼表证）
热结肠胃（或兼热入心包）
邪热壅肺
营血 → 热入心包
营分热甚
热入血分
肝肾阴伤

二、辨证治疗

（一）肺卫证治

主证：发热，微恶风寒，无汗，头痛眩晕，咳嗽，口微渴，舌尖边红、苔薄白，脉浮数。

分析：风温袭表，卫气开阖失职，故发热微恶风寒，无汗；风热上扰故头痛眩晕；风温犯肺，肺气不宣，故咳嗽；风温为阳邪，容易伤津故口微渴；舌尖边红，脉浮数，是表热的征候。

治法：疏风泄热、辛凉解表，用银翘散（本方亦可作汤剂服，药量可按比例减轻）。

本方用荆芥、豆豉、薄荷辛凉解表，发汗祛邪，连翘、银花、竹叶清热止渴，牛蒡子、甘草、桔梗宣肺除痰止咳，苇根渗湿清热。

若不恶寒而稍有汗出，可除去荆芥、豆豉；兼见鼻衄，应去荆、豉之外，再加白茅根、侧柏炭、栀子炭等止血药。

若以咳嗽为主证，发热不甚，口微干渴，舌苔薄白，脉浮数者，宜辛凉宣肺，用桑菊饮。

本方用桑叶、菊花、连翘、薄荷辛凉轻清以解风温之邪，配以杏仁、桔梗宣通肺气而止咳退热，甘草、苇茎清热生津为佐，若热盛可加黄芩清肺热，若兼口渴甚的加花粉以生津清热。

（二）气分证治

1. 气分热盛

主证：高热，面赤，心烦，汗大出，大渴，喜冷饮，脉洪大，苔黄或黄燥。

分析：气分热盛，热蒸于内，故身发高热，心烦而大汗出，热盛伤津，引水自救，故大渴而喜冷饮；热盛于内，火性上炎故面赤；热邪内迫，正邪相争故见洪大而有力之脉；黄苔为邪热入气分。大热、大汗、大渴、脉洪大是气分热盛的辨证关键。

治法：辛寒清气，用白虎汤。

本方石膏辛寒，善清肺、胃气分之邪热为主药；知母苦润，清热生津，助石膏以清热保津；甘草粳米，养神扶正。药虽四味，抓住了清气保津这一主要环节，使大热、大汗等四大症状得以解除。四大症是使用本方的主证，若脉浮弦而细的、脉沉的、不渴的、汗不出的，就不能用此方。总之，表证未解，或里热未盛的，不宜用本方。

若初起病即见气分证，双兼见微恶风寒，脉浮数或浮洪数的，是表里俱热之证。表里俱热偏于表邪的，可用桑菊饮或银翘散加山栀子、黄芩之属；若偏里热便秘的，宜凉膈散。

本方以连翘、薄荷、竹叶、黄芩清上焦卫分之热，大黄、芒硝攻下腑实而通便秘，使表里两清。

2. 热结胃肠

主证：日晡潮热（高热），大便秘结或泻黄臭稀水，腹痛（或按之痛），或胀满，或时有谵语，舌苔黄燥，脉沉实。

分析：本证邪热入里，热结于胃肠，腑失通降，故大便秘结而腹痛，或按之觉痛，泻黄臭稀水，又名"热结旁流"，是燥屎结于肠中，水液从旁而下，故不论大便秘结或热结旁流，都是肠中有燥屎所致。热结旁流的鉴别要点在于所下多恶臭，肛门有灼热感，腹部按之痛，必见苔黄燥，脉沉实等实热的脉象舌象，胃肠热结的发热，以下午4~6时（日晡）较高是其特点，前人认为阳明（胃）之气旺于申时，阳明热实，故日晡热甚。里热盛干扰心神则见谵语。

治法：攻下泄热。方药可根据里热结实的轻重选用三承气汤。证如上述偏于燥实的，用调胃承气汤；若似痞满为主的，用小承气汤；若病情较重，如高热、呼吸俱粗，舌苔焦黄或黑有芒刺，脉沉数有力，宜大承气汤。

大承气汤以大黄泻实热为主药，芒硝润下，增强大黄泻实的作用，厚朴枳实，降气行气，协助大黄芒硝以攻下。本方攻下泄热之力最强。小承气汤即大承气除芒硝，以减轻其推荡之力；调胃承气汤即大承气汤除去枳、朴以减缓攻下之力。加入甘草以调和胃气。若高热，神昏，舌短、肢厥，便秘，腹部按之痛，舌绛，苔黄燥，脉沉数实，是胃肠实热兼入心包。宜清心开窍，攻下泄热，用牛黄承气汤（安宫牛黄丸1丸，生大黄末6g，先用温开水化牛黄丸，冲服大黄末。未效再服）。

3. 邪热壅肺

主证：咳喘，壮热，烦渴，汗出，舌苔薄黄，或黄白相兼，脉数滑。

分析：肺为邪热壅遏，肺气闭郁，故咳嗽气喘；内热盛故壮热烦渴，热蒸内，故汗出以求自解；苔黄，脉数是里热之脉舌。

治法：开肺泄热。用麻杏甘石汤加黄芩9g，鱼腥草30g，连翘15g。本方麻黄、杏仁开肺气，生石膏清泄邪热，甘草和药。加黄芩、鱼腥草、连翘以清热祛邪。

（三）营血证治

1. 营分热盛

主证：发热夜甚，心烦躁扰，甚或时有谵语，斑疹隐隐，反不甚渴，舌绛无苔，脉细数。

分析：热入营分，营阴受伤，阴伤故发热瘦甚。热深入营分心神被扰，轻则心烦躁扰，甚则神志欠清而时有谵语，营热内蒸，不似热在血分之甚，故只见斑疹隐隐，与热在血分之斑疹透露明显者，有程度上的不同，营热伤阴，阴液被劫，与一般气分热盛，饮水可以自救者不同，故口反不渴。细数是伤阴的脉象，热伤营阴，故舌绛无苔。凡舌质绛色，便是热已入营。若舌质绛而舌上还有黄白色苔，兼见气分证的，是气分之邪热未完全陷入营分，属气营同病。若病已入营而舌绛、苔白，兼有微恶风寒，无汗或少汗，便是卫营同病。

治法：清营透热，用清营汤。本方用犀角、黄连、竹叶心清心热而安心神，生地、玄参、麦冬、丹参清营热而滋阴，银花、连翘、竹叶心清热透邪，使营分邪热转出气分，以期达到所谓"透营转气"之目的。

如气营同病，症见高热，烦躁，口渴，舌绛，苔黄，可用加减玉女煎（生石膏90g，知母、玄参各12g，细生地、麦冬各18g）。本方用石膏、知母以清气分，用玄参、生地以清营分。

若卫、营同病，可用银翘散加生地、玄参、麦冬、丹皮之类；若兼见高热，神昏，谵语，加用紫雪丹。

2. 热陷心包（逆传心包）

主证：高热、神昏、谵语，或昏愦不语，舌謇肢厥，舌质绛，苔黄，脉数滑或弦数。

分析：热邪在卫，由于正气素虚，或因邪盛，或由误治，以致逆转心包，或邪热由气分初。营分，而患者素有痰浊，热与痰浊交结，蒙蔽心窍，故出现神昏、谵语，昏愦不语等心神受扰严重证候。舌为心之苗，热陷心包，故舌謇而语言不利；邪热内陷，闭阻于内，故身热较高而肢厥冷。此证与热入营血的神昏谵语不同点是：营血久受热蒸，阴津受伤较多，心神受扰而无浊蔽阻，故神昏、谵语不甚，或有时清醒而无舌謇，肢厥等症；邪陷心包，是邪热闭阻心神甚，故昏迷、谵妄较甚；邪热、痰浊闭阻，故见舌謇，肢厥；阴津损害较轻，故舌绛而舌上苔，脉但数或兼滑、兼弦而不细数。

治法：清心开窍。用清宫汤送服安宫牛黄丸，或至宝丹、紫雪丹、清宫汤以犀角清热解毒心神，玄参滋阴清热以制心火，二味同为主药；莲子心、麦冬、竹叶卷心、翘心等清心中邪热再加牛黄丸之类以清热解毒化痰开窍，使心热得清，心窍得开，心神恢复，邪去正安。

3. 热入血分

主证：高热、躁扰，甚或昏狂谵妄，斑疹紫黑或吐血、衄血、便血，舌质深绛，脉细数。

分析：营热不解，深入血分，心受热的干扰更甚，故见躁扰、昏狂、谵妄等症；热入血分迫血妄行，故斑疹显露，或吐、衄、便血；舌深绛，是营热已深入一层的症候。

治法：凉血解毒，用犀角地黄汤。本方以犀角凉血解毒，丹皮、生地、赤芍凉血以宁血，血热得清，出血可止。

若见高热、口渴、烦躁不宁，发斑疹、甚或吐血、衄血，而苔黄舌绛，是气分证仍在，名"气血两燔"。可用白虎汤合犀角地黄汤，两清气血。

若气分热盛，并不吐衄，只是斑疹的，可用化斑汤。此方以白虎汤清气分之热，加犀角、参以凉血、解毒、止血。

（四）肝肾证治

1. 热动肝风

主证：壮热、肢厥，神识昏迷，手足瘈疭，舌绛，脉弦数。

分析：热陷心营故高热，神识昏迷，热深厥亦深故肢厥；热动肝风，肝主筋，筋受风火煽，故手足瘈疭；本证为心营热盛而引动肝风所致。

治法：清心开窍，凉肝熄风。用清宫汤加羚羊角 1.5g，钩藤 15g，石决明 30g，煎送紫雪 1.5g。

此外，有因温热之邪，内传伤肝，除见高热之外，还见头晕、胀痛、手足躁扰，甚或痉厥伤肝症状及舌质红，苔黄燥，脉弦数等舌象脉象。与上述心包热盛，引动肝风鉴别之点在于体温更高，舌质不绛，舌上有苔兼见一派肝风实热之证。本证治法宜大清血热以凉肝熄风，方用羚钩藤汤。本方以羚羊角、钩藤凉肝熄风为主药；桑叶、菊花能清肝热为辅；生地、白芍、甘草肝肾之阴为佐；竹茹、川贝母、茯神木除痰热，宁神志以防止心包受痰热的伤害。

2. 肝肾阴伤

主证：发热，手足心热甚于手足背，面潮红，口舌干燥，或手足蠕动（甚或瘈疭），心神倦，耳聋，舌绛苔少或鲜绛无苔，脉虚或虚大，或结代。

分析：温病后期，因热邪久留，每每耗伤肝肾真阴，成为邪少虚多的证候。此证肝肾阴伤故发热不甚高而面潮红，手足心热于手足背，是阴虚内热的一种特征；阴液亏虚，故口干舌燥；肝肾阴虚，每致肝风内动而出现手足蠕动，严重则见瘛疭；肝肾阴虚，精不足以养心神，故见心悸、神倦；肾开窍于耳，肾精不足则致耳聋；舌绛少苔或鲜绛无苔，是肾阴不足的舌象。阴虚脉多细数，此症脉仅虚大或结代，是亏虚较之细数为甚。

治法：滋阴清热，用加减复脉汤。

本方用地黄、阿胶、麦冬、白芍以滋阴补血，使血脉得养，肾阴易复；麻仁甘润，能益气润燥；重用炙甘草以养正复脉，大补元气。前人说："脉者源于肾而主于心，故汤名复脉"。此方由复脉汤减去偏于温性的人参、桂枝、生姜、大枣而加入白芍一味，使原来治疗心阴心阳不足，气血亏虚之证，转为滋养肾阴以清虚热的重要方剂。

若由于伤阴，引起肝风内动，兼见手足蠕动，甚至瘛疭的，是肝肾阴亏，应在上述滋阴法中，再加熄风潜阳药：生牡蛎 30g，鳖甲 30g（名二甲复脉汤），以防止痉厥。

若更兼心动悸脉细促的，宜再加龟板 30g（三甲复脉汤），以潜欲脱之阳而熄肝风。如已见瘛疭，神倦脉虚，舌绛苔少，随时有脱绝的危险，宜三甲复脉汤再加五味子 9g，鸡子黄 2 枚（名大定风珠）。赖五味子的酸敛以收敛欲脱绝之阳，用鸡子黄、阿胶补养阴液而熄内风。这是温病末期，真阴欲竭的救逆方法。

又有久热不退，邪留阴分，证见夜热早凉，热退无汗，能食而形瘦，与上述久热伤阴证候不同，治宜养阴透邪，用青蒿鳖甲汤。此方以青蒿配鳖甲，以透内伏阴分之邪；生地、丹皮凉血养阴，知母生津润燥，共收养阴透邪之效。

按：读风温以下几讲，最好能边凑边参考《临证指南医案》、《吴鞠通医案》、《王孟英医案》的有关病案。

三、资料选编

（一）文献摘录

《叶香岩外感温热篇》：温邪上受，首先犯肺，逆传心包。肺主气，属卫；心主血，属营。辨营卫气血，虽与伤寒同，若论治法，则与伤寒大异也。

按： 开首说明温病的病因、病理、传变与伤寒不同之处。

盖伤寒之邪，留恋在表，然后化热入里，温邪则热变最速，未传心包，邪尚在肺，肺主气，其合皮毛，故云在表。在表初用辛凉轻剂，挟风则加入薄荷、牛蒡之属；挟湿加芦根滑石之流，或透风于热外，或渗湿于热下，不与热相搏，势必孤矣。

按： 这段主要说明温病变化最速的特点及临床上多兼风兼湿；并概括提出风温，湿温两大类的辨治原则。

不尔，风挟温热而燥生，清窍必干，谓水主之气，不能上荣，两阳相劫也，湿与温合，蒸郁而蒙蔽于上，清窍为之壅塞，浊邪害清也。其病有类伤寒，其验之之法，伤寒多有变证，温热虽久，在一经不移，以此为辨。

前言辛凉散风，甘淡驱湿，若病仍不解，是渐欲入营也。营分受热，则血液受劫，心神不定，夜甚无寐，或斑点隐隐，即撤去气药。如从风热陷入者，用犀角、竹叶之属，如从湿热陷入者，用犀角、花露之品，参入凉血清热方中。若加烦躁，大便不通，金汁也可加入，老年或平素有寒者，以人中黄代之，急急透斑为要。

按： 这两段说明风温与湿温的辨证，特别概述营分病变的治法大要。

大凡看法，卫之后，方言气，营之后，方言血。在卫，汗之可也；到气才可清气；入营犹可透热转气如犀角、玄参、羚羊角等物；入血就恐耗血、动血，直须凉血、散血如生地、丹皮、阿胶、赤芍等物。否则前后不循缓急之法，虑其动手便错耳，反致慌张矣。

按： 这段说明湿病学运用卫、气、营、血辨证治疗大法、要点和举例。

《叶香岩幼科要略》："风温者，春月受风，其气已温，经谓春气病在头治在上焦，肺位最高，邪必先伤此手太阴气分先病，失治则入手厥阴心包络，血分亦伤，盖足经顺传，如太阳传阳明，人皆知之；肺病失治，逆传心包络，人多不知者。俗医见身热咳喘，不知肺病在上之旨，妄投荆、防、紫、葛、加入枳、朴、杏、苏、菔子、楂、麦、橘皮之属，辄云解肌消食。有见痰喘，便用大黄礞石滚痰丸，大便数行，上热愈结，幼稚谷少胃薄，表里苦辛化燥，胃汁已伤，复用大黄大苦沉降丸药，致脾胃阳和伤极，陡变惊痫，莫救者多矣。

《自注》按风温肺病，治在上焦，夫春温忌汗，初病投剂，宜用辛凉，若杂入消导发散，不但与肺病无涉，劫尽胃汁，肺乏津液上供，头目清窍，待为热气熏蒸，鼻干如煤，目瞑或上窜，无泪或热深肢厥，狂躁溺涩，胸高气促，皆是肺气不宣之征。斯时若以肺药，少加一味清降，使药力不致直趋肠中，而上痹可开，诸窍自爽。无如城市庸医，金云结胸，皆用连、蒌、柴、枳苦寒直降，致闭塞愈甚，告毙甚多。

又此症初因发热、喘嗽，首用辛凉，清肃上焦，如薄荷、连翘、牛蒡、象贝、桑叶、沙参、栀皮、姜皮、花粉，若色苍热胜烦渴，用石膏、竹叶辛寒清肺，痧证亦当宗此。若日数渐多，邪不得解，芩连凉膈亦可选用。至热邪逆传膻中，神昏、目瞑，鼻窍无涕泪，诸窍欲闭，其势危急，必用至宝丹或牛黄清心丸，病减后余热，只甘寒清养胃阴足矣。

按：这两段扼要地阐明风温初起辨证用药原则、方法及误治变症的处理。

（二）医案摘录

1. 风温邪入营血《吴鞠通医案》

姚三，12 岁。

风温误认伤寒发表，致令神呆，谵语，大便稀水不爽，现在脉浮，下行极而上也。先渴，今不渴者，邪归血分也，连翘 6g，银花 6g，玄参 9g，竹叶心 3g，丹皮 6g，犀角 6g，桑叶 3g，甘草 3g，麦冬 9g，牛黄清心丸，3 次服 6 丸。

再诊：昨用清膻中法，今日神识稍清，但小便短数，大便稀水，拟甘苦合化阴气法。仍服牛黄丸，生地 15g，川连 3g，牡蛎 30g，黄芩 6g，丹皮 15g，犀角 9g，麦冬 15g，人中黄 3g。

三诊：照上方去犀角，加鳖甲 30g，白芍 30g。

四诊：大热已减，余邪未尽，用苦甘合化阴气法。细生地 24g，炒黄柏 6g，丹皮 12g，炒知母 6g，麦冬 18g，生甘草 3g，白芍 6g，生牡蛎 15g，生鳖甲 24g，黄芩 6g，今晚 1 剂，明日 2 剂。

五诊：温病已除，邪少虚多，用复脉法。生地 18g，白芍 18g，麦冬

18g，炙甘草 6g，麻仁 9g，牡蛎 18g，知母 6g，黄柏 6g，阿胶 9g，2 日 3 帖。

按：温病忌用辛燥发汗，所以历来温病学家对风温表实证只提出"辛凉解表"法，因为温为阳邪，热变最速，尚用辛温发汗，一则助热，二则过汗又易伤津化燥。吴鞠通更强调说："太阴温病不可发汗，发汗，汗不出者，必发斑疹；汗出过多者，必神昏谵语"。此例前医就是犯了这个错误。他可能见其有恶寒而误认伤寒，妄用麻桂辛温发汗，遂变神呆、谵语，应当还有高热等为据，乃断为热陷心包。又其人原先渴饮，今反不渴，更证明病邪已离气分完全陷入营血。第一方是清营汤加减，以清营泄热，合牛黄清心丸以清心开窍，防止内闭之险逆证候出现。至于大便稀水而不爽而脉浮，其用药已经注意到了，这里关键又在于脉浮，为邪欲从外出之势。

二诊在收到清营泄热效果（神识稍清）之后，改用苦甘合化阴气法，是着眼于小便短数，大便稀水。因为此证本已津液大伤，这时更防阴液随下利稀水而告竭，故于继续用犀角、冬、地等甘寒药清营透热之余，配以芩、连苦寒泻火坚阴，再加牡蛎涩大便以存阴，面面兼顾。三诊、四诊是营热已清，而阴亏显著，邪热羁留下焦所致，冬、地、知、柏以治热病阴亏，小便不利。五诊用复脉汤法，是温病后期真阴欲竭，余邪未尽的善后处理。

2. 风温邪在气分《本院医案》

甘某某，男，10 岁。发热 4 天，伴有呕吐，头痛，口渴、微汗，轻咳，无大便 3 天，小便短赤，曾抽搐一次而住院治疗。

检查：体温 40℃，脉搏 136 次/分，呼吸 28 次/分，神志清，体倦，面色红，唇红，舌质红，稍干，舌苔微黄白，脉浮数有力。

诊断：重感冒（风温内伤肺胃）。

治法：疏风泄热。

方药：凉膈散加减。

治疗经过：每日煎服 1 剂，热渐退，大便通，连服 4 天，体温降至正常，症状消失出院。

按：此证发热 4 天，伴有头痛，呕吐，咳嗽，是温邪上受，兼风症状已经明显（故名风温），或其人胃肠素有积热，或风热壅塞胸膈，风火内旋，胃肠津液受灼，腑气不利，传导失司，而大便亦随之秘结，是风热由上而下涉及胃肠。大凡温病以下行为顺，内陷为逆，再察其舌苔黄白相兼，脉数而浮，可以判断病变尚未入营，重心仍在上中二焦之间，有从气分外解之机。又据胃以通降为用，此时因势利导，清上、泄下，分解病邪，使右出路，而不致陷入营分。据《温热论》云："若烦渴，烦热舌心干，四边色红，中心或黄或白（指舌苔），此非血分也，乃上焦气热灼津（胃津），急用凉膈散，散其无形之热，再看其后转变可也，慎勿用血药以致滋腻留邪"。这对帮助我们认识此证有很大启发。

凉膈散是温病中邪在上中二焦（前人所谓膈热证）的常用有效方剂（作散剂冲服，较方便而有效），它兼有通下泄热作用，但不以攻实为目的。凡气分热盛，出现高热，烦躁，口干渴饮，面赤唇焦，咽痛口疮，大便秘结而舌边尖红，苔黄白相兼等症均适用。方中药味，分量，宜根据具体症状加减，蜜糖可适量冲服，也可不用；大便秘甚，可加枳实；咽喉红痛可加桔梗、板蓝根；药后热减，大便转烂者去硝、黄。

湿　温

湿温是感受湿热邪气所发生的热病，多发生于夏天雨水潮湿季节，初起以发热（或午后潮热），头重恶寒，身重疼痛，胸痞，脘闷，不渴饮，面色淡黄，舌苔腻，脉濡缓为主证。本病的特点是发病较缓，病势缠绵，易发白痦。

肠伤寒、副伤寒、夏季流感、钩端螺旋体病、恙虫病等属湿热型者可参考本讲的辨证治疗。

一、病因病理

湿温邪气从口鼻而入，或从皮毛外侵，正气不足以胜邪，或先有内湿，再加外感，发为本病。

湿温初起，邪尚在表，故见肺卫证，但湿邪必伤害脾胃，故见身重疼痛，胸痞，脘闷等湿与脾胃的见证。胃为水谷之海，脾为湿土之脏，故湿温病总以脾胃为病变的中心环节，往往久在中焦脾胃缠绵难愈。病邪在脾在胃，又每因人之体质不同而见证亦有差异，"胃为阳土，脾为湿土"，凡阳气偏盛的，其病变反应以胃为主，表现为热重于湿；阳气偏虚的，其病变反应以脾为主，表现为湿重于热。不论脾胃湿热的偏轻偏重，但凡湿热内郁，郁甚则生热化火，热燥伤津而成里热实证，若再失治，则热入营血及变生他证。

本病的传变过程，列表如下。

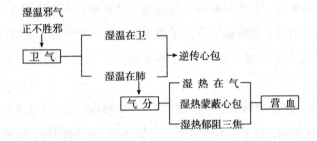

二、辨证治疗

（一）卫分证治

1. 湿温在卫

主证：头痛，恶寒，发热不扬，身重怠倦疼痛，胸痞脘闷，或腹胀，口不渴，或渴喜热饮小便短而色赤，或小便觉热，舌苔白滑或厚腻，脉濡缓。

分析：湿温初起，湿邪郁于卫气，清阳被阻，故头痛，并有重胀感；湿温在表，卫气不宣故恶寒发热；湿遏热伏，故发热一般不高；湿邪阻于经络，故觉身重、怠倦、疼痛；湿邪在卫肺亦受其阻遏，故胸痞；湿邪对脾胃影响较为密切，邪虽尚在卫，已见脘闷，腹胀等证；湿为阴邪，又未甚化热，故口不渴，偶有口渴亦不喜饮或喜热饮，舌质不红、苔滑腻；湿邪阻滞气机故脉濡缓；水液运化失常，故小便短赤而尿时觉热。

治法：透湿清热，用三仁汤加藿香 6g，佩兰叶 6g。三仁汤用杏仁以宣肺利上焦之气，白蔻仁芳香化中焦湿浊，生薏苡仁渗利下焦水湿，竹叶助北杏仁疏解外邪，用厚朴、法半夏以助蔻仁化中焦湿浊，滑石、通草助薏苡仁以通利水道，使肠胃三焦湿无法停留。再加藿香、佩兰之芳香以增强透表之力，兼化湿浊，使内外湿邪，俱得解除。

若湿温在卫有化热的征象，如舌质偏红，脉濡稍数，宜上方去蔻仁、法半夏，加茵陈、黄芩等清湿热药。

2. 湿温在肺

主证：头痛、发热，怠倦，身重，疼痛，喉阻咽痛，舌苔白润，脉弦细而濡，或不咽痛而咳嗽喘促，舌苔白厚腻，脉浮弦稍滑。

分析：此证除见头痛、发热、怠倦身重等湿温一般见证外，肺的一些证候较为突出。如喉阻咽痛，是湿温之邪在肺，使肺气不化，气郁化火，故喉阻咽痛；若湿郁气滞，生痰化火，则咳嗽喘促；喉阻咽痛是偏于热，故脉弦细而濡；咳嗽喘促偏于痰湿，故舌苔厚腻，脉浮弦而稍滑。

治法：清热、宣肺、去湿。若咽痛者用银翘马勃散加味（连翘15g，牛蒡子、银花各9g，射干4.5g，马勃3g，加滑石、苇茎各15g，桔梗9g）。

本方用银花、连翘以清热解毒，牛子、射干、马勃以宣肺除痰利咽喉，加滑石、苇茎以去湿，桔梗开提肺气为佐使之药。

若咳嗽、喘促者，用苇茎汤加滑石12g，杏仁9g。本方用苇茎、薏苡仁、冬瓜仁、滑石以利湿清热除痰，桃仁、杏仁以宣肺、活血除痰。

湿温在肺卫分失治，逆传心包，见营、血分的辨证论治。

（二）气分证治

1. 湿热在气

主证：发热，骨节疼痛，胸闷，呕吐，恶心，渴或不渴，小便短赤，大便不爽，或溏泄，或腹部胀满，或发白痦，舌苔白滑或浊腻，或黄润，脉濡数或濡缓。

分析：湿温邪传气分困滞于里，湿热内蒸，致发热身痛；三焦的升降为湿热所阻，在上焦觉胸闷；在中焦则呕吐、恶心，腹胀；在下焦则小便短赤，大便不爽，或大便溏泄；若湿热蒸浊成痰，浊痰蒙蔽心包，则身热不甚而时感神昏谵语。由于本证有偏重于湿或偏重于热，辨证应注意舌苔与脉象。舌红苔黄，脉濡数是偏于热；苔白腻，脉濡缓是偏于湿。

治法：宣化湿浊，利水泄热。

（1）偏湿者（苔白滑腻，而以脘腹胀满为主的）用三仁汤。或加减正气散（藿香、茯苓皮、杏仁、绵茵陈各9g，陈皮、厚朴、大腹皮、神曲各6g，薏苡仁15g）。本方以藿香芳香化浊为主药，厚朴、陈皮、大腹皮理气化湿为辅，杏仁理肺气而利大肠、神曲理脾去湿，茵陈、茯苓皮、薏苡仁渗利湿邪。方以化中焦湿浊为主，兼疏通上焦，渗利下焦，使湿热不再内困而解。

（2）偏热者（发热、身痛、胸闷、溺短赤，舌苔黄，脉濡数）宜甘露消毒丹以清热去湿。本方用薄荷、藿香以疏表，射干、贝母宣肺除痰而化湿，藿香合蔻仁、菖蒲芳香以化湿浊，黄芩、连翘清热解毒，茵陈、滑石、木通以利湿。

（3）湿热并重者（高热、面赤，身重疼痛，咳嗽或咳痰带血，胃脘痞满或泄泻稀水，小便短赤，甚或耳聋，舌苔黄，脉右大于左或数或缓），宜三石汤以清泄三焦之湿热。

（4）若郁湿发白㾦，汗多，自利，用薏苡竹叶散。本方以薏苡仁、滑石、茯苓、通草渗利湿热为主，用竹叶、连翘清热透湿邪为辅，用白蔻仁芳香化湿为佐，使困郁的湿邪，上清下泄而解。

2. 湿热蒙蔽心包

主证： 发热，头胀身痛，神昏谵语，小便短赤甚或小便不通，渴不多饮，舌苔白腻或黄腻，脉濡滑或兼数。

分析： 此证或因表里脏腑三焦为湿热所困，则发热稍高而小便不通，又兼湿热秽浊蒙蔽心包，故见神识昏迷，舌苔白，渴不多饮。还有一种发热不甚而时见神昏谵语，舌苔黄腻，这是湿热久郁不解，湿热成痰，痰浊蒙蔽心包所致。

治法： 清热化湿，豁痰开窍，若小便不通而神识昏迷的，先用安宫牛黄丸开窍清热以护心神，继用茯苓皮汤以渗利湿浊。本方以茯苓皮、薏苡仁、猪苓、通草渗利湿热为主，用大腹皮以理气为辅，竹叶以清热利尿清心为引药。

若发热不甚，时或谵语神昏，舌苔黄腻，脉濡滑而数，痰浊蒙蔽心窍者，用菖蒲郁金汤送服至宝丹。本方以菖蒲、郁金、竹沥、姜汁、玉枢丹，以开解闭结之痰，山栀子、连翘、滑石、竹叶清热渗湿。

3. 湿热郁阻三焦

主证：往来寒热，热多寒少，发无定时，胸脘痞闷，小便短赤，或见口苦咽干，胸胁苦满，疼痛，恶心呕吐，舌红、苔浊厚腻，脉弦数。

分析：湿热郁阻三焦，三焦升降转枢的气机受障碍，故出现寒热往来如疟的证候，证由湿热引起，故寒热往来而热多寒少；湿热之邪郁滞中、上二焦，故胸痞脘闷；湿热阻于下焦，故小便短赤；三焦与胆常互相影响，湿热郁滞过甚，往往涉及胆火而有口苦，咽干，胸胁苦满，胁腹疼痛，恶心呕吐等症。

治法：分利湿热，宣通气机，用蒿芩清胆汤；若寒热较重，胁腹疼痛甚者，用柴胡汤加减。

蒿芩清胆汤以青蒿、竹茹、黄芩清泄上焦及胆之湿热，半夏、陈皮、枳壳和胃化湿理中焦之气郁，茯苓、碧玉散以清利湿热，湿热一去，三焦升降，枢机和畅则诸症自除。

柴胡汤加减〔柴胡、木香、枳壳、黄芩、大黄（后下）、法半夏、郁金各9g，白芍12g，黄连6g〕。本方柴胡、白芍、郁金以疏泄肝胆为主药，用黄芩、黄连、大黄清三焦的湿热，枳壳、木香、法半夏行气止痛，和胃止呕，枳壳助大黄使湿热从大便去，六腑以下行为顺，胆与三焦俱得疏泄则湿热郁阻得解。痛甚加延胡索、川楝子各9g；若兼发黄，可加茵陈、金钱草各30g。

（三）营血证治

1. 逆传心包

主证：头痛，恶寒，午后热甚，身重疼痛，神昏肢厥，舌苔白滑或腻或浊，脉濡或弦细。

分析：头痛恶寒，午后热甚，身重疼痛，本属湿温之邪尚在卫分，所以忽然出现神昏、肢厥，往往由于误用辛温发汗，以致邪留心包而致昏厥（湿温在气分日久，亦会化热内陷心包）。

治法：清心开窍，用清宫汤去麦冬加银花、赤小豆皮，送服安宫牛黄丸。此方去麦冬之腻滞，加银花、赤小豆皮之去湿清热，清心火去湿，用安宫牛黄丸以开窍。

2. 湿热化燥，大便下血

主证：大便下血，灼热烦躁，舌绛，脉弦数。

分析：湿热化燥，深入营血，损伤阴络则大便下血，舌绛，身灼热，烦躁是湿热已化燥而深入营血的征候。

治法：凉血止血，用犀角地黄汤。

若大便出血不止，出现颜面苍白，汗出肢冷，舌质淡或嫩红，脉微细，是下血过多，气虚欲脱所致。因血为气母，便血过多则气失依附，故出现面白，汗出，肢冷，脉微等症。气为血帅，故治宜急用独参汤以固脱止血。此后可用黄土汤扶阳益阴，养血止血。本方以阿胶、地黄滋阴养血，以黄土、白术、附子温阳健脾，以黄芩苦寒坚阴，防术、附之温燥为佐，甘草调和诸药，共收养阴扶阳止血之效。

至于入营入血其他变证及伤肝肾之证，可参考风湿、暑温有关论述，不一一列举。

三、资料选编

（一）文献摘录

《薛生白湿热病篇》："湿热证：始恶寒，后但热不寒，汗出胸痞，舌白，口渴不引饮。

〔薛氏自注〕此条乃湿热证之提纲也。湿热证属阳明、太阴证居多，中气实则病在阳明，中气虚则病在太阴。病在二经之表者，多兼少阳三焦；病在二经之里者，每兼厥阴风木；以少阳、厥阴同司相火。阳明、太阴湿热内郁，郁甚则少火皆成壮火，而表里上下充斥肆逆，故是证最易耳聋，干呕，发痉，发厥，而提纲中不言及者，因以上诸证，皆湿热兼见之变局，而非湿热证之正局也。始恶寒者，阳为湿遏而恶寒，终非若伤寒于表之恶寒，后但热不寒，则郁而成热，反恶热矣。热盛于阳明则汗出，湿蔽清阳则胸痞，湿邪内盛则舌白，湿热交蒸则舌黄，热则液不升而口渴，湿则饮内留而不引饮。然所云表者，乃太阴、阳明之表，而非太阳之表。太阴之表四肢也，阳明也，阳明之表肌肉也，胸中也。故胸痞为湿热必有之证，四肢倦怠，肌肉烦疼，亦必并见，其所以不干太阳者，以太阳为寒水之府，主一身之表，风寒必自表入，故属太阳。湿热之邪，从表伤者，十之一二；由口鼻入者，十之八九。阳明为水谷之海，太阴为湿土之脏，故多阳明、太阴受病。"膜原"者，外通肌肉，内近胃府，即三焦之门户，实一身之半表半里也。邪由上受，直趋中道，故病多归"膜原"。要之，湿热之病，不独与伤寒不同，且与温病大异。温病乃少阴、太阳同病，湿热乃阳明、太阴同病也。而提纲中不言及脉者，以湿热之证，脉无定体，或洪或缓，或伏或细，各随证见，不拘一格，故难以一定之脉，拘定后人眼目也。

湿热之证，阳明必兼太阴者，徒知脏腑相连，湿土同气，而不知当与温病之必兼少阴比例，少阴不藏，木火内燔，风邪外袭，表里相应，故为温病。太阳内伤，湿饮停聚，客邪再至，内外相引，故病湿热。此皆先有内伤，再感客邪，非由腑及脏之谓，若湿热之证，不挟内伤，中气实者，其病必微，或有先因于湿，再因饥劳而病者，亦属内伤挟湿，标本同病，然劳倦伤脾为不足，湿饮停聚为有余，所以内伤、外感，孰多孰少，孰实孰虚，又在临证时权衡矣。

按：薛氏的原文及其自注，其大要是阐述湿温病的病因、病理，及其与伤寒、温病的区别。

《叶香岩外感温热篇·论湿温节》且吾吴湿邪害人最广，如面色白者，须要顾其阳气，湿胜阳微也。法应清凉，然到十分之六七，即不可过于寒凉，恐成功反弃，何以故耶，湿热一去，阳亦衰微也。面色苍者，须要顾其津液，清凉到十分之六七，往往热减身寒，不可就云虚寒而投补剂，恐炉烟虽熄，灰中有火也，须细察精详，方少少与之，慎不可卒直而往也。又有酒客，里湿素盛，外邪入里，里湿为合，在阳旺之躯，胃湿恒多；阴盛之体，脾湿亦不少，然其化热则一。热病救阴尤易，通阳最难，救阴不在血，而在津与汗；通阳不在温，而在利小便。然较之杂证，则有不同也。

按：本节把辨治湿温病的大要提出如下四点。

（1）湿为阴邪，其性重浊，易于损伤人体阳气，凡面色白的人，大多阳气素禀不足，若感受湿邪，必使湿胜而阳亦衰微，因此在治疗过程必须注意到顾护其阳气。例如，应该使用清凉药的，只宜用到十分之六七，邪热基本退，就应防止过度，以免邪虽退而阳气随着衰亡。

（2）热为阳邪，最易伤阴，凡面色苍白之人，素禀阴虚火旺，因此在治疗过程中，又必须注意到津液的维护，即使在病退热减身凉，有类虚寒的情况下，也不可骤然使用温补药，以防余邪未尽而导致死灰复燃。须细心观察，辨清楚确实虚证，才可逐少与之。

（3）湿邪有内湿、外湿之分，外湿是感受时令湿气，内湿则由于脾胃失于健运，停滞而生。大凡嗜酒之人，肠胃多蕴伏湿热，一旦再感外湿，则必内外相合酝酿为病。由于胃为水谷之海，属阳；脾为湿土之脏，属阴。故本病病机在于脾胃，而胃阳旺的人，感湿多从热化，表现为热重湿轻的证候；脾湿素盛的人，发病多从湿化而表现湿重于热的证候，这是湿热病辨证必先分清的两大类型。但不论湿与热的孰轻孰重，其化热则是一样的。

（4）温病过程中，用滋阴法以救津液之消亡为正治，运用机会亦较多，而通阳一法只有在湿遏阳气的时候使用，很容易被人忽视，须知湿热留连，气化郁阻，既不宜过用寒凉清热，亦不能过于苦燥化湿，须慢慢分解湿热之邪，而且化湿药要用得合度，才能徐展气机，故云"通阳最难"，又温病的救阴与通阳两方法与杂病有所不同，温病救阴目的并不在滋补阴血，而在乎生津养液与透汗；通阳不是温阳气，而是化气利湿，使气机舒展，水道通调，湿邪得以顺利从小便排泄而阳气复运。

〔原文〕再论三焦不得以外解，必至成里结，里结于何？在阳明胃肠也，亦须用下法。不可以气血之分，就不可下也。但伤寒邪热在里，劫烁津液，下之宜猛；此多湿邪内搏，下之宜轻。伤寒大便溏为邪已尽，不可再下，湿温病大便溏为邪未尽，必大便鞕，慎不可攻也，以烘燥为无湿矣。

按：本节论述湿热积结的轻下法两个观点。

（1）湿热积结，黏滞缠绵不任急攻（与伤寒外感传里，变实热燥屎有所不同），但既成内实，亦应用下法以祛邪外出。

（2）由于湿邪内搏，交混熏蒸，积久而成黏潺垢秽，往往不能一下而尽，所以在伤寒论下法的基础上，用小承气汤加玄明粉、生首乌、青皮、槟榔等味苦而性疏降滑利，劫湿泻热，缓下至邪尽为止（伤寒论下燥屎以大便溏为度，湿温病下黏垢，以粪燥为无湿）。

（二）医案摘录

1. 气分湿热《张聿青医案》

张左，湿温旬日，烦热无汗，赤疹隐约不透，胸部室闷异常，咳不扬爽，时常谵语，频渴不欲饮，饮喜极沸之汤，脉数糊滑，苔白心黄，近根厚腻。由此无形之邪，有形之湿，相持不化，邪虽欲泄，而里湿郁结，则表气不能外通，所以疏之汗出，而疹汗仍不能畅，热与湿交蒸，内蒙昏痉。三仁汤去滑石、川朴、竹叶，加豆豉、橘仁、郁金、枳壳、菖蒲、佛手。

二诊：昨进辛宣淡化，上焦之气分稍开，熏蒸之热势较缓，神识沉迷转清，谵语抽搐已定，烦闷亦得略松，舌苔较退。但气时上冲，行则咳逆，脉数糊滑。良以郁蒸稍解，而邪湿之势，尚在极甚之时，虽有退机，犹不足济，肺胃被蒸，气难下降，所以气冲欲咳仍未俱减也。前法之中，再参疏肺下气。甜葶苈、通草、光杏仁、制半夏、冬瓜子、广郁金、橘红、滑石、炒枳壳、枇杷叶、桔梗、竹茹。

三诊：胸闷懊烦，气冲咳逆，次第减轻，略吐之痰，亦觉爽利，舌苔亦得大化，但脉仍不扬，其肺胃之间，尚是熏蒸之地，表不得起，邪无出路，还难持为稳当也。光杏仁、广郁金、淡黄芩、桑叶、甜葶苈、桔梗、白蔻仁、生薏苡仁、制半夏、炒香豆豉、橘红、枇杷叶。

四诊：咳嗽气逆大退，痰亦爽利，谵语热烦，亦得渐减，特小溲清而不爽，大便不行，频转矢气，脉数糊滑，苔化而中独厚，犹是湿痰内阻，邪难泄越。再导其滞，郁金、橘红、桔梗、制半夏、赤茯苓、生薏苡仁、滑石、通草、萆薢、竹沥达痰丸9g（佛手、通草汤送下）。

五诊：大便畅行，懊烦大定，热亦较轻，口渴亦减。但赤疹虽布，甚属寥寥，汗不外达，脉象较爽，舌根苔白尚腻。邪湿之熏蒸虽得渐松，而未能透泄，须望其外越，方为稳妥也。光杏仁、郁金、橘红、生薏苡仁、枳壳、滑石、炒瓜蒌皮、葶苈子、桔梗、通草、木通、制半夏、赤白茯苓。

六诊：熏蒸弥漫之势虽松，而湿性黏腻，不克遽行泄化，里气不宣，表气难达，汗瘩均不得发越，咳嗽气逆，小溲不爽，脉数苔白。邪湿互相犄角，尚难稳当。郁金、光杏仁、橘红、瓜子仁、桔梗、鲜佛手、制半夏、生薏苡仁、蔻仁、赤猪苓、通草、苇茎。

七诊：热势递减，咳亦渐松，然湿从内搏，邪不外越，是以热势恋恋不退，不能外达，而欲从内化，非欲速可以从事也。豆卷、滑石、光杏仁、郁金、制半夏、通草、新会红、猪苓、桔梗、枳壳、生薏苡仁、鲜佛手。

八诊：清理余蕴方：豆卷、生薏苡仁、制半夏、通草、广皮、泽泻、光杏仁、鲜佛手、白蔻仁、夏佩兰。

按：此证是里湿郁结，热不外透，湿热熏蒸，将成浊痰蒙蔽心包之证，属湿重热轻类型，故以辛开宣肺、淡渗苦泄为主治，原案辨证明细，立法稳当。

2. 湿热浊痰蒙蔽《福建中医医案医话选编》

王某，女性，17岁。初起全身倦怠，食欲不振，头晕，肢酸、胸腹满闷，午后发热，烦渴，便闭、溺赤，苔黄。迁延十余日，经治未愈。热甚则神昏谵语，脉濡而缓，此系湿热内蕴，证属湿温，治宜清热化湿为主。处方：银花6g，连翘6g，佩兰6g，黄芩6g，川贝6g，藿香6g，丝瓜络9g，北杏仁9g，石膏24g，寒水石24g，白蔻仁4.5g。

二诊：热仍不减，唇干口渴，神志不清，脉濡而滑，舌苔黄，此乃浊邪蒙蔽清窍之象，当以清宫汤加减治之，处方：银花9g，连翘9g，麦冬9g，丝瓜络9g，川贝9g，知母9g，天竺黄9g，花粉9g，荷叶9g，石膏24g，羚羊角尖0.3g。

三诊：一般症状有瘥减，但晚间尚有发热、谵语，此乃热邪逗留阴分，拟青蒿鳖甲汤加减，入阴搜邪。处方：青蒿6g，鳖甲9g，知母9g，黄芩9g，天花粉9g，枳壳9g，杭菊9g，生地24g，薏苡仁12g，滑石15g。

四诊：夜间已不发热，但小便尚短，仍当清热利湿。处方：枳壳9g，天花粉9g，竹茹9g，丝瓜络9g，银花9g，连翘9g，黄芩9g，木通6g，川贝6g，石斛12g，寒水石12g，薏苡仁18g。

五诊：服药后，热已退，惟津液已亏，应清热保津以善其后。处方：竹叶9g，玄参9g，麦冬9g，沙参9g，甘草9g，法夏6g，茯神6g，生地6g，石膏18g，石斛18g，连服3剂痊愈。

按：此气分湿热熏蒸，酿成浊痰蒙蔽之证，属热重湿轻类型，原案辨证治法比较清楚。清热与化湿药物的比重亦很合度，所以疗效较好。从这两例，我们可以看到湿温病的特点是湿与热两邪交蒸，氤氲于气分，黏缠难解。其病情发展较风温、暑温等缓慢（两例病程持续时间均廿余天）。其次，又可以看到湿热熏蒸，临床上很易酝酿为浊痰上蒙清窍，或内蔽心包而出现神志症状，应时刻注意，以防内陷心营，闭塞脉络。（两例都是气分湿热，发展到浊痰蒙蔽，前例湿重热轻，邪仍弥漫于气分；后例热重湿轻，而且已涉及营血。故治法有所不同，前例治用辛开，而以芳香淡渗清余邪；后例用清营透热，而以清养胃阴收功）

暑　温

暑温是夏季受暑热邪气而发生的急性热病。本病初起即见卫、气同病，甚或即见高热，烦渴、汗出等症为特征。暑邪热变迅速，最易伤津耗气是其特点。

流行性乙型脑炎，钩端螺旋体病，脊髓灰质炎（麻痹前期），暑季发生的流感等病，可参考本节的论述进行辨证治疗。

一、病因病理

暑热邪气为本病的主要外因，但夏季往往多雨，暑湿交蒸，因而致病者亦不少，故本病除暑邪之外，亦有兼夹湿邪而成病的。

暑为阳邪，口鼻感受之后易伤肺津，故病初起发热即较高，先发热而后恶寒。根据吴鞠通的解释是："本病则因火盛克金，肺性本寒，故先发热，热极而后恶寒。"若患者抵抗力弱，或治疗失当，病邪很快传入阳明，就会出现高热、面赤、烦渴、大汗出、脉洪大等证候。若暑邪深入迅速，发病很快便出现嗜睡，神昏或吐血、痉厥等暑入营血及气阴两伤等证候，甚至有起病即见营分证，或昏迷、肢冷等热闭心包症状（或称暑厥）或四肢抽搐、角弓反张、牙关紧闭等肝风症状（或称暑风），经过治疗然后透热转气。

变化迅速是暑病的基本特点。但若暑与温合而暑与湿俱重者，又往往出现暑湿蔓延三焦而缠绵不休。

本病的传变过程列表如下。

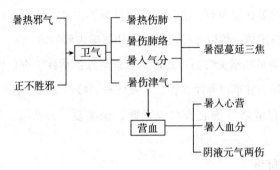

二、辨证治疗

前人对暑温的辨证，认为："暑有八症：脉虚，自汗，身先热，背恶寒，面垢，烦渴，手足厥冷，体重是也。"但不一定八症全具才是暑温。暑邪伤气，所以身热，汗出而脉濡，或右脉大于左是其特征，若汗出过多，伤及气阴，其脉必虚。兼湿与否，或兼湿的多少，以舌苔的滑或腻为标准。若苔厚而腻，脉濡而缓是湿重于暑；苔薄而滑，脉虚而数或洪数是暑重于湿。

（一）卫气证治

1. 暑热伤肺

主证：头痛，身痛，发热，恶寒，微汗，心烦口干，身重困倦，或兼见咳嗽（咳嗽无痰而声音高，或咳嗽多痰而咳声重浊），舌质红、苔白或腻，脉濡或右大于左兼数或兼缓。

分析：暑邪在肺，肺卫失宣，故头痛、身痛；暑为阳邪，邪热伤肺故发热；肺卫失调故发热之后见恶寒或微恶风寒；暑热内迫故汗出；若无汗出是暑热之外，又兼受寒湿；暑热伤津，故心烦口干；身重困倦，是暑多兼湿所致；以兼见咳嗽无痰，咳声清高是热伤肺络；若兼见咳嗽，咳声重浊，痰多不甚渴，是暑邪兼湿，湿郁生痰。

治法：清暑为主，或兼去湿，或兼养津。

（1）暑温暑湿初起，证较轻的用清络饮。若暑温初起无汗而脉濡缓的，用新加香薷饮，服药后如汗仍不出，再服一剂。

清络饮以鲜荷叶边、西瓜翠衣、扁豆花清解暑邪，用银花、丝瓜皮清热。新加香薷饮用香薷辛温香透解表祛暑为主药，辅以扁豆花之解暑，银花、连翘以清热，佐以厚朴化湿浊，使暑湿表邪俱解。

（2）如兼见咳嗽无痰而声高者，宜清络饮加桔梗、杏仁以开肺止咳，加麦冬、知母、甘草以养津扶正。若兼咳嗽，咳声重浊，痰多不甚渴，渴不多饮者，宜清络饮加北杏仁以开肺，法半夏、云茯苓、厚朴以去湿祛痰。

2. 暑伤肺络

主证：骤然吐血，衄血，咳嗽，气喘，头目不清，烦热口渴，舌红苔黄，脉洪数或洪大而芤。

分析：暑热伤肺，肺失宣降，肺络损伤致咯血，衄血而咳嗽气喘；其所以咳嗽气喘，实由于肺络出血所致；热盛致脉洪，失血致脉芤。

治法：宜清暑热、保肺，凉血止血。用生石膏30g，鲜荷叶边60g，白茅根120g，丝瓜皮30g，西瓜翠衣30g，鲜生地30g，黄芩9g，黑山栀9g，川黄连9g，旱莲草30g，急煎服，若脉芤者加太子参30g，或西洋参12g。

3. 暑入气分

主证：面赤，头痛，高热，口渴甚，汗大出，舌红、苔黄或黄白相兼，脉洪大或洪大而芤。

分析：这是前人所谓暑入阳明或阳明暑温之证。暑热盛而上蒸头面，故头痛、面赤；暑热亢盛故身壮热；热盛迫汗致汗大出，汗出气泄遂产生背恶寒，此种恶寒必口渴、高热、汗出脉洪大并见，与感受寒邪表证的恶寒而脉浮弦或浮紧者不同。而此症的舌红、苔黄更证明是气分热盛的征象。若暑热过盛，伤津耗气，气液虚则脉洪大而芤。

治法：清肃大热以保津液。用白虎汤为主方。若见脉洪大而芤等实中有虚象的时候，加人参以益气生津（即白虎加人参汤）。

若兼身重胸痞，而苔厚润或腻，脉洪大，是兼夹湿邪（仍以气分大热为主），宜白虎汤清肃大热的同时，加苍术以燥其湿（即白虎加苍术汤）。

若暑热燔灼胃肠津液而成里结者，仍须按温病下法辨证处理（详风温病中）。

4. 暑伤津气

主证：发热，呼吸促，心烦，口渴，自汗，肢倦，神疲，小便黄短，舌苔薄或干，或舌质嫩红，脉虚大无力，或身热已退，汗出不止，喘渴欲脱，脉散大。

分析：发热、呼吸促、心烦、小便黄是里有邪热；口渴、自汗是津液伤；肢倦神疲、脉虚大无力是元气已虚。这是邪热虽较轻，而津液元气损伤较甚所致。若身热已退而汗出不止，喘渴欲脱，脉散大，是邪热虽解，而津液与元气的耗伤过甚，随时有外脱的可能，应从速采取固脱措施。

治法：清暑，益气，生津。用王氏清暑益气汤。本方用太子参、石斛、知母、甘草、粳米以益气生津，荷梗、西瓜翠衣、黄连、竹叶以清热解暑。

若汗出不止，喘渴欲脱，舌绛无苔，脉散大者，急当补津气，敛神固脱，用生脉散，急煎服，药渣随即再煎服。若服后汗仍不止，脉仍散大者，再配一剂服之。本方吉林参大补元气为主药，麦冬生津以养气，五味子敛气敛汗以固津，使气阴得固，元气不致外脱。

若汗多而致亡阳厥逆，又当用参附汤以回阳救逆，非麦冬、五味所能治，其鉴别在于：亡阳汗出必有四肢厥冷，口淡不渴，舌淡、苔白润，脉微欲绝。

5. 暑湿蔓延三焦

主证：高热面赤，身重疼痛，咳嗽、胸闷脘痞，或腹泻清稀，小便短赤，渴不喜饮，或喜热饮，甚或耳聋，咳嗽带血，舌红、苔白厚微黄，或黄滑或灰白。

分析：暑湿盛于内故高热；湿困阻滞气机，故身重疼痛；暑湿郁滞三焦，故见三焦的证候（上焦证如：咳嗽、胸闷；中焦证见：脘痞；下焦证见：腹泻稀水样便，小便短赤）；由于湿浊之气阻滞清阳之气上升，耳窍不灵而见耳聋；若暑热伤及上焦肺络则咳嗽痰中带血。

治法：清暑利湿，用三石汤。比证三焦之中，以上焦为主要关键，本方用石膏、寒水石、北杏仁清暑热、宣肺气为主药，竹茹清泄中焦之热，加滑石、通草以降浊气，利水道，使上焦之热下达膀胱而疏泄于外，银花、金汁清解暑热毒邪。此方适用于暑热重而湿轻者。若兼见咳嗽、痰中带血，可加茅根30g，白茅花9g，藕节30g。

若胸痞闷，潮热，呕而烦渴自利，汗出尿短，舌苔黄腻，是暑热与虚并重，宜杏仁滑石汤加减（杏仁9g，滑石18g，生石膏24g，黄芩9g，佩兰6g，黄连3g，郁金6g，通草3g，厚朴6g，法半夏6g，甘草3g）。本方用滑石、甘草、石膏以解暑，配黄连、黄芩以清热，佩兰、郁金、法半夏、厚朴以化湿，滑石、通草利湿。杏仁、郁金、石膏、黄芩宣通上焦气机、佩兰、厚朴、法半夏、黄连理中焦之湿浊，滑石、通草渗利下焦之湿热，使三焦暑湿上下分解。

（二）营血证治

1. 暑入心营

主证：身热夜甚，面赤，心烦，口干，夜不安睡，时有谵语，或烦躁昏迷，或抽搐，舌绛苔少，脉数或细数。

分析：暑热传变迅速，易入心营。暑热陷入心营故身热夜甚，面赤；心神受暑热的侵扰，故轻则心烦，夜睡不安，甚至烦躁，谵语，重则昏迷不醒；抽搐是热极生风所致，肝风心火互相煽动则抽搐不止。

治法：宜清心凉营，用清营汤。若谵语昏迷则加服安宫牛黄丸或紫雪以清心开窍。若抽搐，再加服止痉散，每服1.5g，一天3次分服。

若暴感暑邪，四肢抽搐，角弓反张，牙关紧闭，脉弦数或滑数。是暑热亢极，引动肝风所致，与风温病极期热动肝风，风火相煽的实证治法相同。此证来势更急骤，宜急投凉血熄风之剂，如清营汤加羚羊、钩藤、石决明、丹皮、菊花、地龙、僵蚕之类，并冲服止痉散。

附：暑厥——夏月中暑，昏倒不省人事，手足厥逆名为暑厥，是暑邪闭塞机窍所致。与暑入心包辨证治法相同，急用紫雪等开内闭，继用清心凉营之药使其透热转出气分。此时热深厥深，既不可误认中寒肢厥，亦不可骤用寒凉遏伏。

2. 暑入血分

主证：高热烦躁，出斑出疹，神识不清，甚则斑色紫黑或神昏谵妄，舌绛，少苔或无苔，脉细数或濡数。

分析：暑热极盛，深入血分，热迫血外溢，故出斑疹，严重则斑色紫黑，暑入营血，心神受损，轻则神识不清，重则神昏谵妄；舌绛少苔或无苔，是病及营血分的舌象；阴血受伤故脉细数或虚数。

治法：宜凉血，解毒，开窍。用清营汤加紫草、侧柏叶、板蓝根，另服神犀丹与牛黄丸。

3. 阴液元气两伤

主证：火热不退，食不甘味，夜睡不安，神识不清，舌质嫩红，无苔或干，脉虚细或兼数。

分析：暑邪已退，但由于阴液与元气受伤，阴虚生内热，元气亦虚，故火热不退；脾胃虚弱，故食不甘味；暑伤心神未能恢复，故睡眠不安，神识不清；舌嫩红无苔，脉虚细是气阴两伤的脉舌。

治法：气阴并补。用三才汤。

偏阴虚者，加麦冬、五味子；偏气虚者，加茯苓、炙甘草。本方用党参大补元气，天冬、生地大补肺阴与肾阴，上下气阴并补。偏阴虚的，再加麦冬以养阴，五味子以敛阴气；偏气虚者，加茯苓、炙甘草以益气化津。

三、资料选编

（一）文献摘录

1.《叶香岩三时伏气外感篇》

〔原文〕夏为热病，然夏至以前，时令未为大热，经以先夏至病温，后夏至病暑。温邪前已申明，暑热一证，医者易眩，夏暑发自阳明（即气分大热），古人以白虎汤为主方。后贤刘河间创议，迥出诸家，谓温热时邪，当分三焦投药，以苦辛寒为主。若拘六经分症，仍是伤寒治法，致误多矣。盖伤寒外受之寒，必先从汗解，辛温散邪是已，口鼻吸入之寒，即为中寒阴病，治当温里，分三阴见证施治。若夫暑病，专方甚少，皆因前人略于暑详于寒耳。……论幼科病，暑热夹杂别病有诸，而时下不外发散消导，加入香薷一味，或六一散一服。考本草香薷辛温发汗，能泄宿水（停蓄水湿），夏热气闭无汗，渴饮停水，香薷必佐杏仁，以杏仁苦降泄气，大顺散取义若此（大顺散治暑天引饮过多，内伤饮冷之方，药用甘草、干姜、杏仁、肉桂）。长夏湿令，暑必兼湿，暑伤气分，湿亦伤气，汗则耗气伤阳，胃汁大受劫烁，变病由此甚多。发泄司令（夏天），里真自虚。张风逵云："暑病首用辛凉，继用甘寒，再用酸泄酸敛，不必用下"。可称要言不烦矣。

按：这段大意概述三个问题。

（1）从夏令热病分析暑病的病机是"发自阳明"，但与"伤寒"不同。认为当分三焦投药。

（2）暑病多兼湿。并指出误汗伤津耗气所引起变病甚多。举暑湿表实无汗用香薷解表湿治法为例。

（3）治暑病初、中、末三期的用药原则：①初期用辛凉法。②中期用甘寒法。③末期用甘酸法（酸泄酸敛）。这只是一般提法。主要还应结合临床实际具体运用。

〔原文〕夏令受热，昏迷若惊，此为暑厥，即热气闭塞孔窍所致。其邪入络，与中络同法，牛黄丸、至宝丹芳香利窍可效。神苏以后，用清凉血分。如：连翘心、竹叶心、玄参、细生地、鲜生地、天冬、麦冬之属。此证初起大忌风药，初病暑热伤气，竹叶石膏汤，或清肺轻剂。大凡热深厥深，四肢逆冷，但看面垢齿燥，二便不通，或泻不爽为是，大忌误认伤寒也。

按：这段扼要说明如下。

（1）暑厥的病机、病理及救治方法。

（2）辨明暑厥的特征，示人与寒厥鉴别。

2.《王孟英温热经纬》在叶氏"幼科三时伏气外感篇"夏热一节的注释

〔原文〕雄按：夏令湿盛，必多兼感，故日挟，犹之寒邪挟食，湿证兼风，俱是二病相兼，非谓暑中必有湿也。故论暑者，须知天上烈日之炎威，不可以湿热二气并作一气始为暑也。而治暑者，须知其挟湿为多焉。

按：这段话主要补充说明叶氏所谓"长夏湿令，暑必兼湿"的问题，内容为如下两点。

（1）暑为大热，不能把湿与热两种邪气相合而称为暑病。

（2）夏季多暴雨（气候条件关系），故临床上暑病多兼湿证，治疗上要经常兼顾分解湿邪。但暑病到底以暑热伤气为主要矛盾（与湿温有所不同）。

3.《吴鞠通温病条辨》上焦篇"伏暑"

（1）长夏受暑，过夏而发者，名曰伏暑。霜未降而发者少轻，霜既降而发者则重，冬日发者尤重。……

（2）头痛微恶寒，面赤烦渴，舌白脉濡而数者，虽在冬月，犹为太阴伏暑也（太阴指肺而言）。

（3）太阴伏暑，舌白口渴，无汗者，银翘散去牛蒡子、玄参，加杏仁、滑石主之。

（4）太阴伏暑，舌赤口渴，无汗者，银翘散加生地、丹皮、赤芍、麦冬主之。

（5）太阴伏暑，舌白，口渴，有汗或大汗不止者，银翘散去牛蒡子、玄参、芥穗，加杏仁、石膏、黄芩主之。脉洪大渴甚，汗多者，仍用白虎法；脉虚大而芤者，仍用人参白虎法。

（6）太阴伏暑，舌赤，口渴，汗多，加减生脉散（沙参9g，麦冬9g，五味子3g，丹皮6g，细生地9g）主之。

（7）伏暑、暑温、湿温，证本一源，前后互参，不可偏执。

按：伏暑是发于秋冬季的暑湿一类疾病，与暑温病名异而大致相同，其所不同者，多发于秋冬季节，初起既有表证又有暑湿内郁的见证，往往发病急骤变化迅速，所以说霜降之后发者重，冬日发者尤重。主要因为病初起已伤及津和气，很快已在气分或营分。《温病条辨》所列几条辨证治法，只是举例而言，并不详尽，所以它最后指出："伏暑、暑温、湿温，证本一源"。详细的辨证论治，可参考前述暑温与上一节的湿温，"前后互参"，"不可偏执"。故不另立伏暑一节。

（二）医案摘录

《临证指南医案》：病儿一月，犹然耳聋，神识不慧，咳甚痰黏，呼吸喉间有音。此非伤寒暴感，皆夏秋间暑湿热气内郁，新凉引动内伏之邪，当以轻剂清解三焦，奈何医者不晓伏气为病，但以发散消食寒凉清火为事，致胃汁消亡、真阴尽烁，舌边赤，齿板燥裂血（即牙龈出血），邪留营中，有内闭瘛疭厥逆之变。况右脉小数，左脉涩弱，热固在里，当此伤阴日久，下之（用攻下法）再犯亡阴之戒。从来头面皆是清窍，既为邪蒙，精华气血不肯流行，诸窍失司聪明矣。此轻清清解，断断然也。议清上焦气血之壅为先，不投重剂苦寒，正仿古人肥人之病，虑虚其阳耳。

连翘心、玄参、犀角、郁金、橘红（蜜水炒）、黑栀，川贝、鲜菖蒲根，加竹沥汁。

按：夏月炎热汗多，人身阴阳俱不足，故仲景有禁汗、下、温针之诫，为免再伤耗阴液阳气也。此例发病邪在三焦，误用发散消食，劫灼胃汁，内陷营分，伤阴热困。又再攻下，明是一误再误，致浊痰蒙蔽清窍。此时又忌用苦寒重剂，以免苦寒化燥，故叶氏以连翘心、黑栀、玄参、犀角清营，郁金、菖蒲开窍，橘、贝、竹沥豁痰为主治。以达到轻开上焦气血之壅，而杜绝其热闭心包引起痉厥之变。

《古今医案按》：江应宿治其岳母，年六十余，六月中旬，劳倦中暑，身热如火，口渴饮冷，头痛如破，脉虚豁，二三至一止。投人参白虎三帖，渴止热退。惟头痛，用白萝卜汁吹入鼻中，良愈。

按：暑为夏令之热，由于夏月人体津气以汗多而暗耗，内热蕴藏，外受暑气，内外交加而热邪炽盛。此案由于中暑发病，症见身热如火，渴喜冷饮，其为壮热恶热可知，这时呈现一片气分大热，伤津耗气的证候。头痛剧烈显系暑热上炎，是邪气盛的实证；但脉形虚豁，二三至一止，又为正气已虚之象。

古人治暑病以白虎汤为主方，为针对其大热燔灼津气而用。此例津气已虚，故加人参以护正（即白虎加人参汤），清肃大热，养津壮气，有相需相济之妙。

秋　燥

秋燥是感受秋令燥气而发的疾病，初起即见发热，咳嗽少痰，咽干，鼻燥等津伤气燥证候是其特点。

秋季的感冒、流感等病，可参考本节的辨证治疗。

一、病因病理

本病是感受秋燥时气，正不胜邪而发病，初先犯肺卫，故有发热、咳嗽、头痛、鼻塞、口干舌燥、皮肤干痛等肺卫分症状，由于秋季气候偏凉、偏热之不同，而初起发病有凉燥与温燥之异，大抵秋深初凉，气候偏凉而干燥，病多凉燥证；若久晴无雨，秋阳暴烈，气候干燥，病多温燥证。但主要还是看人体津气内虚的程度和反应性而定，凉燥发病似感冒风寒咳嗽，其与温燥初起不同之处，在于恶寒较重，发热较轻，脉不数，舌不红等为辨，凉燥不解，化热之后亦与温燥辨证相同了。又临床上燥气发病，比风寒暑湿等气为轻，所以本病的传变，亦较风温、暑温等少。若燥气化火，则有上扰头目清窍等证；燥伤胃津，内结阳明，则有腑实便秘证；或入营血出现气血两燔证，最后亦会燥伤肝肾之阴，但来势一般较为缓慢。

本病的传变过程，列表如下。

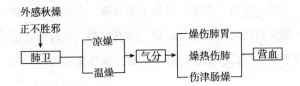

二、辨证治疗

秋燥初感发病，即有津气干燥现象，故以发热，微恶风寒，干咳，咽干，鼻燥为主证。外感风寒或其他新感温病，临床上很少这种津气干燥的见证。凉燥初起头痛发热，恶风寒，鼻燥而塞，最易与感冒风寒相混，但有唇燥咽干，干咳连声，或胸痛痛逆，或两胁痛、皮肤干痛，舌苔薄白略干等津干现象则与感冒风寒不同；温燥初起头痛发热又似风温，但干咳无痰，或痰稀而黏，咽喉干痛，鼻干唇燥或胸满胁痛，或气逆而喘，舌红苔燥等燥热劫伤肺津之证，为风温病初起所没有。而凉燥、温燥初起都是肺系受病，这是共同点。

燥气化火，上扰清窍，则见耳鸣、目赤、龈肿、咽痛等证；烁耗肺津则有身热、咳嗽、气逆、胁痛、呕、痿诸证；伤胃津则舌干、口渴，吐白黏沫诸证；伤津肠燥，则有大便秘结等证；伤阴入营有发热、烦躁、口渴、舌绛、齿燥等证。若燥久伤及肝肾之阴，亦可出现阴虚风动，痉厥诸危重证候。总之，本病始终以津伤气燥为辨证关键。

（一）肺卫证治

1. 凉燥

主证：初起头痛，恶风寒，鼻塞咽干，咳嗽痰少，或稀痰，舌苔薄白，脉浮缓。

分析：秋凉外侵，郁遏肺气故鼻塞，恶风寒而头痛；咽干是燥气伤津，肺气不宣。故咳嗽少痰，凉燥偏于寒故或见稀痰；苔薄白，脉浮缓是表证的舌象和脉象。

治法：辛开温润，用杏苏散。此方以二陈汤化痰，前、杏、枳、桔宣肺利气，合苏叶、姜、枣疏风寒，调营卫，共成辛开温润的作用。

2. 温燥

主证：头痛，发热，干咳，口鼻干燥而渴，舌红苔白，脉浮或数大。

分析：感受秋燥之气，肺气失宣，故有发热，头痛等表证；津液为燥气所伤，故于咳、口渴、鼻燥；苔白、脉浮属表证的舌脉；舌红是津伤化热之证。

治法：辛凉甘润，用桑杏汤。此方以桑杏贝豉宣通肺气，合沙参、栀皮、梨皮养津清热，药味轻清，分量亦轻，符合治上焦用轻清上浮的原则，所谓"辛凉甘润，燥病自平"，即此方意。

若火郁上焦，龈肿咽痛，或耳鸣目赤，是燥气化火，上扰清窍所致，治当辛凉清上，用翘荷汤。此辛凉清燥泄热轻剂，薄荷辛散，合连翘、栀皮、绿豆皮以清燥火之上扰，甘、桔利咽止痛。

（二）气分证治

1. 燥伤肺胃

主证：发热，干咳不已，口舌干燥而渴，脉虚数。

分析：燥伤胃津，则口舌干燥而渴饮；伤肺津则气燥而干咳不已，此证发热不甚高，属津伤之虚热。

治法：甘凉养津，用沙参麦冬汤。若久热，久咳，可加地骨皮10g。此方药物皆为甘凉生津润燥之品，用于肺胃津伤的燥热咳最宜，若有表证或夹痰湿时，应先除去其兼夹，不宜过早专用滋阴生津药。

若舌干口渴甚的，可用大白梨250～500g磨汁分次服。

2. 燥热伤肺

主证：身热，咳嗽，气促，甚则呕逆，口干而渴，舌苔白薄而干，脉涩。

分析：肺受燥热，气郁不宣，故身热咳嗽；津液耗伤过多，气失润养，可出现气促；所谓"诸气膹郁，皆属于肺"，即是喘满咳嗽症状。若连及胃，津干气逆则咳嗽呕逆并见。失治甚则可发展到肺热叶焦而成痿躄，本证较之上证为重。

治法：辛凉甘润，养津固气。用清燥救肺汤随症治疗。此方胡麻、阿胶、麦冬甘润滋液，人参甘草益气升津，桑、杏、枇杷叶、石膏清宣肺热，用于津伤肺燥的干咳甚至气逆而呕者有良好效果。但痰多宜加贝母、瓜蒌祛痰理肺。

3. 津伤肠燥

主证：咳嗽多痰，胸腹胀满，大便秘结。

分析：肺受燥热，气不宣畅，输布失职，停聚生痰，故咳嗽痰多；肺与大肠相表里，肺不布津，则大肠乏液，失却润滑，以致糟粕排泄不下而为便秘腹胀。这是由肺燥而渐延及肠燥之症。

治法：宣肺化痰，润砀通便。用五仁橘皮汤。此方五仁皆油润滑腻之品，而杏仁合橘皮化痰降气，以肺与大肠相表里，肺气降则大便自通而胀满亦当消失。

如果大肠燥结，数日不大便，而腹无所苦的，是阴虚结粪不下之故，可用增液汤润肠通便。

燥热伤阴，入营入血，其辨证治法与风温化燥入营入血大致相同，不赘。

三、资料选编

（一）文献摘录

《叶香岩三时伏气外感篇》：秋深初凉，稚年发热，咳嗽，证似春月风温证。但温乃渐热之称，凉即渐冷之意。春月为病，犹是冬令固密之余，秋令感伤，恰值夏月发泄之后。其体质之虚实不同，但温自上受，燥自上伤，理亦相等，均是肺气受病。世人误认暴感风寒，混投三阳发散，劫津燥甚，喘急告危。若果暴凉外束，身热痰嗽，只宜葱豉汤或苏梗、前胡、杏仁、枳、桔之属，仅一二剂亦可。更有粗工，亦知热病，与泻白散加芩连之属，不知愈苦助燥，必增他变。当以辛凉甘润之方，气燥自平而愈，慎勿用苦燥劫烁胃汁。

（二）医案摘录

《重印全国名医验案类编》何拯华医案

病者：王某某，35 岁，男。

病名：温燥伤肺。

病因：秋深久晴无雨，天气温燥，遂感其气而发病。

症状：初起头痛身热，干咳无痰，即咯痰多稀而黏，气逆而喘，咽喉干痛，鼻干唇燥，胸满胁痛，心烦口渴。

诊断：脉右浮数，左弦涩，舌苔白薄而干，边尖俱红，此《内经》谓："燥化于天，热反胜之"是也。

治法：辛凉为主，佐以苦甘。清燥救肺汤加减。

处方：冬桑叶 9g，生石膏 12g（冰糖水炒），原麦冬 4.5g，瓜蒌仁 12g（杵），光杏仁 6g，南沙参 4.5g，生甘草 2g，制月石 0.6g，柿霜 4.5g（冲）。先用鲜枇杷叶 30g（去毛筋），梨皮 30g，二味煎汤代水。

次诊：连进辛凉甘润清肃上焦，上焦虽渐清解，然犹口渴神烦。气逆欲呕，脉右浮大搏数者，此燥热由肺顺传胃经也。治用竹叶石膏汤加减，甘寒清镇以肃降之。

次方：生石膏 18g（杵），西洋参 4.5g，生甘草 2g，甘蔗浆 2 瓢（冲），竹沥夏 4.5g，原麦冬 4.5g，鲜竹叶 30 片，梨汁 2 瓢（冲），先用鲜菰根 60g，鲜茅根 60g，鲜刮竹茹 9g，煎汤代水。

三诊：烦渴已除，气平呕止，惟大便燥结，腹满似胀，小溲短涩，脉右浮数沉滞；此由气为燥郁，不能布津下输，故二便不调而秘涩。张石顽所谓"燥于下必乘大肠也"，治以增液润肠，五汁饮加减。

三方：鲜生地汁 2 大瓢，梨汁 2 大瓢，生莱菔汁 2 大瓢，广郁金 3 粒

（磨汁约 2 小匙），用净白蜜 30g，同四汁重汤炖服，以便通下为度。

四诊：一剂而频转矢气，二剂而畅解燥矢，先如羊粪，继则夹有稠痰，气平咳止，胃纳渐增，脉转柔软，舌转淡红微干，用清燥养营汤调理以善其后。

四方：当归身 3g，生白芍 9g，肥知母 9g，蔗浆 2 瓢（冲），细生地 9g，生甘草 1.5g，天花粉 6g，蜜枣 2 枚。

效果：连服 4 剂，胃渐纳谷，神气复原而愈。

诊余漫话

寄语青年中医（一）

"建设有中国特色的社会主义"，是邓小平理论的核心，是全国人民的共同努力方向。《邓小平文选》提出："各项工作都要有助于建设有中国特色的社会主义。"就我国医学而言，特点是既有西医又有中医，若论特色，最有中国特色的就是中医。所以我们的医卫国策就是——中西医并重。而历史遗留现状是西重中轻，恐非一朝一夕中西医便能并重。如果要建设有中国特色的社会主义医学，真正做到中西医并重，其重点应大力向中医方面倾斜。

请先从经济角度来看，我们属于第三世界，目前全国人民还未完全达到温饱水平。世界发达国家医疗费用是非常昂贵的，近年我国大城市医院患者的住院费用，六七千元结账出院已属常见，一二万以至二十万以上也不稀奇了！有些进口抗生素一天的用量需费千多元！医疗改革，正要解决承受不了的经济负担（连美国也在呼唤要减轻医疗经济负担）。目前措施似乎还未抓住核心问题，只是应急补漏而已。补漏也只是针对城市，针对公费。对广大农村，对百分之七八十的农村人口，要做到能使人人享受应有的卫生保健的权利，路途尚属遥远。

我认为补救之法，在于大力培养各级合格的中医人才。中医最大的特色就是简、验、便、廉。为什么像美国这样医疗科技处于第一流的国家，对中医的针灸能够得到保险医疗的认可，不就是因它既有效又价廉吗？反观现在我国农村中医已日渐式微。县一级中医院的生存将日渐困难，广大农村还有多少及格的中医？使人忧虑！假如我国经济摆脱了贫困，进入小康水平，如果全靠西医西药承担人民的卫生保健便没有中国特色的社会主义医疗事业，就与邓小平理论背道而驰了，12亿人口的医疗开支将是一个天文数字了！过度强调接轨、片面强调"现代化"，心目中忽视中医中药，大量的医疗器械，大量的西药，将从国外涌入，大量的外汇将向国外流出。前途十分使人担忧！

有人以为当前实行市场经济，优胜劣汰，以强并弱，是自然规律，这就忘记了我们的市场经济也应该是有中国特色的社会主义市场经济。中医有几千年的发展历史，为中华民族的繁衍，做出重大的贡献。但由于历史的原因，很多人对中医不了解，认为中医古老、落后。但当前的现实是20世纪70年代世界出现针灸热，八九十年代中医中药开始全面走向世界，你认为中医古老，外国人则认为新鲜；你认为继承过头了，法国人则认为中国的传统针灸已经失传，针灸的传统已在法国。幸得我校的靳瑞教授20世纪80年代到法国公开表演"烧山火"、"透天凉"手法，皮肤温度计给予证实。当场施针，使已不能舞蹈几个星期的女演员，重新起跳能舞，才扭转了他们的看法。但我国的针灸师，能掌握针下凉、针下热之手法者有多少人呢？

由此可见，"接轨"，不要以为只有我们去接外国的轨，就中医药而言应是外国接中国的轨。

许多人认为中医发展缓慢是中医药学不科学，近二三百年来与世界自然科学脱节所致，因此认为发展中医药，必须给予改造才有出路。有些中医学者也有同此论调，于是"反思"、"误区"的文章刊登了不少！使中医学生与年轻中医更加迷失方向。由此中医的临床水平在一步一步走下坡路！其实，幸亏近百年来与西方自然科学相脱节，是一件好事。别说19世纪，就算20世纪，与自然科学密切相结合的西医学把人比作机械，中医学却充满了辩证法，如何能与之相结合？按照余云岫之流对中医药的看法，中医除去被废除之外别无他途。20世纪20年代西医认为人参只含糖分，不会有什么起死回生之功。直到20世纪五六十年代，亦只承认人参皂苷，说参芦的人参皂苷成分也不少（但中医学一贯认为参芦与人参的作用是相反的）。最近才注意到还有人参多糖。今后可能有更多的发现。如果20年代的中医相信当时的化学分析，中医药学不就倒退了吗？中药之研究，20世纪90年代以前只承认分析之研究，只有找药物的单体有效成分才是方向。认为搞复方的研究是倒退。而中医几千年来的进步是从单味药发展为复方。注意四气、五味、升降沉浮、药味归经、君臣佐使，按照中医的理论辨证论治用药。这一套如果都服从于找寻单体，认为药物化学已经到分子学水平了，四气五味何用？药物归经有何实验根据？只承认麻黄素、青蒿素，砷注射液才是中医研究的样板。这样一来，丰富多彩的中医药学便会走入穷巷了，岂不悲哉！！不错我们不能抹煞麻黄素、黄连素、青蒿素等的研究成果，它发扬了该药的某种作用，但不要忽视了，这些药并不具备原来药物的全部作用。我们不能将麻黄素放在麻黄汤中去治表证，不能将青蒿素放在青蒿鳖甲汤中去治阴虚潮热。西药发展日新月异，其中有一个动因——发现它的不良反应。像阿司匹林那样百年老药，几乎是绝无仅有的。而仲景之《伤寒论》药味只有九十多种，千多年来沿用至今，左搭右配，衍生成113方，这些方又沿用至今。如大柴胡汤能治急性胰腺炎，疗效比手术好得多。如果早早与当时之自然科学结合，沿着西医的路走，恐怕中医中药早已退出历史舞台了。不全部解体也无可救药了！

中西医药是两个不同的学术体系。不能认为西医是现代的，中医是古老的，科学之真理不是以时间先后为坐标的。何况中医不是古医，我们同样是现代的中医。

邓小平同志一再强调，检验真理的惟一标准是实践。我们必须在临床这一阵地上进行深入的研究，不断提高临床之水平，一方面提高自己中医水平，一方面运用最新的自然科学之成就。现在很多新科技对发展中医理论有利。惟有今天的新科技，才能与有潜在超前内涵的中医理论相结合，才能发扬中国医学之特色。只有发扬中国医学之特色，才能对人类卫生事业做出伟大贡献。

中西医并举是符合邓小平理论的，目前事实中医还远未达到被并重之水平，希望全国上下共同努力。

邓小平指出："改革是中国的第二次革命"，"我们所有的改革都是为了一个目的，就是扫除发展社会生产力的障碍"，"科学技术是第一生产力。"

邓小平的改革理论，经二十多年的实践，证明无比正确。反观前苏联，他们也进行改革，他们的改革却把好端端一个强大的苏联改成今天四分五裂、经济衰弱的俄罗斯及其独联体！

中苏改革的差别根源在哪里？核心问题在于中国要建设有中国特色的社会主义，苏联要连根拔掉社会主义。改革之成败决定于方向的正确。

改革为了发展，发展才是硬道理。中医的改革一定要为了发展而不是改造中医、取代中医，这是不能动摇的宗旨。

中医药学是中华文化的瑰宝，过去为中华民族的繁衍昌盛立了大功，今后仍将为世界人民的健康事业再立新功。谁丢掉中医中药，谁就是民族的罪人，世界人民的罪人。所以中央对中医工作的指示——"中医不能丢"。

从学术角度看，中医有自己的理论体系，数千年来沿着自己的道路发展至今，与西医的理论不同，差别很大，但各有优势，优势互补，故中医不能丢。

中医药学不单是个学术问题，而是一个经济大问题。虽然缺乏统计数字，但从中西医疗机构的建设就可以看出问题的重要性。西医院不仅数量多于中医院，其建设规模，远远大于中医院。西医院治病当然以西医药为主，虽然西医院有中医科治病用中药，但中药所占之比例微乎其微。相反，数量不多，规律不大的中医院却日趋西化，在病房用西药之价值远远大于中药。试问中药发展之前途将如何?! 西药特别是进口西药的推销手段多多，动员医生用他们的昂贵新药。而医生们在与外国接轨的口号下，滥用昂贵的进口西药。目前的形势是以用进口新药为时尚，而我国西医会用中药者不多。反观日本的医生（西医）会用中药者（用日本药厂制的中成药），据说占 60% ~ 70%。这是一个鲜明的对比，说明西医学院之教育，必须改革，必须增加中医中药的教学时数。教学计划原定一百多个课时已经太少，有些学校还要压缩，试问这些学生将来如何会运用中医药治病呢？西医不会用中药，中医院医生喜用西药！中药的繁荣，关系广大药农、药商、药工的生产、就业、生活，关系国民经济的发展，不能等闲视之。

中医药的改革，是国家大事，不单是中医部门工作。改革开放 20 年的经验，要改革首先要改变观念，思想先行。必须首先改变对中医药的认识。世人对中医药的错误认识不少。如怀疑中医的科学性，不承认中医是一门科学。当过卫生部副部长的王斌曾在东北卫生部报告中公然说：中医是封建医，应随封建社会之消灭而消灭；中医在农民面前只起到精神安慰的作用，所以1953年全国中医都要学西医，以便改造成为西医的医佐。虽然这一"王斌思想"后来在《人民日报》上受到点名批判，但是他的恶劣影响根深蒂固，一直到1986年国家中医药管理局成立之前，中医药一直处于从属之地位。有人承认中医有疗效，但即使有疗效也不科学，要改造。用西医理论改造中医作为可以发展中医的错误观点，在中医界内也大有市场，这样的文章并不少见。显然，以西医理论改造中医当作发展的观点必须改革。

中医学有自己的理论体系，因为中医理论体系蕴藏着很多超前内涵，它能指导临床。即使面对新的疾病谱，运用中医的理论，可以逐步掌握对该病的辨证论治，并进而治愈之。一些疑难病症，中西治法大异其趣，有些病中医治疗处于领先地位。例如20世纪50年代石家庄、北京、广州三地先后流行"流行性乙型脑炎"，中医的治愈率达到90%，西医的治愈率只有70%～80%，而且后遗症多。20世纪90年代治疗流行性出血热，疗效也远高于西医。指导中医取得疗效者，靠《伤寒论》与温病学说。如国家七五攻关项目：流行性出血热之研究。南京周仲瑛课题组治疗1127例，其结果为：中医药组治疗812例，病死率1.11%；西医药对照组治疗315例，病死率为5.08%；经统计，$P < 0.01$，中医药组明显优于对照组。江西万友生课题组治疗413例，其结果为：中药组273例，病死率为3.7%；西医药对照组140例，病死率为10.7%，经统计，$P < 0.01$，中药组明显优于对照组。周、万二氏之研究说明，西医确诊为一种病，治法一样。按中医理论，由于时、地、人不同，周氏与万氏的治法截然不同。周氏治疗以清气凉营为主，万氏则以治温祛毒法为主。两者用以指导临床，靠的是中医治疗外感发热性流行性疾病的伤寒与温病学说。若两地易其治法，则病死率将高于西医药组不知多少倍！足见中医理论之重要性。丢掉中医之理论便丢掉中医，还有什么发展可言！

因此谈改革，第一要务乃思想上的转变。中医药界，目前思想上最大的障碍是——对中医药的伟大作用信心不足，其原因是对中医药系统理论的信心不足，其所以信心不足，归根结底是口头理论家太多，临床实践家太少。当一个中医学者脱离了中医药的临床，单凭想象便觉得这不科学，那也有缺点，特别是拿来与西医对照，便对中医药失去信心了。某些中医，在病房里诊治方法的运用，西医药多于中医药，看不见中医药的优点、长处，也就越来越对中医能否治疗急、危、重症失去信心。当前中医界谈改革当然道路不止一条，但我认为，最重要的一条就是把对中医失去的信心找回来。找回信心最好的方法，是多读中医书，特别是细读民国及其以前的名著，多运用中医之理法方药，运用针灸、推拿、各种外治法综合施治于急危重症患者。以现在中青年中医的文化水平，科学修养，又学了不少西医诊疗知识，只要方向一转，把重点摆正，光明便在眼前了，中医药学的腾飞便将出现于 21 世纪了。迟来早到，就看转变的快慢，努力的程度了。

有人可能对上述观点不以为然。那就来谈谈我最近读到的一篇颇有代表性的文章吧。文章的题目是——《变亦变，不变亦变》（以下简称《变》文）。作者说："中医学在与西方医学交流中逐步暴露出明显的劣势，很快从主导地位一变而成为从属角色，进而由从属而求生存。目前肩负我国 12 亿人口医疗保健的主力是西医而不是中医。造成这种局面的根本原因是中医学术本身的落后而不是其他。"

我们是历史唯物主义者，对历史的发展，不能离开唯物史观，单凭表面现象便下结论。的确，西医近百年来突飞猛进，有飞跃的发展，那是随着世界资本主义工业发展而发展的。反观中医近百年来，先有国民党实行消灭中医之政策，新中国成立前中医药事业已奄奄一息。新中国成立后王斌提出要改造中医，实行全国中医都要学西医，目的把中医改造成为西医的医佐。后为党中央察觉，撤了王斌卫生部副部长的职，并建立中医进修学校，以提高中医理论水平。但王斌思想却很难肃清，这是中医药处于从属地位的根本原因。

至于现在国家保健主力是西医而不是中医的问题，1984 年我曾从广东省卫生厅中医处取得下面几个数字：广东省解放初期有中医约 3 万；1961 年尚有 23306 人；1981 年减至 16900 人。从上述数字可见中国人口在膨胀而中医人数在骤减！广东中医大学只有 1 家，广东西医院校有 7 所，任何一所的招生人数都比中医学院多得多。1956 年前还没有中医教育。1956年秋全国只有4所中医学院成立，规模小，设备差。1962年广州中医学院毕业生只有104人，1963年毕业生只有60人。试问中医怎能当人民保健的主力呢？

教育不兴，后继乏人，中医学何以发展?!

《变》文为中医提出的出路最主要的一条是"必须认真学习西医"。这与王斌思想何其相似。《变》文认定中医要发展只有从属于西医，这是在中医理论上的"自我从属"的典型，有一定的代表性！

有关中西医理论问题，我们看看科学家钱学森是怎么说的："西医源起和发展于科学技术的'分析时代'，也就是为了深入事物，把事物分析为组成部分，一个一个认识。这有好处，便于认识，但也有坏处，把本来整体的东西分割了。西医的毛病也在于此，然而这一点早在100年前恩格斯就指出了。到大约20年前终于被广大科技界所认识到，要恢复'系统观'，有人称为'系统时代'。人体科学的方向是中医，不是西医，西医也要走到中医的道路上来。但已有的中医理论又不能同现代科学技术联系起来，而科学技术一定要组成一体，不能东一块西一块。解决这个问题就是您所说的中医现代化，也实际是医学的现代化。"

钱学森又说："西医中的人知识面不广，尤其对今天人体科学的新发现不甚了了，不知他们脑子里装的那一套已经陈旧了，而新的发现却说明经典西医理论局限性太大，好多现象讲不清。所以国外医学家倒反而对中医理论很感兴趣。要解决这个问题，就必须启发引导这些西医论者认识今天人体科学的实际，这要写文章，介绍情况，做扎实工作。"这是钱老对中医理论的精辟之论。英国科学家李约瑟博士也说过西医将来的道路就是走向中医的道路。两位科学家的看法一致，值得我国中医界的"自我从属论者"深思。

放眼世界，中医的针灸20世纪70年代走向世界，中医药全面于20世纪80年代开始走向世界。现在澳洲、加拿大，都已接近承认中医的专业地位，美国许多州都已把针灸治疗纳入保险医疗，香港要建立中药港，北京中医药大学在德国办的医院，求医者要排队数月。21世纪中医将大步奔向世界，就怕我们派不出真正有中医素养的中医耳！

以上讨论的是中医当前的改革，首先要改变对中医自身认识不足，总把中医看成守旧、落后，说成是发展缓慢的原因，看不到自身的优势与光辉的发展前途，丢掉中医不觉可惜！宝贵的东西已丢失太多了！

其实中医的改革开放在 100 年前就开始了，中西汇通派的历史是最好的说明。唐宗海的《中西汇通》，已接受西医的脏腑图说。继之者恽铁樵等提出改进中医的主张，引西说以证中医，这种思潮一直至民国时期仍未停息。但终因历史条件及中西医理论各成体系，未有新科技的成就，没有唯物辩证法作指导，终未能找到出路耳。

自 1958 年以来，一些西医学了中医，中西医合作曾经出了不少震动世界的科研成果，如急腹症非手术疗法，针灸麻醉等等。但最近这方面的发展缓慢了。自 1986 年国家中医药管理局成立之后，中医有机会参加科学研究，便出了不少世界一流的成果。过去认为中区治不了急症，近年来中医中药在治疗急危重症方面都有可喜的成就。这充分说明中医近百年来虽然受尽折磨，但十一届三中全会以来特别是国家中医药管理局成立以来仅仅十多年，中医药科研的成就多么鼓舞人心啊！为什么总看不到中医的优势所在呢？

凉秋九月，我们 15 位白发老翁，相聚于长春宝地，应国家中医药管理局之邀请，为了振兴中医，开班讲学，把自己中医药学术之一得，毫不保留，奉献给亲爱的中青年学者。正如清代何梦瑶说的，这些是碥石，供 21 世纪的中医栋梁们作为向上攀登的碥石！

（1999 年 8 月 15 日于广州）

寄语青年中医（二）

21 世纪中医药学的命运将如何？

21 世纪将是中华文化的世纪，是中医药腾飞的世纪。这不是空话、大话，我认为这是历史的必然，相信历史将为我们作证，请拭目以待。

自鸦片战争以来，到 20 世纪的前半叶，中华民族灾难深重，中医中药已奄奄一息！新中国成立之后，中国雄狮醒了，中医中药也开始复苏了。反思欧美文化，在 20 世纪创造了史无前例的辉煌，创造了物质世界的顶峰，但给地球环保带来的灾害，将祸及子孙；资本主义文化，剥削、掠夺，只要自己活得更好，不管别人的死与活。侵略、战争，20世纪从未停息过。21世纪真正的马列主义大旗，飘扬在中华大地之上，人类未来的幸福，寄托于中华文化的发扬与推广。中华文化的瑰宝，有人称之为第五大发明，21世纪中医中药将发展腾飞，造福于人类。这是唯物史观的前瞻而不是空想。

回顾中医中药，20世纪前半叶，中医教育不被政府承认，民国以来中医虽未遭消灭，但受尽卫生行政部门的轻视、歧视与排斥。新中国成立后"王斌"思想流毒深远，20世纪80年代中医中药仍处于从属之地位。在这样的历史影响之下，正确认识中医中药的科学性，实为难矣！时至今日，强调现代化，强调与世界接轨，于是又增加了人们对中医药的误解！近数十年来，批评中医落后、保守，把中医药学的发展缓慢，错误地归咎于中医学术本身。能发扬中医学理论的优势并加以大声疾呼的文章则并不多见！可悲可叹！！

中医能治好病，说你是"经验医学"；你说中医有理论，说你是"哲学"；若说中医饱含辩证法思想，说中医只是朴素的辩证法。总之，有些人必把中医药贬低然后快，并以显示自己之高明，企图改造中医，视而不见充满唯物辩证法思想的中医药理论已建立于两千年前，而且天衣无缝地和中医药理论结合得如此深刻，如此丰富，如此能指导中医药理论不断发展。这是多么值得炎黄子孙引以为自豪的事啊！建议中青年中医同志，请多读一些马列主义的辩证唯物主义和历史唯物主义，正确掌握科学的哲学以指导研究生命科学，发扬中医药掌，千万不可作脱离中医药学精髓的空头理论家。

中医药学的精髓出于哪里？几千年来，不是出自实验研究，而是出自临床实践，在中医系统理论指导下的无数临床实验。为什么汉代出医圣张仲景，因为传染病在"建安纪年以来，犹未十稔，其死亡者，三分有二，伤寒十居其七，感往昔之沦丧，伤横天之莫救，乃勤求古训，博采众方……，为《伤寒杂病论》合16卷。"这部巨著是理论整理与临床实践相结合的科研成果。直至今天仍具很高的科学价值。又如金元时代的李东垣，生活于连年战争的环境中，他继承《内》、《难》、《伤寒》的学术思想与系统理论及其师张洁古的创新思想及辨证用药理论，经过无数的临床实践，写成名著《脾胃论》，取得甘温除大热等全新的科研成果。这些成就，今天仍然显得珍贵，能在临床上取得西医药无法取代的效果。

李东垣没有进行动物实验和化学分析，却能创造出如补中益气汤之类的名方。几千年来众多名医，众多的新学说，从哪里来？是在继承中医系统理论基础上，通过医疗、康复、养生的无数实践总结提高得来的，中医走的是不同于西医还原论之路。中医是在先进的系统理论指导下，通过宏观观察与临床实践得来的。因此在理论高度上，不是落后而是先进的。举例如西医知道肺有非呼吸功能不过近几十年的事，中医早就知道肺对血循环系统的影响及对水液代谢的作用，中医治水肿，不但知道利尿，还知道有时要"开利肺气"。西医知道脾有免疫功能，再不敢随随便便把人的脾切掉，只不过近四五十年的认知。而张仲景早就提出"四季脾旺不受邪"。这不清清楚楚说——脾有免疫功能吗？为什么宏观研究就不能领先于微观研究一千七百年呢？

有人说现代医药已达到分子水平了，比之中医的四气五味，升降浮沉，已相去千万里，不可同日而语了。西药天天出新药，好像其创新的生命力，特别使人佩服（但另一方面也反映其没有经得起时间考验的好药）。化学药能人工合成，中药仍是草根树皮，对比之下，中药太落后了。我们试回过头来看看汉代张仲景的方药，看看能否有所启发？《伤寒论》用药90多种，组成方剂113方，但在治病的舞台上，千多年来直到今天仍熠熠生辉，若用现代的化学研究仍难以揭其奥秘。请以白虎汤为例，1956年石家庄乙型脑炎流行，证属暑热，中医用白虎汤治疗，治愈率达90%，且无后遗症，而当时西医治疗的死亡率在30%左右，且有后遗症。这一疗效受到怀疑，几经调查、核实才得到卫生部的肯定。但当时广东省中医进修学校一位药理学教师，用白虎汤进行动物实验，不论是单味药，或四味药合用都没有退热作用！白虎汤用治阳明高热，合格的中医都有白虎汤可以退高热的经验。白虎汤能不能退热，应该相信一千七百年前的仲景，还是相信大白鼠的实验结果呢？

又如桂枝汤，由桂枝、芍药、炙甘草、生姜、大枣5药组成。主治外感风邪，头痛发热汗出恶风之证。在《伤寒论》，桂枝汤及其演变之药方共19方。如桂枝汤原方，加大黄一两，加芍药一倍便变为桂枝加大黄汤，主治误下而阳邪不解，因而腹部大实痛者。又如桂枝加大黄汤，原方去大黄加入饴糖，又变成补益的小建中汤。这些汤方的加减变化，估计用分子化学也难以分析说明其疗效改变的机制。又如李东垣的补中益气汤如果离开了李东垣的升发脾阳的理论，很难想象在参、芪、术、草、当归之外加入柴胡、升麻的道理。我们今天能想象用化学合成之研究方法，创造流行七百多年的补中益气汤来吗？

我这里没有否定现代化学对药物研究的重要性。我只想说明，不仅只有微观才能进行科学研究，根据中医药的宏观理论也能进行科学研究，并且取得超现代的科研成果。其实验的对象是最高级动物——人。这样得来的成果多么值得珍贵。

中医中药，自从国家中医药管理局成立之后，形势一片大好，论教育从中专至博士后，论医疗从县中医院到国家级中医院，论科研机构在中医而言数目是空前的。但我们不能盲目乐观。中医教育45年之后，开始发现问题了，学生对中医药之信心不足，毕业生中医药的水平在下降，中医院的日子有些不好过，科研还没有大的突破。中医水平在下降，我们老中医早就看出问题，现在56、57、58级毕业的老三届毕业生也看出问题了。问题出在"重西轻中"，自从经典著作成为选修课之后就更加每况愈下了！

中医所以历经百年的风风雨雨，推而不倒，能巍然屹立者，治病有良效也。如果不能用中医药为人民解除疾苦，则中医中药可以休矣！！中医中药应当消亡了。我们坚定相信，历史的发展不会这样。当中国的中医放弃中医药的时候，中医药会更快地流行于国外，试看今天活跃在世界各地的中医吧，凡是有水平的中医生活都过得很好，他们只能用中医药为人治病，他们中医药水平就能更快地提高。

青年中医们，不管你是大专、本科、硕士、博士、博士后毕业，我们真诚地祈望你们重新温课，进行经典再学习，多读书，多临证（不管你干什么工种，都不能远离临床工作），尽量用中医、中药、针灸、按摩等手段把各种各样的患者治好。我们不排斥西医，但必须坚持以中医理论为指导，能中不西，先中后西，中西医并用。

临床研究是中医药学最重要的实验室。论中医药学，应该是世界向我接轨，千万别用西医的理论去改造中医。应该接受 21 世纪的最新科技去研究中医、发展中医，使中医药学来一次"质"的飞跃。我们更希望在中医药学飞跃发展时，中医药的成就又会反过来促进世界新科技的发展。

我坚信和 21 世纪的新科技相结合就会带来中医药学的腾飞。要腾飞必须有一个基础，那就是目前十分需要千千万万个高明的中医临床家和相对少数的基础研究家。中医药理论的源泉来自临床实践，检验真理的惟一标准是实践。当 21 世纪年轻一辈成长起来，能用中医药解决世界医学上的难题，发扬中医理论，还有什么事情比这更激动人心呢?!

21 世纪，中医药已站在腾飞的起跑线上，辉煌的时刻已一步一步走向我们。年轻的战友，努力吧!

（2001 年 6 月于广州）

希　望（一）

国家中医药管理局自 1986 年 12 月成立以来，中医工作有很大的发展，中医事业充满着希望。

中医事业百废待兴，其最大之希望在于人才的大量成长。本医话之第一则《祝愿》发表已两年，第一个祝愿是祝愿中壮年中医走上各级领导岗位管理好各项中医工作。经过大批领导同志的努力，中医事业已有很大的起色。希望在领导岗位的同志，百尺竿头更进一步，胸怀宽广，能团结老中青一起共同奋斗；希望以振兴中医为己任，切莫为职称、待遇等问题所困扰，要敢于为维护中医政策而斗争。中医事业之兴衰比个人之得失大千百倍，不是几十年来全国中医力争摆脱从属地位，能有今天的局面吗？希望在各个领导岗位上的同志能经得起历史的考验。

希望中医各种人才大量涌现，特别希望临床各科人才的大量成长。临床的东西丢得太多了，所以中央对中医工作的指示，首先指出"中医不能丢"。中医经百多年的摧残而不败，全靠能为人民解除疾苦，临床水平不断提高才能适应现在社会之需要。时代在变，疾病也在变，我们一方面要引进现代的科技成果，但更重要的是对中医的系统理论打下扎实的基础，勇于实践、善于实践，才能沿着中医的大道，有所发明有所前进。

广州中医学院（现广州中医药大学）第一届毕业同学黎家玉同志，毕业后搞了几年内科，眼见中医眼科日渐失传，而农民的眼病甚多，遂立志专攻眼科。凭着在学校时期学过眼科，在这一基础上，靠自己钻研，向文献学习，通读了：《眼科龙目论》、《银海精微》、《玄机启微》、《审视瑶函》、《眼科阐微》、《眼科精华录》、《一草亭目科全书》等十多种眼科中医典籍，吸取其理论与经验之精华，用之于临床并加以验证与提高。业务乃蒸蒸日上，治愈了当地众多的眼科患者。他对比较棘手的眼底病变以至眼科的急危重症及疑难病症，都取得比较好的成绩。他坚持施用针拨套出术治疗白内障，筛选古方创制了多种外用的中药制剂均有较好的疗效，从而踏入全国中医眼科学者的先进行列。省卫生厅委托他举办了几期中医眼科医生培训班，为广东省培养了一批眼科专业人才，填补了各县的空白。黎家玉同志走过来的路子，相信对各科临床医家都有启发作用。

新中国成立前成才的老中医越来越少了，抢救老中医的经验，喊了三十多年，但收效甚微！时当今日，去者苦多而存者亦已力不从心，靠他们在学术上技术上传帮带已有困难了。尚幸不少老同志或已去世的学者大多有著作在，古文献就更加浩如烟海，其中宝藏不少，如果努力去发掘、整理、研究，一定会大有收获，这就全靠我们中青年一代了。

使既古老而又充满活力的中医学焕发青春，这是我们的希望，是中国人民的希望，也是东方文化振兴的希望所在。

（1988 年元月）

希　望（二）

1999 年已经来临，20 世纪的最后一年将光临大地，人类将进入新纪元。21 世纪将是中华民族辉煌发展的世纪。中医药学历来与国家民族的命运连在一起，应该也是辉煌发展的年代。但实际形势，并不使人放心！手头有《瞭望》周刊 1998 年第 23 期一篇文章——《为中医的发展"号脉"》。文章讲的是上海中医药的情况，文章指出，据专家估计，在上海市每 4 个人中就有 1 个人看中医。但距离建成全国一流的中医治疗和科研中心，满足患者求医需求，上海中医界遇到的现实问题有三：一是实施城区卫生规划，就给中医事业的发展带来挑战，为发挥医院的集合式效应，将不少中医医院列入拆并行列，中医医院将面临成为中心医院的一个科室的前景。二是上海正在加大医疗保险制度，中医医院无论从历史、规模、保障能力上与综合性西医院比较都有着客观上的差距，竞争将使中医院的挂钩单位骤减！三是由于普遍缺乏现代化设备，中医医院的诊断水平一直是薄弱环节。

文章指出，医疗改革、市场竞争和硬件水平，客观上对中医事业有不利的影响，但中医内部的诸多问题更使人感到棘手。上海中医院内"西医化倾向"日益加剧，中医特色正在淡化。在病房中，西药已占用药总量的半数以上。又因中医医院收费的技术含量少，药费占收入的 60% 以上，个别医院甚至高达 80%。将来一旦实现"医药分流"，许多中医院将面临生存考验。

文章为中医"号脉"辨证分析可谓入木三分，深刻得很，带有普遍意义。

希望全国中医机构应尽早想方设法，迎接未来严峻的挑战。我想中医药发展至今已数千年，国民党第一次卫生会议要消灭中医而消灭不了，岂能在把发展中医药写入宪法，党中央国务院一再提出中西医并举之时，中医药反而要走向萎缩吗？我对中医药前途抱乐观态度。

物必先腐然后虫生。《号脉》一文所指出的——"中医院内西医化倾向，日益加剧，中医特色正在淡化。在病房中，西药已占用药总量的半数以上。"这才是中医药发展的致命伤！

当全国大多数中医，忘记了自己的特色，不去发掘研究中医药之所长，自愿从属于西医，那就不用很久，估计四五十年，中医便走向消亡了。

中医药学是一门应用科学，用于为人民保健、预防与治疗。如果我们不能随着时间的发展而发展，甚至把自己的特色与优势丢得一干二净，在人民面前还有存在的价值吗？中医兴亡，匹夫有责。但希望寄托在中青年一代，特别希望中青年一代中，在中医药各个领导岗位上的同志，切勿忘记肩上的责任。首先要端正对中医的认识。不要轻视中医之系统理论，必须到临床第一线去实际运用中医中药为患者解除疾苦，要把自己从现有的基础上提高成为第一流的中医。懂西医没有错，诊断疾病能用中西两套诊断最好。但在中医系统理论指导下，进行辨证论治，尽量采用中医的综合治疗，所谓中医的综合治疗，包括口服中药、针灸、按摩以及其他外治法，不一定中药加西药。当然，偶然一用，或在某一环节上一用，亦未尝不可。但占主导地位的应是中医疗法。这样才能不断提高中医的临床水平，也只有这样才能总结经验，才能有所创新，有所成就。

（1998 年 7 月 30 日）

临　　床

中医近百多年来受尽了歧视与摧残，却仍然得到人民的信赖，并在科技发达国家引起"中医热"。为什么？其一因为中医有一套经得起实践考验的理论体系；其二因为中医药能为人民解除疾苦。

新中国成立后，由于中医学院的建立，中医理论的整理与提高，已有一定的发展。由于过去卫生行政领导部门贯彻中医政策不力，全国中医医院数目屈指可数，设备简陋，甚或只有门诊而没有病床，那少得可怜的床位住的又是慢性病，或治疗上亦多中药加西药，因而临床水平得不到应有的提高，严格地说，水平在下降。解放以前中医治疗急危重证，多以"家庭病床"形式诊治，新中国成立之后西医医院大量建立，而中医院则甚少，中医只能守住门诊阵地，而失去了住院这个重要的阵地，故临床水平在下降是不奇怪的。如果我们不呕心沥血地把目前仍然有限的病床用在不断提高中医之诊疗水平，发扬中医之特色，则中医之前途不容乐观。如果不能用中医中药方法保护人民健康，中医中药便没有存在之必要了。如果我们不下决心千方百计提高中医临床水平，我们也会对自己失去信心的。当今不是有个别中医对于中医本身能否发展已经失去信心了吗?!

所谓中医之特色，并不是三个指头加一个枕头。我们希望所有的中医院都逐步用新设备武装起来，逐步做到双重诊断，在中医理论指导下，尽量运用中医中药的各种治疗方法去处理患者，提高疗效。我相信，中青年一代中医是能做到这一点的。

提高临床水平，有几条：①把老一辈的学术经验继承下来。②向文献发掘。③向有一技之长者学习。④加强临床锻炼。四者之中，文献是个宝库，有取之不尽的宝；老中医学术经验的继承在时间上有紧迫感，稍纵则逝；而加强临床锻炼则是最根本的。

中医学院教师有临床课与基础课之分，除了临床课教师必须提高临床水平之外，我认为基础课老师也不能脱离临床。中医学之发展，过去不是依靠实验室，而是依靠临床总结，从不断总结中再上升为理论，所以许多理论不通过临床就无法理解。当然，基础课老师搞临床与临床课教师的要求应有所区别，但应拨出一定的时间到门诊及病房中去实践。亦可带着理论问题到临床中去探索。至于中医基础理论研究亦应发展到实验室中去，并且要在实验研究中也搞出中医之特色来。理论研究与医疗预防实践相结合是一个正确的方向。

读　书

国家中医药管理局于 1986 年 12 月正式成立，标志着中医已于从属地位中解放出来，中医事业发展的障碍已排除，今后中医的发展主要看中医自己的努力了。

近百年来中医受尽了压迫与摧残而不倒，全靠能为人民解除疾苦，今后中医要大发展，首先要不断提高临床疗效，以满足广大人民的需要。培养大批真才实学的临床家，乃为当务之急。

临床家如何培养？一曰多实践，二曰多读书，实践与读书互相促进。历史上多少名医都是这样成长的。现代名医如北京的岳美中，湖南的李聪甫就是典型的例子。岳老先生没有进过医学校，甚至也没有正式从师，年轻时身居穷乡僻壤，白天教小学兼为人治病，夜晚则发奋读书，勤学苦练终成一代名医。李老 13 岁进药店当学徒，立志自学成才，靠零星

"小费"积蓄买书，3年徒工期满，积累了一大箱医书。再经3年帮工，半工半读，19岁开始业医。李老今年83岁，对于他的学问文章，我是很钦佩的。

读什么书？我认为不能满足于现代的教科书、参考书及中医杂志，还应选读"古籍"医书。所谓"古籍"，过去指明代以前的著作，现在指清代以前之著作。我认为明清时代是中医学发展的高峰，是中医学光辉的几百年，鸦片战争以后中医学才停滞不前。明清时代各科得到发展，很多著作（包括注释经典之著作）凝集了数千年之精华，再加上明清时代的创新之作，真是丰富多彩，决非新中国成立后三几十年便能全部吸收消化取而代之的。今天读古籍以便吸收消化，为人民服务，同时也是为了明天取而代之。国家中医药管理局正大力组织点校注释中医"古籍"工作，今年将陆续出书。

如何读古籍？古人写书的风格与现代不同，文字精练含蓄，所以读者不能泛泛而读，应该反复细读。在这方面，吴鞠通给我们树立了榜样。《温病条辨》是吴鞠通对温病学说的一大贡献。仔细分析，原来这本名著是吴鞠通精读叶天士《临证指南医案》结合自己的临床经验写出来的。为什么这样说呢？叶天士说："河间温热须究三焦"，这就是《温病条辨》三焦辨证的来源。再看叶霖评注《温病条辨》对吴鞠通的评语中可以看出，吴鞠通不但在指导思想以及内容上汲取叶天士《临证指南医案》的精髓，甚至有时大段大段地引用《临证指南》案后华岫云等人的按语。如《温病条辨》中焦篇第六十九条湿热不解，久酿成疸之按语，即大段引自《临证指南》。叶霖批评说："论黄疸证治，全从《临证指南》蒋式玉论中窃来……欺世盗名，莫此为极。"叶霖之批评很不客气，其实吴氏早已声明："惟叶天士持论和平，立法精细。然叶氏吴人，所治多南方症，又立论甚简，但有医案，散见于杂症之中，人多忽之而不深究。瑭故历取诸贤精妙，考之《内经》，参以心得，为是编之作。诸贤如木工钻眼已至九分，瑭特透此一分，作圆满会耳。"

计《临证指南》所收"疸"证之医案共十例，吴氏采其三例著之于书，因其皆非治疸之常法，又是吴氏实践有得者，足见学于叶氏而能化裁。吴氏读书与实践相结合，能有所创作之精神，十分值得我们学习。

至于叶霖读《温病条辨》能多处找出其师承于叶天士之踪迹。则叶霖读书精细，也是值得我们学习的。

经　　典

中医四大经典著作，新中国成立前指《内经》、《伤寒》、《金匮》和《神农本草经》。解放之初，中医授课，以此四大经典为教材，自中医学院成立后，逐步以《内经》、《伤寒论》、《金匮》及《温病学》为四大经典著作。本草学后世已有较大之发展，《神农本草经》已被后世之中药学所取代，而温病学则在《伤寒论》的基础上发展成为外感发热病学的一大派，在治疗发热性传染性疾病中，其辨证论治、理法方药，既有创新性又有经典性，因而成为经典著作之一。

四大经典著作在今天仍有重要之现实意义，作为一个中医必须好好学习。至于中医教育如何安排这四大经典著作则值得研究。若把四大经典作为基础课，我早在 20 世纪 70 年代与侯占元同志发表文章，认为这是不妥当的。一个高中毕业生，自小学至中学，从未接触过中医名词术语，古文基础又差，初入学便碰上艰深难读的《内经》，是不容易学得进去的，何况又和《中医学基础》课一同开设，两者内容又有重复，学生便有意见。如果把《内经》放在第三学年，作为提高课来学习便不同了，能在一个较高的起点去钻研《内经》之精髓。

《伤寒》与《金匮》、《温病》三门都属于临床课，把它作为基础课是不对的。这三门课程的教师被视为基础课老师而长期脱离临床工作。是很可惜的。不搞临床，没有体会，如何能教好这些课程呢？

《伤寒》、《金匮》、《温病》这三门课程，非现在之《中医内科学》所能概括，有些学院把这三科列作选修课，也是不对的。这三门课可以放在《内科学》之后开课。

现在有一种奇谈怪论，认为今天已经是 20 世纪 80 年代，还去学千多年前的仲景著作！我们早已超过张仲景了。这种论调十分错误。世界上的著名军事学家，并不因为《孙子兵法》是两千年前的作品，那时并没有飞机大炮而轻视孙子。正相反，不仅现代的军事学家重视《孙子兵法》，日本有作为的企业家，也把《孙子兵法》列为必读书。这就是东方文化的特色，往往并不因为时光流逝而减少其学术光辉。张仲景总结了汉以前数千年之经验与理论，直到今天，我们还未对《伤寒论》、《金匮》作过全面的彻底地整理与研究，它对于我们来说是一个还没有采掘完毕的宝藏，岂能盲目地说它古老而随便丢掉！很难想象一个把祖宗留给我们的宝藏都丢掉的人，能自称是一个勇敢的发明家。空谈发扬之论者休矣！

《伤寒》、《金匮》书中，没有治疗"出血热"之记载，但"辽宁省生物医学工程学会伤寒论现代研究网络"运用仲景学说治疗"出血热"取得显著的成果。用仲景属于下法的大黄牡丹皮汤治疗急性阑尾炎，不就打破了世界外科学会认为阑尾炎绝对禁止用泻剂的定论吗？20世纪60年代取得重大成就的非手术治疗急腹症的研究，不就是继承了仲景的攻下法吗？急性胰腺炎用仲景之大柴胡汤加减，疗效比手术疗法好，已有定论。

新的病不断出现，世界医药学家苦于寻找新药难，而中医治疗，往往古法新用，在中医理论体系的指导下，灵活运用，往往能出新的成果。世界各国药物不断被淘汰，现在正苦于药源性疾病不断发生！反观中医常用之药物用了几千年，只有失传者而未闻有被淘汰者。是中医保守吗？中药近来越研究越发现同一味药有新的作用，特别是复方新组合能产生新的疗效，何必淘汰呢？

中医经典著作是中医理论体系之所在，越研究越发现其理论价值，从而可以创造新的理论。在继承中国传统的方法与吸收西方现代科学之方法同时加以发扬，应是我们的宗旨。

薪　传

1988年3月14日在广州中医学院（现广州中医药大学）举办中医内科、妇科、五官科三个高级进修班开学典礼暨学院培训楼落成典礼上的讲话，现稍加修改发表如下。

作为一个老中医从时代感来看，今天不是一般的开学典礼，而是老一辈中医向中青年中医交接班的一个有代表性的大会。各位来自全国各地，都是当地中医队伍中的骨干分子，是振兴中医的重要力量。对我院来说，是国家中医药管理局成立以来交给我们的第一批光荣任务，是有历史意义的。

我们老一辈所处的时期，其任务与作用和你们是不同的。自从1929年国民党第一次卫生会议，通过余云岫的企图消灭中医的方案之后，中医界便面临着生死存亡的斗争，我没赶上当时的大斗争。20世纪三四十年代中医存与亡的斗争我是经历了的，其中还夹在抗日战争这一国家、民族存亡的斗争之中。新中国成立以后心想中医学已到枯木逢春之时了，但在1952年又冒出个王斌思想，中医又处于被限制、利用、改造之境地，我们又面对中医存与亡的斗争。广州原广东中医药专科学校，已办了几十年，1953年突然接到中南局卫生部的命令："勿须培养新中医"，虽然经过我们到卫生部门力争，但还是不准再招新生，原来的一年级学生也要转到卫生学校去！王斌下台了，中医应该渐入佳境了，但事实是表面上尊重中医实际上歧视中医，中医一直处于从属的地位，我们仍然不得不为中医之前途斗争。总之，几十年来，中医处于被排斥的地位，我们深受切肤之痛！可以说，我们老一辈在中医学术上的建树是有限的，在逆境中斗争不可能在学术上大有作为！

党的十一届三中全会之后，特别是1982年卫生部在衡阳召开中医医院暨中医高等教育会议之后，中医才迎来了真正的春天，1986年12月国家中医药管理局成立之日，才是中医事业摆脱从属地位的真正开始。而各位正在这样大好形势下，来参加中医药管理局指示举办的进修班学习，标志着你们接过了老一辈为存亡而斗争的班，把着重点摆到大大发展中医学术上来了。把中医学推向世界，把中医学推向未来，使中医学来个大发展，这是你们的中心任务。你们的任务比我们的更重，你们一定要无愧于炎黄子孙的称号，无负于岐黄、无负于仲景、华佗，无负于历代对中医学做出贡献的先辈，努力把中医学推向新的阶段，中医学从战国到秦汉是一个飞跃发展的时期，它在漫长的封建社会时期中仍然不断发展，直到鸦片战争以前中国医学一直走在世界的最前头。自鸦片战争以后中医发展才受到阻碍和削弱，处于停滞状态近一百多年。如今在20世纪80年代，党的中医政策已得到正确的贯彻，发展中医药已写入我国宪法。根据我的看法，20世纪90年代到21世纪，是我们中医学又一次飞跃发展的时代。我们现在还没有能在原有的中医理论体系中产生新的理论体系，但是，新的理论体系就从你们这一代开始艰苦的创造历程。要创造一个新的理论体系，我不能同意某些说法，例如1987年7月30日《人民日报》刊登的《中医学及东方文化应是开放体系》的论点。作者硬套一些新名词，给中医学戴上一顶"封闭"的帽子。错误地认为中医学的理论是"过时的自然哲学"，说五行学说是"唯心主义"之类。作者虽然自称是中医，但我认为他只是从理论到理论，缺乏中医临床实践，更加不会把五行学说指导临床实践，没有在实践中深入地体会中医理论的精华，因而产生种种误解，并根据误解，做出错误的判断。实践才是检验真理的惟一标准，中医的理论不是来自实验室而是来自临床实践，不通过临床又没有中医理论体系的修养，是很难把道理说得准确的，唯心主义恰恰是该文作者自己。

我们提倡创新，但千万不能把中医之精华丢掉。不要用对号入座的办法，简单地挪用西医的理论与方法去改造中医之理论体系。比如白虎汤是一张著名方剂，能退高热，但如果用一般的药理常规方法进行动物实验，白虎汤不但无一味药有退热作用，白虎汤煎剂也没有退热作用，如果因此下结论说白虎汤无退热作用，岂非笑话？关键是其实验动物模型不对，它的发热不是《伤寒论》所说的阳明经热证。用白虎汤去治疗麻黄汤或桂枝汤的发热证，应当算是医疗事故。发展中医必须以我为主，即以中医理论体系为主，与现代自然科学技术及社会科学相结合，就一定能产生飞跃的发展，到那时就可以把阴阳五行学说送进历史博物馆了，但现在不行。这个飞跃不可能在你们这一代成功，估计要一二十代或更多的代数，才能完成这一伟大的历史使命。看来，本世纪末可以说是中医飞跃发展的准备阶段。希望你们把目光放远一点，把自己看成是责无旁贷的骨干力量，为完成这一伟业而努力奋斗，把中医学术推向前进。

曹　公

曹公者谁？曹颖甫也。何为而话曹公？悼念曹颖甫先生殉难五十一周年也。

前话《眩晕》与《肠痈》都曾介绍过曹先生。颖甫先生生于1866年，幼时就读于江阴著名的南菁书院，汉学根底深厚，有诗文大家之称；性情笃厚，有曹憨之外号，善写梅花，又是一个画家；中年才致力于医，为上海有名的经方家。民国初丁甘仁先生创办中医专门学校聘曹公为教授，任教廿多年，培养了不少名医，如秦伯未、章次公等是其得意之门生。秦伯未说：曹师有渊博的学问，可是业务并不太好，甚至异常清淡。后参加一善堂赠医施药工作，就诊者都是劳动人民，大展其经方派之所长，3年实践中，得到丰富的收获，《金匮发微》的内容，便是此时的治案。秦氏说："《金匮发微》仅仅曹师著述之一，最可宝贵的，不同于过去注家的寻章摘句，钻到牛角尖里，也不牵强附会，自作聪明。他把亲身体验到的老老实实地写出，没有经验的宁缺毋滥，绝对不妄加批判。这种知之为知之，不知为不知的精神，是曹师平生治学的特点，也就是《金匮发微》的实质。"我很赞成秦先生这一段话。读曹先生书，有同样的感受。应该继承曹颖甫先生这种实事求是的精神，著书立说，教育后辈必须坚持这一宗旨。

曹先生著作，除诗文之外，戊辰年写成《金匮发微》，庚午年写成《伤寒发微》，《经方实验录》乃其门人姜佐景整理先生之医案的实录。我于三四十年代得读先生之《金匮发微》及《经方实验录》，获益良多。不但《经方实验录》有先生宝贵之经验，《金匮发微》也附有不少先生成功之经验与独到的见解。《伤寒发微》我未细读为憾！至于曹先生有时将前人校刻原著之条文，根据自己的理解直改之而不加以注明，则是值得商榷的。虽然有些条文改得很对，如《金匮》桂枝茯苓丸之文，按原著条文很难读懂，只可意会，经先生一改，便容易理解。但作为注解前人之作，仍应保留原文然后加以校正，使读者知道来龙去路，何况个人所改不一定都准确无误。曹先生于桂枝茯苓丸条文之后附一医案给读者以启发，也可以看成是桂枝茯苓丸的变法。案云："无锡华宗海之母，经停十月而腹不甚大。始由丁医用疏气行血药，即不觉胀满，饮食如常人。经西医检验，则谓腹中有胎，为腐败之物压住，不得长大，欲攻而去之势必伤胎。宗海邀余赴锡诊之，脉涩不滑，不类妊娠。当晚与丁医商进桃核承气汤，晨起下白物如胶痰，更进抵当汤，下白物更多，胀满悉除，而腹忽大。月余生一女，母子俱安。"

每读先生之书，敬佩其胆识，师古而不泥古，乃名实相符之名医也。但这样一位大医学家，却壮烈地死于日寇军刀之下，今已51载了，思念先生使人痛心不已！七·七抗战开始，曹先生返江阴故居避难。1937年12月7日，日寇闯进曹宅，曹先生大义凛然，怒骂日寇，不顾70高龄，以仗与敌相搏，为敌所毙，死后且剖其腹！日寇之野蛮可见一斑！而最近日本国土厅之奥野大放厥词，说日本军国主义者践踏我国国土，残害我国人民不是侵略。故愤书此文，一则以纪念曹颖甫先生殉难51周年，再则以抨击奥野之辈。

（1988年7月）

岭 南

1988年9月中华全国中医学会广东分会及中华医学会广东分会医史学会在广州共同召开了岭南医学研讨会，会议委托我作总结。兹将该总结发言节录发表于下。

这次大会和上次（1986年）大会比较，可以看到有明显的进步。①就大会的规模来看，上次会议只有广东一个省的同志参加，而这次会议有广东、广西、海南三省的同志和香港、新加坡等同道们参加，共提出论文达92篇，其范围之广，内容之丰富均胜于上次会议。②从论文的作者层次来看，上次会议的作者大多数是医生以及硕士研究生，这次会议论文的作者有医生、讲师、副教授、教授、硕士研究生、博士研究生，还有本科生。由此可见，一个研究岭南医学的老、中、青队伍在这次大会上出现了，说明了这次大会是生机勃勃的大会，也说明了我们医学史的队伍是后继有人的。③从大会的内容来看，这次会议探讨了岭南医学的渊源和特色，比较全面系统地探索了岭南医家。如研究了若干岭南医家的传略、著作、学术思想和成就，特别是对葛洪及其《肘后方》、刘昉及其《幼幼新书》、陈复正及其《幼幼集成》、何梦瑶及其《医碥》的研究较多，形成了重点。对岭南地区的近现代医家如陈伯坛、杨鹤龄、黄省三、刘赤选等也有较深入的研究，有的还点校了他们的著作，例如《岭南儿科双璧》，这个工作不单是保存绝版的文献，对临床也是很有意义的。有篇广州中医学院（现广州中医药大学）杨医生写的文章，他通过实践证明虽然由于时代变迁，古代儿科四大症麻痘惊疳现在没有了或少发了，但岭南儿科名家程康圃"平肝泻心补脾"六字法则，现在儿科临床上很常用很有用。另外还有研究岭南少数民族如壮族、黎族医学史；研究香港、亚细安地区的中医沧桑史；还有不少同志研究了所在地区的医学教育史、医学会史、医院史、药厂史、疾病史、医疗技术史等。此外，广州中医学院（现广州中医药大学）还组织力量，将岭南医学研究伸展到其他学科，如运用电子计算机处理岭南名医资料，有专门研究岭南温病学的博士研究生等，这都是很有价值的工作。我们这个会议还有一个特色，就是有药厂的同志参加，这是将中药制药业纳入中医药管理局管理的体现，也是中医与中药不可分割的体现。

新加坡中医学院李金龙先生认为参加这次会议，才知道亚细安中医与岭南医学有血缘关系。亚细安（即东盟六国）两千多万华侨人口中，粤籍人士约占60%，还有40%是福建系统，粤籍中医当然是岭南的一个分支。他表示今后将加强对岭南医学这个分支的历史研究。

研究岭南医学的意义。自1977年，美国的恩格尔教授提出医学模式理论以来，西医学正在由"生物医学模式"向"生物—心理—社会"医学模式转变。中医学一开始就重视心理、环境因素，如果将《内经》时代的医学用医学模式来概括的话，就应当是"生物—心理—社会—自然"的医学模式。《内经》提出的"天人相应"观，钱学森概括为"人天观"，我认为"人天观"这个医学模式更先进、更科学。因为人有能动性，会适应自然、征服自然。医学研究不能脱离地理环境、社会环境、个人体质，应该因时、因地、因人制宜地去研究疾病和治疗疾病。我国幅员辽阔，由于地理环境的差异和历史上开发的先后，各个地区的情况千

153

差万别，医学发展也表现出明显的不平衡性，岭南医学就有地方与时代的特色。五岭以南旧称岭南、岭表、岭外，包括了现在的广东、海南、广西大部地区。由于五岭横亘于湘赣与粤桂之间，形成了一个不同于中原的地理环境，不仅气候、风土、人情有异，人的体质、疾病亦不尽相同，因此岭南医学重视南方炎热多湿、地处卑下，植物繁茂，瘴疠虫蛇侵袭等环境因素，着眼于南方多发、特有疾病的防治，勇于汲取民间经验和医学新知，充分利用本地药材资源。这就逐渐形成了以研究岭南地区医疗保健药物资源为主要对象的岭南医学。岭南医学是中医学普遍原则和岭南地区实际结合的产物，这一研究的成果不仅可以表现该地区医学发展的特殊性，通过对这些特殊性的研究，反过来也有助于认识整个中国医学史发展进程。那种认为地方医学研究成果只适用于局部，其实是一种误解。所以深入研究地域性医学，并不是"搞地方主义"，而是丰富发展我国传统医学内容。

要深化对岭南医学之研究，必须注意提高史学研究水平，掌握先进的科学方法，深入探讨阐述历史表面现象与本质，从理论角度加以提高，不可草率下结论。例如最近反响强烈的电视连续剧《河殇》，我们赞成对我国几千年的文化要进行反思，但文化的辉煌成就不能贬低。该剧对历史事实的处理也有其不足之处，剧中有关张仲景等三人墓塚大小的评论欠准确。诸葛亮、张仲景、张衡三人比较，诸葛亮不但是政治家、军事家、文学家，而且对自然科学也很有研究；张仲景是医圣，创立辨证论治理论体系，对后世中医学发展影响实在太大；而张衡对后世的影响远远不如前两人。这绝不是因为前者的官越高墓越大。张仲景是否曾任长沙太守？我国医史学界还在争论呢。

岭南医学研讨会虽然行将结束，而岭南医学史的深入研究方才开始。关于岭南医学的渊源，岭南医家的传略、学术思想、著作的研究；关于岭南地区的诊法、治法、疾病史的研究；关于少数民族医、药厂史的研究；关于岭南与海外中医史的研究；以及我省有特色的专科史的研究等还需要我们进一步探索，而岭南医学学派的形成与发展，更有待于我们在医疗实践中去努力。

两　岸

　　台湾海峡两岸的中医近年来接触越来越密，互相关心，互相学习，对中医药之前途命运同样牵肠挂肚。最近得读台湾《自然疗法》双月刊陈油艺先生《第二次大陆行之一——大陆中医现状之报道》一文，深有感触，觉得陈先生的看法值得中医界同道深思。特择引该文，供大家参考。

　　"两岸中医发展的不同趋向和共同危机：就中医的行政地位、教育制度、管理方法、研究机构而言，彼岸占绝对的优势。我们这里和过去在大陆时期一样，仍然由西医控制中医，外行领导内行。"

　　"彼岸提倡'中医、西医、中西结合'三支队伍，是正确的政策。但其最后目标，仍是在于'中西结合'，这和我们这里的'中西一元化'的目标是一致的。"

　　"中西医是两个不同的系统。虽在诊断方面，可以互相参考，但在治疗方面，常常背道而驰，无法结合——，在我们看来，西医的治疗方法，绝大部分是错误的，要我们如何去结合？"

　　"如果不分青红皂白，一定要结合，此在彼岸，必然重蹈文革时期的失败教训；在我们这里，必然沦入'中医西医化'的悲惨陷阱。最后是中医在无形中消灭。"

　　"在彼岸，中医有西药处方权，常常中西药合用。老百姓认为既然中西药可以合用，就一窝峰的净吃西药。（因为西药免煎，治标的功效快。）"

　　"而在我们这里的老百姓，最怕中药掺西药；加以自然疗法的提倡，对化学食品、药品，怀有戒心；再加上政府严禁中医使用西械西药的关系，反而保存了"纯中医"的风貌。"

　　"如此两极化的发展，形成：大陆虽然提升了中医的地位，并刻意提倡，但亦加速了'中医西医化'。台湾虽然贬抑了中医的地位，并刻意扼杀，但反而保存了'纯中医'。不过，这些都是目前的情形，往后的发展，两岸都不乐观——全盘西化，中医消灭。"

　　个人看法认为：作为中医人员，首先应该有坚实的中医学基础，能突出中医特色，以我（中医）为主地发展，同时，吸收西医学先进的诊断手段，为我所用，并且尽可能采用中医中药治疗疾病，当然不排除在适当的情况下选用一些西医西药处理（包括手术疗法）方法，取长补短。目前，一些中医院的确存在正如陈先生所担心的那样有中医西化之倾向，如不注意矫正这种情况，中医之临床水平就会逐步下降。例如最近应邀到某中医院会诊一李姓患者，缘患者国庆节前出差，饮食不洁，引致腹泻，经就近医院治疗，先用口服，后加静脉滴注抗菌类西药，20多天未效，经门诊作"肠炎"收入内科病房。证见脐周处隐痛，无嗳气及泛酸，疲倦，纳呆（每餐仅进稀粥碗许），口苦，便溏，舌淡红、苔黄浊，脉弦细。另检查脐下压痛，反跳痛，大便潜血（＋＋＋＋＋）。进一步作消化道钡餐造影，诊断为"不完全性肠梗阻"。即请外科会诊。外科医生诊断为慢性不完全性小肠梗阻。处理意见为：①禁食、输液，注意水电解质平衡。②内服中药大承气汤或加倍量保留灌肠。③转外科处理（手术治疗）。我10月28日为之会诊，患者身无发热，观其面色淡滞，准头稍暗，唇色淡白，舌质淡红，舌左尖边部有一瘀点其黑如墨、苔白厚微黄，脉滑。从证情分析：患者腹痛腹泻二十多天，虽一直用各种消炎西药而纳呆神疲腹痛不已，湿滞未除故耳；腹泻日久，加以纳呆，只进稀粥，正气已虚故唇舌俱淡。但舌上有瘀点如墨，是内有瘀血；舌苔白厚微黄，脉滑，是湿热食滞未除所致；此乃虚实错杂之证，非大承气汤之所宜也，若施手术则元气必再受损害矣！治拟攻补兼施，方用：柴胡12g，五爪龙30g，云茯苓、太子参、白术各15g，枳实、桃仁、厚朴（后下）、生大黄（后下）各10g，甘草5g。服1剂泻下3次，翌日再进1剂泻下1次。30日再诊，望其面色转泽，舌色鲜红，尖边如墨之瘀点淡化增大了一点，脉虚左大。实证已减其七八，虚象更显。治之以健脾活血为主：柴胡12g，白芍、云茯苓、白术各15g，枳壳、甘草各6g，党参18g，桃仁10g，冬瓜仁（打）、五爪龙各30g，3剂。11月2日患者精神转佳，腹已不痛，但重按脐下仍觉痛，大便二次、成形，睡佳，开始觉饿，纳好，舌暗胖仍有淡瘀点，脉滑。查大便仍潜血（＋＋＋＋），内窥镜检查：①慢性浅表性胃炎。②十二指肠球炎。③食管炎。乃拟下方：五爪龙、冬瓜仁（打）各30g，党参、白及各18g，云茯苓、白术各15g，柴胡12g，枳壳、甘草各6g，桃仁、丹皮各10g，田七末（冲）2g，服8剂已愈。出院时仍带上药 10 剂。10 日后舌上瘀点消失，一切如常。

详举此例意欲说明：中医之精髓在于辨证论治，如果不辨虚实，但知梗阻便一味攻下，甚至用西医理论指导中医用药，就难免影响疗效，到时反过头来责怪中医中药无效，岂不枉哉？长此下去，将逐步丢弃中医理论之精华！值得我们深思。

玖　零

20 世纪 80 年代成过去，90 年代已来临。回首 80 年代中医药正开步走，走向世界。中医药的命运与我们的国家和民族的命运一样——80 年代是光辉的 10 年，是阔步前进的 10 年。展望 90 年代这个 20 世纪最后的历程，我相信是中华民族更加繁荣、昌盛的 10 年，中医中药也将取得更多更大的成绩，以腾飞式进入 21 世纪而载入史册。

中医中药自鸦片战争以来，受尽了摧残与歧视，新中国成立以后由于毛泽东与周恩来等国家领导人的重视，开始得到新生，但由于卫生系统贯彻中医政策不力，中医始终未能摆脱从属地位，经过老一辈中医的努力斗争，特别是自党的十一届三中全会之后，由于党的正确领导，把中医与西医放在同等重要的地位，并把发展中医药明文写入国家宪法。几经曲折，国家中医药管理局得到成立，中医药的从属地位开始得到改变，树立了我国医学史上中医药发展的一个新的里程碑。中医药学术逐步摆脱了束缚，在短短的十年里创造出一些世界级的科研成果，使世界科技界为之瞩目。20 年代后期已有几位名老中医被英国剑桥世界名人中心及美国世界名人中心选载入世界名人录，这是世界科技界对中医药的科学性承认之结果。

《光明日报》记者李家达在《光明日报》于 1990 年 1 月 18 日开始一连发表了几篇采访日本研究中医药的报道，发人深省，值得我们重视。他的第一篇报道题为：《好一个尖端领域》，日本医学家认为中医学属于尖端领域，所以不惜花费人力物力用最新的先进技术与设备进行研究。第二篇报道：《优势并非永远是优势》说日本正在培育中药材，其药材加工比我国好。第三篇报道：《从东邻看中国中医药事业》，他说："近 10

年来中医中药取得令人瞩目的成就，……一大批中医药人才破土而出，一大批中医药成果结满枝头，一大批中医药专家走向世界，一大批外国人涌进中国学习中医药学，终于在全世界五十多个国家兴起中医热。然而到日本转了半个月以后，再回头看现象，我不能不承认，这只能是中国振兴中医事业的序曲。由于身边的日本以迫人之势加紧发展东洋医学，使我深感中国的中医药事业正面临严峻的挑战。"文章结尾还引了日本专家的话："今天，是日本向中国学习中医药，再过几年，就该中国到日本学习中医药了。"这些话听来并不刺耳，而是一剂清醒剂，我们应该及早清醒清醒。在高科技方面，日本近几十年来向美国虚心学习，现在不是已经在不少领域走在美国前头了吗？日本正在资助或购买美国的大学呢！中国是围棋的祖国，但目前日本的围棋实力仍然超过我国。

最近我在中医刊物上读了一篇某中医学院人士的文章，使我觉得现在就该让这位作者去日本学中医而不是再过几年！他对中医学的认识和日本汉方医的差距太远了！

他在《中医学发展的若干障碍》[1]一文中提出第一个障碍是科技水平的差距。他说："科学在发展，时代在前进。科学世界化，科学现代化，这是当今世界科学发展不可逆转和无法抵挡的巨大潮流。然而长期以来，中医学却安然不动。逆水行舟，不进则退。中医学在科学发展的历史长河中，早已落伍了。它同现代科技间的差距愈来愈大了。这种差距目前仍在增大着。……这是中医学发展难题之一。"作者没有提出如何消灭这个差距的方法，在他看来中医之命运是难以发展的了。

所谓第二个障碍是思维模式的障碍。他说："随着社会思维环境的根本变化，中医学逐渐失去了先前与其相适应的思维环境，从而中医学便孤立于现代思维模式大系统之外，与现代文化结构也格格不入。……在科学飞速发展的今天，在现代科学思维面前，表现出一定的思维惰性和理性、技术体系的封闭性。"如何打破这一障碍？他认为"回答应当是非不为也，是不能也。之所以不能，在很大程度上囿于古老的思维方式。"他不知道中医之所以能够存在至今而不衰，没有像世界上其他国家的传

---

[1] 见《中医研究》1989 年第 2 卷第 4 期。

统医学一样，被西医学所吸收取代，其主要原因正因为有一个独特的中医理论体系。如果说中医理论体系是思维模式的产物，而中医理论与西医理论又格格不入。所以他说："中医要发展，就必须使其思维模式适应于现代思维环境。"等于说必须丢掉中医理论才能发展中医。这是什么逻辑啊?! 这和王斌所说的中医产生于封建时代，应随封建时代的消失而消失，有异曲同工之妙也。

所谓第三个障碍是心理的障碍，心理障碍之一是"古已有之"的心理情绪。他认为"其实中医所说的血液循环、方法论、医学模式，怎能和现代科学意义上的血液循环、方法论、医学模式同日而语呢? 说穿了，这是中医界某些人固有的特质——守旧自大的表现，是一种惰性，一种自欺自负的心理。"心理障碍之二是"怕西医吃掉"的心理状态。作者认定"前者认为中医理论本身完美无缺，无需发展（按：中医的现实并非如此）；后者认为中医不敢发展（哪位中医有此想法?）即不敢用现代科学发展中医，要发展必须是有条件的，即在政府中医政策的绝对保护下，使中医独立发展，实际上，这种发展只能是中医旧理论的简单延伸。"国家中医药管理局的成立，只能起到使中医旧理论的简单延伸之作用吗? 太无知了! 该文作者最后指出："只要向现代医学学习，前途是光明的。"原来中医发展的出路在于学习西医! 中西医互相学习，这是应该的，但不是中医发展的决定因素，统观该文，不是提倡一般的学习，而是像五十年代王斌的主张那样舍中学西。该文作者能够独立思考，百家争鸣，无可非议。但我越读越觉得和近年来在中国泛起的一种思潮太相似了! 我觉得在中医界里，也有《河殇》的影子——一种全盘否定中国文化的思潮。

我认为要发展中医学首先必须正确认识中医，中医学并非完美无缺，其中有精华也有糟粕；中医学是中华民族几千年来由人民创造的这一门科学，如果我们不去好好地继承并加以发扬，我们就对不起我们的祖宗和后代。若从整个人类角度来看，如果由世界五分之一人口所创造的能为人类健康服务的文化结晶，任令其毁弃，是犯罪的行为。中医之所以能够在八十年代走向世界，因为有疗效，而疗效之取得，靠的不仅仅是针灸和单方验方，而是有一个比较完整的理论体系，是在理论指导之下取得治疗效果的。这个理论体系直到今天仍然显示出耀眼的光辉。就以西医现在的医学模式而论，并非中国"古已有之"，它是西医学旧模式的新发展，而中医有自己的模式，这个模式在20世纪90年代仍然有其先进性。何以言之？中医之模式我认为应该是——"天人相应"模式，这个模式包括天、地、人与时空之间的辩证关系，其中突出一个"人"字，所以我也赞成钱学森所说的"人天观"。

中医没有微生物学，中医治疗传染病，如乙脑、出血热、登革热，其疗效都高于西医学，靠的是什么？靠的就是伤寒学说及清代发展起来的温病学说，按春温、暑温、湿温等辨证论治取得疗效的。而伤寒与温病学说是在天人相应的思想指导下发展形成的。西医学近来才有时间医学之说，但美国时间医学之父则承认"时间医学之祖父"在中国，而时间医学还未能达到中医学的运气学说之境界。我在《延缓衰老中药药理研究之思路与方法》文中提出，要解决中药药理学发展问题，必须以中医理论体系为指导运用自然科学最新手段，创造新的方法走自己的道路[1]。人为万物之灵，许多问题，必须在人身上做文章，而中医学许多理论的确是通过暗合于"控制论之黑箱论"之途径取得的，而不是用小白鼠之类动物实验取得的。因此不参加临床实践就不容易理解中医的理论问题。当然指导中医的发展的，最重要的是中医学接受先秦的哲学思想的辩证法思想。可以说中医学渗透着先进的哲学思维——科学的辩证法的内涵，二千多年来中医在这一指导思想下不断发展直到今天。谁不理解这一点，就容易不了解中医学术，排斥中医学术。中医之思维模式直至现在仍然是先进的，中医的解剖学与西医比较的确差距甚远，这是中医应向西医学习的，但论脏象学说则又有其先进性。首先中医把五脏看成是一个互相滋生互相克制的相关整体，五行学说就是五脏相关学说，是一个人体的大系统论。从脾胃学说来看，中医所论的脾，认为脾为后天之本，能升清降浊，为气血之源，主运化，主统血，主四肢，主肌肉；特别是在汉代张仲景已提出："四季脾旺不受邪"说，翻译成现代语就是脾有免疫功能。免疫学说是近二三十年才热门起来的学说。西医过去认为脾在人体

---

[1] 见《中药药理与临床》1989年第5卷第5期。

胚胎时期，可产生各种血细胞。人出生后只有产生淋巴细胞和储存血液的功能，因此认为它是一个在人出生之后可有可无的器官。很久以来，外伤之脾及病理性肿大之脾，一概予以摘除。自免疫学的进展，对脾的功能有进一步之认识，并对大量脾摘除的患者长期观察中发现他们容易发生虚弱、疲劳、体温升高、血压不稳定等所谓"无脾综合征"；更危险的是他们对细菌感染失去抵抗力而暴发感染，发生败血症伴有弥散性血管内凝血，易感率较正常人高 200 倍，尤其是切除了脾脏的儿童发生败血症死亡率达 50% 以上。20 世纪 60 年代我们进行脾胃学说之研究证明用补脾法的确能够提高白细胞数及白细胞的吞噬细胞数；20 世纪 80 年代发现用补脾法又能治疗自身免疫性疾病，临床证明补脾药有调节人体免疫功能之作用。我用调理脾胃法治疗重症肌无力及肌营养不良，取得一些效果。其指导理论，就是一句话——"脾主肌肉"耳，但要阐明这一机制，就要靠最新的科技手段与艰苦的努力。当阐明其机制之时就是中医理论飞跃发展之日。

展望 20 世纪 90 年代，中医药前途无限光明，在国家中医药管理局正确领导下，贯彻党的中医政策，彻底摆脱从属地位，在学术上从基础到临床，团结对振兴中医有志之士，走自己的道路，在世界上保持中医中药的领先地位，胜利地进入 21 世纪。我们的目的可以达到，而且一定能达到的。

辨证（二）

近年来，"辨证论治"成为讨论的一个亮点。有人认为无证可辨，如何辨证论治？有一位老中医居然怀疑辨证论治之价值！有人认为辨证论治应改为辨病论治。本人对此问题有如骨鲠在喉，不吐不快。

辨证论治之精神，来源古远，但加以提倡宣扬，是在新中国成立之后、中医学院成立之初，第二版中医学院教材编写之时。郭子化副部长在庐山教材会议上提出把辨证施治之精神写入教材之中。后来经时间之推移，大多数学者同意定名为"辨证论治"。这是名称提倡之由来。

辨证论治是什么？它是中医药学中临床医学的灵魂，是总的指导思

161

想，而不仅仅是一个简单的方法问题。千万别把其应有的地位降低了。

辨证论治的思想孕育于《内经》，发挥于《伤寒杂病论》，《伤寒论》提倡"六经辨证"，《金匮要略》提倡"脏腑经络先后病"。辨证论治"的内涵由此奠定基础。其最主要的内容是无论"外感"与"杂病"的病证，都不能凝固地、一成不变地看待疾病，疾病的全过程是一个变动的过程。这一主导精神与《易经》一脉相承——"易"者变易也。这一观点又与中医另一个精髓论点"整体观"相结合，外感病之变化概括于"六经"整体之中，"杂病"之变化概括于"脏腑经络"之中。"传变"之论，中医学并不禁锢于仲景时代，到了清代温病学说的长成，发明了"三焦辨证"、"卫气营血辨证"等论，从而对发热性流行性传染病的认识与治疗从 19 世纪到 20 世纪的前半叶达到世界的最高峰，在抗生素发明之前西医治发热性疾病，与中医之疗效相去甚远也。

实践是检验真理的惟一标准。谁掌握好辨证论治之精髓谁的疗效就好。疾病谱正在日新月异，有深厚的辨证论治理论基础，又有实践经验的中医学者可以通过辨证论治的途径去研究新的疾病并进而治愈之。

有人说无症可辨怎么辨证？这是要贬低辨证论治者最喜欢说的道理。其实所谓无证可辨引用最多的就是患者无症状，小便检查有蛋白、红细胞或白细胞之类。这类病西医能检查出来，但目前似乎仍无办法治愈。我不会进行检查，患者拿来化验单我只作参考，我运用辨证之法，却治好一些顽固之蛋白尿患者及尿有红白细胞之患者。靠的是什么？靠的是症，脉，舌等四诊合参加以辨证。

从未听说有人问——无病可辨的患者怎么治？我几十年来也治疗过一些这类患者，即生化检查一切正常，体征正常的病者。例如在 20 世纪 70 年代某人民医院请我会诊中山大学一教授，经过多种检查，不能确诊是什么病？乃名之曰"厌食症"。患者一切检查正常，就是不想吃饭，吃不下饭与其他食品，乃日渐消瘦，卧床不起，声音低微。经过辨证，我认为他脾胃虚衰，宜大补脾胃，用大剂健脾益气养胃之剂治之，半月许已能行走，不到一月出院矣，到家嘱家人放鞭炮一串，以庆生还。又如我院一女职工，症见头晕，时止时作，发作晕甚，经各种检查不能确诊，我以甘麦大枣汤加减治愈。

西医诊断不明的病多矣，为什么不日无病可辨如何辨?!

最近有文章拟将辨证论治改为辨病论治。我认为不妥，且无此必要。因为这个问题，早在高校二版教材——《中医诊断学》中已阐述清楚。辨证论治包括辨病，不排斥辨病，但比辨病高一筹。试阅第五版《中医诊断学》教材142页"辨证要点"中提出：①四诊详细而准确，是辨证的基础。②围绕主要症状进行辨证。③从病变发展过程中辨证。④个别的症状，有时是辨证的关键。⑤辨证与辨病的关系。

辨证与辨病的关系中，详细论述了"病"与"证"的关系，并指出：如果说辨证是既包括四诊检查所得，又包括内外致病因素及病位，全面而又具体地判断疾病在这个阶段的特殊性质和主要矛盾的话，那么，辨病不同之点是：按照辨证所得，与多种相类似的疾病进行鉴别比较，把各种类似的疾病的特征都加以考虑，因而对患者的证候进行一一查对，查对的过程中，便进一步指导了辨证，看看有没有这种或那种疾病的特征，再把类似的疾病一一排除掉，而得出最后的结论。在得出结论之后，对该病今后病机的演变，心中已有一个梗概，在这个基础上进一步辨证，便能预料其顺逆吉凶；而更重要的是经过辨病之后，使辨证与辨病与治疗原则与方药结合得更加紧密，以达到提高治疗效果，少走弯路之目的。

从辨证——辨病——辨证，是一个诊断疾病不断深化的过程。

大学生读的教材对辨证与辨病已论述很清楚，现在要改名辨病论治以取代辨证论治，有什么意义呢？辨证——辨病——辨证这一诊断过程，足以说明：辨证论治可以概括辨病论治，辨病论治不能概括辨证论治。"辨病论治"论者，可能是想引进西医之说以改进中医，因为西医对疾病的诊断至为重要。不知如此一来便把中医之精华丢掉了。

我曾经在某专区人民医院带教，适遇该医院一胎死腹中之患者，妇产科曾用非手术治疗十多日不效，再行手术又怕过不了感染关，邀余会诊。经辨证属实证实脉，乃按常法予平胃散加玄明粉、枳实，1剂，是夜完整排出死胎。医院以为偶中，后数日又入院一患者，邀会诊，经辨证属体虚病实之证，初用养津活血行气润下之法未效，改用脱花煎亦不效，再予平胃散加芒硝2剂亦不见效。考虑辨证不误，用药不力，后用王清任的加味开骨散1剂，重用黄芪120g，当归30g，川芎15g，血余炭9g，龟甲 24g（缺药），1 剂，下午 3 时服药，6 时开始宫缩，再于 8 时加艾灸足三里、针刺中极，是夜 11 时产下一脐带缠颈之死胎。

上述 2 例经西医诊断同为过期流产，诊断无误，但中医之辨证论治则一攻一补，天壤之别也。

又如曾会诊一车祸青年，颅脑损伤，合并脑出血，经西医方法处理，昏迷不醒已 2 天，我按中医辨证为血瘀内闭。患者不能口服中药，以上病下取之法用桃仁承气汤加味灌肠，得泻下，翌日开始苏醒，共灌肠 4 天，第 5 天改为口服，仍以桃仁承气汤加减并服安宫牛黄丸，后痊愈出院，未见后遗症。又如我院一位科主任亦遇车祸，未见昏迷，但头晕呕吐，闭目不愿开眼。邀会诊，我辨证为痰瘀内阻，治以除痰益气活血，用温胆汤加黄芪、桃仁、红花之属，后大为好转。上述 2 例经 CT 与 MR 之诊断，均属脑挫伤脑出血，只有轻重及部位之不同，按辨病则 2 例所用西药相同，但根据辨证用药则大不相同也。

我是内科医生，对妇产科及骨伤科本属外行，既然被邀，只得按中医之辨证论治提出治法与方药。所治得效功在辨证论治之学习也。

或曰这些个别病例，说明不了问题。且看看国家七五攻关科研项目——流行性出血热之研究成果：南京周仲瑛组治疗 1127 例，其结果为：中医药组治疗 812 例，病死率为 1.11%。西医药对照组治疗 315 例，病死率为 5.08%（$P < 0.01$），明显优于对照组。江西万友生研究组治疗 413 例，其结果为：中医药组 273 例，病死率为 3.7%，西医药对照组为 140 例，病死率为 10.70%（$P < 0.01$），疗效优于对照组。由于时、地、人等有关条件不同，西医辨病为同一种病，但周氏、万氏的辨证论治截然不同。周氏治疗以清气凉营为主，万氏则以治湿祛毒法为主。辨证论治比辨病论治的西医药组效果明显为优。

周氏、万氏的研究足以说明，时至今日，中医之辨证论治，并非封闭式的。他们把西医之辨病容纳于中医之辨证论治之中，便产生超世界水平的成果。反之，如果以"辨病"取代中医之辨证学说，则中医药学将会倒退。不可等闲视之也。

（1998 年 9 月 2 日）

辨证（三）

有人以为用专方专药治病就不是辨证论治，这是误会。专方专药用在辨证之后，治疗用药有大方、小方、奇方、偶方、复方，专方专药是论治上的取舍。试举例言之。如张锡纯倡用鸦胆子以治痢疾。《医学衷中参西录》卷三曰："沧州友人滕玉可，壬寅之岁，设教乡村，于中秋下赤痢，且多鲜血。医治两旬不愈。适愚他出新归，过访之，求为诊治。其脉象洪实，知其纯系热痢。遂谓之曰：此易治。买苦参子百余粒，去皮，分两次服下即愈矣。翌日愚复他出，二十余日始归。又访之，言曾遍问近处药坊，皆无苦参子。后病益剧，遣人至敝州取来，如法服之，两次果愈。功效何其神哉。愚曰：前因粗心言之未详，苦参子即鸦蛋子，各药坊皆有。"先父读其书，不知鸦蛋子为何物，乃去函烦为代购，始知就是鸦胆子。试用之治痢疾多验。方法单用鸦胆子一味，去壳选其籽粒饱满完好者（破烂者不取），以滑石粉为衣，治疗痢疾每用 20～50 粒，开水送吞服，疗效甚佳。我于 20 世纪 30 年代曾患痢疾，服 20 粒，3 次而愈，未再复发。粪便中发现有成粒鸦胆子排出。后之研究者，认为鸦胆子对阿米巴痢疾有特效。鸦胆子治痢，价廉效高，应予推广。辨证论治进入微观，应是一种进步，不能因此推翻辨证论治。

有人认为要经常转换方药才是辨证论治，这也是一种误解。证变则方亦随之变，证不变则效不更方。当然若对慢性病，服药时间较长，根据患者的证情，加减一二味，亦每每有好处，但治疗之大原则未变。

最近参加一次学术报告会。我校热带病研究所报告其研究成果之后，有人提问用青蒿素治疗疟疾，算不算辨证论治？大概提问者认为疟疾是一种病，治疗用一种药，便与辨证论治无涉。其实不然，热带病研究所研究人员以中医为主体，他们用的是以中医的理论为指导，深入到微观世界进行辨证论治，就算有西医的内容也纳入中医辨证论治的理论体系之中。面对一个疟疾病人，首先辨别间日疟、三日疟、恶性疟。恶性疟还要辨是不是脑型疟等等。李国桥教授还对脑型疟的患者进一步辨证，抽取患者皮内之血，以有无发现原虫来断定患者的昏迷之轻重，预后之良恶。该成果已被载入英国牛津大学医学院的教科书之中,这是中医发现的辨证方法。至于治疗,他们还有论治之成就。如早期用青蒿素治疗疟疾,复发率很高,最后经研究,7天疗程,便不复发。这一成果为国际卫生组织所肯定,维护了青蒿素的疗效。后来为了缩短疗程,运用中医复方的理论,制成青蒿素复方治疗疟疾的3日疗法。此法已在越南推广应用。据说最近他们又在这一基础上,改进复方,成为1天疗法,即用药1天即愈。这种治法思维源于中医之方剂学理论。又如他们对脑型疟患者原虫发育26~32小时,大滋养体期之昏迷,与原虫发育38~48小时,裂殖体破裂期昏迷之患者,治法不同。这不就是辨证论治的深化与发展吗?

我校脾胃研究所,多年来应用唾液淀粉酶活性负荷试验及木糖吸收试验,作为脾虚证的客观检查指标,并得到同行的肯定与采用。我们20世纪80年代承担国家"七五"攻关研究课题——重症肌无力的临床和实验研究。西医认为重症肌无力是神经内科病。我通过辨证理论认为本病乃脾胃虚损之证。除了根据重症肌无力患者233例的系统观察,对58个中医证候做了频率分析以证明此病属脾胃虚损之外,又采用唾液淀粉酶及木糖吸收试验,以30例患者与20例正常人进行2项试验同步观察,结果表明患者比值明显低于正常组,经治疗后患者2项指标又明显上升。运用这样的检测试验,证明我的论断不误。

中国中医研究院原院长唐由之教授,以中医的针拨套出术为毛主席治疗白内障,效果良好,受到称赞。他现在研究非手术治疗白内障,需要有一个对白内障病程进退的检测仪器,于是参考地质学检测岩石灰色度的仪器,根据眼科检测的需要制成晶体图像灰度计。这一仪器为白内障的辨证论治添砖加瓦。

中医辨证论治理论与实践将随着时代的发展借助于新科技而不断深入不断提高。千万不能因为有所提高,即拿过来否定中医的理论。把中医学禁锢在一百年前的模样。中医与西医一样,正朝着现代化的道路前进。但中医药学必须走自己的道路,走按照自身发展规律的道路。不能走拿西医理论改造中医、以现代化之名去化掉中医之路,否则将成为中华宝贵文化的败家子,成为炎黄子孙的千古罪人!

(1999年1月12日)

《中医脏象文献与临床》序

中医和西医是两个不同的学术体系，从基础到临床，都大异其趣。许多人不理解这一点，往往以西医的观点为坐标，去衡量中医学，论说中医之短长。有些青年中医，因此而对中医失却信心！不知中医在几千年民族文化的基础上，创造了中华文化的瑰宝——中医药学。中医与西医同样是医学而理论殊途，我国之国策为中西医并重，中医有中医之特色与特长，中西医不可偏废。忽视中医、丢掉中医，都是炎黄子孙之罪人。

中医有自己的理论体系，有自己的基础医学，不能认为中医必须从形态发展，即解剖—生理—病理等等，沿着西医走过的道路才是科学，才是正途。不错，中医也有解剖，而这方面的发展，远远不及西医，但中医学的发展走着自己独特的路。中医发展历史已数千年，受中华文化阴阳五行学说的影响，结合医疗实践，融汇天文地理、气象时空与人文科学等多学科。至秦汉时期逐步形成《内经》的理论，从而为中医学建立了系统的理论基础。在《内经》的基础上，二千多年来，经无数医家继承与发扬，中医完成了一套能指导实践、预防与医疗都取得成效的、为中华民族的繁衍昌盛做出伟大贡献的医药学。这是历史事实，历史是不能推翻、不能以个人的意志为转移的。中医能在七八十年代，先是针灸走向世界，继而是中医药全面走向世界，其理安在？主要有一套经得起考验、并不断发展的系统理论。

20世纪60年代，中医学界曾讨论什么是中医理论的核心？比较集中的意见是：阴阳、五行、脏象、经络。这就是中医的基础理论，它与西医基础理论截然不同。如果只承认西医的理论为科学，便无视中医学的存在了。我国把发展中医药学写入宪法便失去依据了。

《中医脏象文献与临床》是一本中医基本理论的现代著作，对文献作广泛而深入的整理，对几千年来各家各派的有关论述作一次高水平的整理研究，并对现代研究进展作了详细介绍，为下一世纪的科学研究打下良好的基础。从姚荷生先生以至正处于壮年的各位名医作者，历时十年完成此业，诚可敬佩。

中医近百年来历尽劫难。未能对几千年的中华医药学进行一次大整理和系统的研究，故虽历数千年仍处于"量"的变化，而未能来一次"质"的飞跃。《中医脏象文献与临床》之出版，正是中医药学系统整理工程中的一部分，本书的出版值得庆贺。此大作为将来中医药学"质"的变化铺路。

读完本书之后，读者会肯定中医学的理论是科学，因为它能指导实践取得疗效，实践是检验真理的惟一标准。

中医脏象学说，能在比较粗疏的解剖学上发展起来，走的是不同于现代科学实验研究之路，似难使人理解与接受。如今，有了系统论、控制论、黑箱论等属于新科技的学说，对中医的脏象学说就容易理解了。脏象是在千百年来中医与人（病人）共同与疾病做斗争，争取健康与长寿的实践中不断总结提高得来的，而不是靠动物实验取得的。"五脏"就是人的大系统。脏象学说的建立，就是通过不断输进信息、得到反馈信息，在整体观、动态观与自发的辩证唯物观的指导下，无数次在人身上观察总结出来的。可否大胆地说——"脏象学说"就是人体生命科学的信息科学呢？我看，中医药学就是——人体生命活动信息医学。

这个脏象学说早在《金匮要略》中就指出——四季脾旺不受邪。不受邪就是说脾有免疫功能，而西医确知脾具有免疫功能，不过是近几十年的事。脏象学说认为肺不单是呼吸系统，还有不少非呼吸功能，这些认识，都早于西医学达二千年。脏象学说认为"心主神明"，有人以为认识错误，不知脏象是把心与大脑皮层统属于"心"系统，并有一套治心以治疗神识不清的方与法。我于1983年发表《心主神明论》一文❶，提出"心"不仅是个简单的血泵作用，它一定有能作用于大脑的内分泌物。至今作用于大脑的内分泌未得到证实。但心有内分泌的产生已有报道，首先是1984年黎巴嫩学者娜莫尔博士发现心脏分泌一种直接进入血液的激素，能减轻动脉压力，并命名为ANF，我国也有人发现心脏有一种能影响消化功能的内分泌素。中医还有肾主骨，肝开窍于目等等先进的理

❶ 见《新加坡中医学院·第十八届毕业纪念特刊》第185页。

论。这些理论的得来，不是经由实验室而是被临床诊疗信息所证实的，能说这是不科学吗？这是以患者为实验对象的结果，难道要从老鼠身上去证实，才能算数吗？老鼠与人是有差别的，人才是我们服务的对象啊！

中医药学与新科技相结合研究必将超前发展而不是落后于现代科学之发展，这是我的一孔之见，请指正。是为序。

（1998 年 12 月 28 日）

李东垣的科研成果、方法与启示

李东垣的成就反映于《内外伤辨惑论》、《脾胃论》、《兰室秘藏》等书。其中以《脾胃论》最著名，故被誉为脾胃学说的宗师。

若从科学研究角度看李氏的成果，我认为有：①内因脾胃为主论（内伤脾胃百病由生）。②相火为元气之贼说。③升发脾胃阳说。④甘温除大热说。⑤创立不少有效新方（如补中益气汤、升阳益胃汤等系列名方。）其研究成果从基础到临床影响深远。

"内伤脾胃为主论"提出脾胃内伤与发病关系，是中医病因学说的一大发现，为脾胃学说确立了坚实的基础，为攻克疑难病症找到了新的治疗途径，并为明代李中梓的"脾胃为后天之本"学说开了先河。"相火为元气之贼"说讨论的是"病机"问题，虽然后世议论较多，但验之于临床，有指导作用。脾胃气虚，不但可见阳气不足之证，亦每兼有虚火之证，若只顾补其脾气则虚火更甚，反伤脾胃之气，故李氏一再强调"火与元气不两立"，此火乃病理过程中产生的"阴火"。"升发脾阳"说是治疗大法的一个创新，是总括脾胃内伤所发生的各种病证的治疗大法。临床实践用之效如桴鼓。"甘温除大热"法是对伤寒与热病等外感发热病的一大补充，也是一项了不起的科研成果。

李氏的研究首先取得突破的是——内伤可以发热，不仅阴虚可以发热，阳虚也可以发热，而且可以发高热。对阴虚生内热、阳虚生外寒的经典论点，是一个突破。1247 年发表第一篇论文《内外伤辨惑论》评述内伤发热之理及内伤与外感发热的鉴别。其次论及饮食劳倦问题，已涉及《脾胃论》的部分内容。这是第一阶段成果。李氏在不断临床过程中，汲取《内经》、《难经》、《伤寒论》之精华，并深受其师张元素脏腑辨证学说的影响，对一生临床实践所得，进行系统的总结提高，上升为理论，于1249年发表第二篇论文《脾胃论》。

李氏脾胃学说的成就，不是偶然的，是特定的历史条件下产生的。①李氏生于金元时代，连年战争，人民长期处于饥饱失常、忧思、劳役等水深火热之中，其所生之疾病与和平年代不同。李氏认为饥饱失常、忧思、劳役均致脾胃受伤，于是有脾胃受伤诸病由生的病因论的创立。②《四库全书总目提要》说："儒之门户分于宋，医之门户分于金元"。宋代儒家在哲学上有唯心论与唯物论的学术争鸣，到金元时代引发医学学术的争鸣。这是李东垣敢于创立新学说的文化背景。李氏能创立众多名方则是受张元素"运气不齐，古今异轨，古方今病不相能也"的创新思想的影响。

根据上述，可否说李氏科研之所以成功，有如下之特点：①继承《内经》、《难经》及《伤寒论》的系统理论。②接受张元素脏腑辨证论治及创新思想。③从实践中掌握当时疾病的特点，理论与实践紧密结合，创立新学说。

李氏的一生是医疗实践的一生，也是研究脾胃学说的一生。李氏成功的研究，并非采用现代实验研究的方法，而是中医学的传统研究方法。即：继承前人的理论——进行临床实践——总结提高——创立新论。临床实践是传统研究的最重要一环，在继承前人理论的指导下诊察患者、治疗患者，给患者以治疗信息，进而收集患者接受治疗后反馈的信息，如是循环往复，总结提高上升为理论，以修改、补充前人的论述。

能否说李东垣的科研方法，符合今天所讲的"信息论"的研究方法？如果说传统的科研方法，是信息系统的研究方法，我们就会从一个新的角度去认识中医的传统科研方法之所以能够取得巨大成果的原因。传统的科研方法与DME、医学统计学等方法相结合，再加上无创伤的检测方法，如我校脾胃研究所创用唾液淀粉酶活性试验、木糖吸收试验及胃肠电等，尽量从人体上进行科学实验，走自己的路。当然，我不反对动物实验，但动物实验不应成为科研的惟一标尺，不能事事要老鼠点头，才得到承认。人和其他动物差别是巨大的，特别是七情发病的动物模型，造模几乎是不可能的。又如艾滋病毒存在于猴子体内已久，但是在同等病毒的承载下，人体会发病，而猴子却无事。

发扬李东垣的科研精神，与新科技相结合，在中医现代科学研究上，走自己的道路，我们就会在医学科学领域走在世界的前头。

（1999 年 3 月 10 日）

李东垣学说的临证体会

李东垣的成就在"李东垣的科研成果、方法与启示"一文中作了概括的介绍，兹略谈个人对李氏学说的学习与临证体会，以就正于同道。

李氏的"内因脾胃为主论"源于张仲景的"四季脾旺不受邪"，是仲景理论的发展。运用李氏脾胃论治的理论，治疗的范围比较广泛。就西医系统而言，不仅可治消化系统疾病，对循环、呼吸、泌尿、内分泌及神经系统的多种疾病，都有采用治脾胃而收到良效的例子。

如我对冠心病治疗，就是受到李氏脾胃学说的影响，认为心气之所以虚，与脾虚有莫大之关系，所以我对冠心病的辨证论治，并不如一些人提出的单从血瘀论治，而提出痰瘀相关之说。在临证中逐步形成对冠心病的认识：冠心病是本虚标实之证，本虚在心阳心阴之虚，而广东所见，更多的是心阳虚。治心阳虚，宜益气除痰。仲景论胸痹的瓜蒌薤白白酒汤以下七方都以祛痰湿为主，其中人参汤即理中汤，及治脾胃病之名方。所以我治冠心病最常用的方为温胆汤合四君子汤。标实在于痰与瘀，痰瘀相关，而以痰为主（至于心肌梗死则往往以瘀为主）。脾为生痰之源，治痰亦须治脾也。

慢性肾盂肾炎患者往往反复发作不愈，我每用四君子汤加珍珠草、小叶凤尾草及百部、桑寄生等药，能收到满意效果。其所以反复不愈者乃脾虚故也。

重症肌无力，西医属神经系统疾病，按中医理论我认为是脾胃虚损之证，用补中益气汤加味，重用黄芪、五爪龙而取效。

血小板减少性紫癜，我常用十全大补汤去肉桂加花生衣，亦重用黄芪（每剂 30g 或 30g 以上），收到较好的效果。

171

曾治一闭经之女同学，辨证属脾虚，乃用健脾方药加蚕沙 12g，3 剂而经通，通后未再闭。随诊之西学中学员，曾怀疑我的治法不合妇科常规，与同学议论此案，后求解惑。我说：《儒门事亲》有方用蚕沙 4 两，炒黄入酒煮沸，澄去沙，每服一盏，以治月经久闭。此案之治既有对症之方，又有对病之药也。

相火为元气之贼说，虽然受张景岳批评，但指导临证往往有效。其实此说亦源于仲景之半夏泻心汤、生姜泻心汤等方而上升为理论者。凡胃痛属脾虚而有灼热感，或脉弦数者，我喜用四君子汤加黄连、吴茱萸。黄连与吴茱萸药量比例，因虚火程度而有所偏重，灼热甚者可更加黑山栀、黄芩之属。慢性结肠炎亦多脾虚证，我喜用四君子汤加黄连、木香。木香与黄连之比例，亦因虚火程度而有所偏重。

近年治疗重症肌无力，对"壮火食气"有较深刻的体会。黄芪性甘温而非辛燥之药，但用之过重，亦助相火，有些患者会有咽干有如感冒之症候，疗效反不佳。个别患者甚至不能用黄芪，此亦"相火为元气之贼"故也。

"升发脾阳"乃东垣在治法上的一大发明，为治疗不少疑难病症找到了办法。例如对子宫脱垂、胃下垂、腹股沟疝，用补中益气汤（据病症加减）往往取得满意的效果，其中黄芪须用 30g 或 30g 以上。曾治一 40 岁男子阳痿症，查其起因，不由房事过度，伤肾而起，乃由工作负担重，再加好打网球，有时一天达数小时，诊其唇色暗黑，舌胖嫩、苔白，脉虚。符合李东垣所谓忧思劳累，脾胃乃伤之说。由脾阳虚，损及先天之肾。故以补中益气为主加补肾药数味，调治大半年逐渐好转痊愈，随着阳痿好转，唇色由暗黑渐转红活之色。唇乃脾之外候也。

又治一冠心病患者，已作心导管造影，多条血管变窄。患者乃杂技演员，不能登台表演已 2 年。诊其舌胖嫩、苔白，脉虚大，怠倦、声低、心悸、气短、胸闷、胸时痛。一派脾气虚之象，因劳累过度及精神负担重而伤及心脾所致。治则大补脾气以治其心，选补中益气汤加活血除痰药，治 2 年而继续登台表演，随访至今已愈矣，惜未再作心导管造影。

甘温除大热，我于 1990 年在《新中医》发表"甘温除大热"一文论之甚详❶，文中除引用我和我校黎炳南教授之个案外，还引用了《中医杂志》1990 年 8 期"甘温除大热的理论与实践"一文的 8 位专家的 10 例病案，以充分肯定"甘温除大热"不是虚言。

1999 年 2 月，广州中医学院（现广州中医药大学）第一附属医院急诊室收治 1 例体温 40℃高热患者刘某，民工，32 岁，在市某医院小产，行子宫切除，继发败血症，经抢救 20 多天热退出院。早上出院夜晚复高热，收入附院急诊室。经用多种抗生素（包括进口新药）、激素及中药清热凉血之剂，治半月后高热仍在 39～40℃之间。曾进行疟疾、骨髓等各项检查均阴性，血象亦不高。后用参麦针滴注，口服补中益气汤加减，2 剂，第 3 天热退，再观察数天未见发热而出院。

（1999 年 3 月 20 日）

岭南医学

岭南地处五岭之南，又名岭表、岭外。岭南之名始于唐贞观时十道之一，其所辖范围约当今之广东、海南及广西大部和越南北部。

"岭南派"一词，《辞海》指现代画派之一，而不及其他行业。另有"岭南三家"一词则指清初之屈大均、梁佩兰、陈恭尹三大诗家。"岭南医学"这一名词近代以前似未见诸文字，但唐代有李暄《岭南脚气论》，元代有《岭南卫生方》，则医学与"岭南"挂钩，为时已有千余年了。

广州名医吴粤昌编著《岭南医徵略》记述的时限"岭南医学"从晋代开始，我赞成这一划分法。吴先生说："历史时限起于晋代，但不能据此认为晋代以后岭南始有医家……只由于地域以及文化发展方面的关系，形成岭南医学史料阙如，以致无文献可资征引。"估计晋代以前民间医药，蕴藏亦必丰富。我赞成吴氏的看法。当然，从中国文化发源来看，中国文化的主流，相比之下，古代岭南文化应落后于中原。以晋代岭南名医而论，《岭南医徵略》提出 4 人：支法存、葛洪、鲍姑、仰道人。支法存新疆人，长在广州；葛洪江苏人，公元 326 年到广东研究炼丹与医药，

---

❶ 邓铁涛. 甘温除大热. 新中医，1990，22（12）：42.

罗浮山有葛洪炼丹灶及洗药池遗址；鲍姑原籍有三说，也不是广东人，但她一生的医疗活动在广东；"仰道人，岭表僧也"，则是地道的广东人。不论4人出生地是否广东，但他们都在广东进行医疗活动，便有了岭南地域的特色。此时岭南医学的特色有二：①研究脚弱病（脚气病、维生素 B_1 缺乏症）成果突出。唐《备急千金要方·卷七》论风毒状第一："论曰，考诸经方往往有脚弱之论，而古人少有此疾，自永嘉南渡（公元313年），衣缨仕人多有遭者，岭表江东有支法存、仰道人等，并留意经方，偏善斯术，晋朝仕望多获全济，莫不由此二公。"可见岭南医学善于创新。②从《备急千金要方》、《外台秘要》、《肘后备急方》等书还可见支法存等对蛊毒、沙虱（恙虫病）、疟疾、丝虫、姜片虫等传染病的治疗方药。所谓岭南多瘴、疟的特点，岭南医学对传染病的研究成就亦较为突出。这些成就不可能由中原带来，是吸取民间医药，加以总结得之。如鲍姑善用灸法，取材于越秀山野生的红脚艾。《肘后备急方》治疟用青蒿，治急腹症用捏脊按摩及诸多治急症的方与法，应该是采集于当地民间的结果。特别使人惊讶的是《肘后备急方》治卒腹痛第九这一节有："又方，使病人伏卧，一人跨上，两手抄举其腹，令病人自纵重，轻举抄之，令去床三尺许，便放之，如此二七度止。拈取其脊骨皮，深取痛引之，从龟尾至项乃止。未愈更为之。"近来急腹症之研究，用颠簸疗法治疗肠扭转是非手术治疗急腹症的方法之一，效果良好，其所用手法与《肘后备急方》前一段记载手法完全相同，后半所述即今之捏脊疗法。捏脊可以治急腹痛，临床用之的确有效。捏脊法不仅可治腹痛、疳积，还可治小儿外感发热，这种疗法，就是中医的特色，应该予以推广。

青蒿素治疗疟疾，是近二十多年来一大成果。但最初提纯之青蒿素，并无治疟效果，后来研究人员从《肘后备急方》找到了出路。《肘后备急方》治寒热诸疟方第十六："第二方，又方青蒿一握，以水二升渍，绞取汁，尽服之。"原来青蒿不用煎煮才有效。于是改变了提取工艺才产生有疗效的青蒿素。

唐代岭南医学发展缓慢，名医不多。宋代开始人才辈出，先有陈昭遇，开宝初年至京师为医官。陈王怀隐等3人，历时11年编成《太平圣惠方》。又与刘翰、马志等9人编成《开宝新详定本草》20卷。绍兴年间

（公元 1137 年）潮阳人刘日方著《幼幼新书》，为岭南儿科的发展奠定了良好的基础。

至元代，释继洪撰《岭南卫生方》，说明具有岭南特色的方药学已初步形成。至明代各地方志所记名医日益增多。尤其是浙江人王纶所著《明医杂著》是在广东布政司任内完成的。张景岳的《景岳全书》一再印行传世，均在粤地。这些著作对岭南医学的影响很大。

清代岭南医学是一个大发展的年代。如对全国有较大影响的医家何梦瑶，被誉为"南海明珠"。何氏《医碥》批判了受景岳学说影响，治病过用温补之弊。该书二百年来多次翻刻印行，足见其影响之大。清末，西洋医学传入我国，岭南首当其冲，因而出现朱沛文等主张中西汇通之医家。朱沛文对华洋医学的看法——"各有是非，不能偏主"。他主张：①以临床验证为准则。②综合汇说，不必强通。③实事求是，纠正《医林改错》。《医林改错》有关临床部分，对岭南医家影响深远直至现在，朱氏纠正的是解剖部分耳。

19 世纪，政治变革波及医界。或者说医者参与政治活动。比较突出的人物有太平天国的洪仁玕，他对太平天国的卫生工作，采取许多进步措施，如办医院、疗养院、重视环境卫生（扫街、灭鼠、灭臭虫）、禁烟、禁酒、禁娼、禁缠足、禁溺婴等。主张变法的康有为，不仅是文学家、政治家，同时也是医学家。他熟谙岐黄之学，刘海粟几次生病，康有为亲自为之开中药方治愈。梁启超研究《内经》的成书年代，认为非一时一人之作、成书于汉代之论点，为清代以后医家所接受。医学考据学受康梁二氏之影响不少。

岭南医学的小儿科，自刘昉《幼幼新书》开其端，公元 1750 年又刊行了罗浮山人陈复正的《幼幼集成》，该书除了采集文献资料之外，采入不少民间验方和外治法，重视指纹诊察，对天花的叙述较详，对后世的影响颇大。儿科学由博返约更具特色者首推程康圃，他著《儿科秘要》，该书把儿科证候概括为 8 门（风、热、急惊风、慢惊风、慢脾风、脾虚、疳积、咳嗽），治法约以 6 字（平肝、补脾、泻心）。程氏学说掌握了小儿科诊治之精要，举一反三，给人以极大的启发。民国时期儿科名医杨鹤龄，继承程氏学说，著《儿科经验述要》。杨氏在育婴堂从 17 岁独立主诊病婴，积累了丰富的治疗危重病儿的经验。婴堂停办，自己开业，日诊二三百人。西医张公让曾不断观察其诊证，不能不佩服其医术之精也！

南药的研究与推广更是岭南医学一大特色。这方面有何克谏的《生草药性备要》、《增补食物本草备考》，肖步丹的《岭南采药录》。

从上述可见岭南医学至清代夹其岭南之特色，已达相当高的水平，但岭南医学之发展达到高峰则在民国时期后。具体说是开始于光绪初年（公元1906年）医学求益社成立之后。医学求益社，相当于今天的医学会。该社于1913年解体。但有继承者——广州医学卫生社，举办一如医学求益社，及至1924年，改为教育机构，创办广东光汉中医学校。

广东医学教育，始于1913年。广州医药界人士认为振兴中医药，必须兴办中医教育。于是公推卢乃潼先生为主席筹办中医药专门学校，1916年设立广东中医药专门学校筹办处，至1924年9月15日开学，前后费时10多年。培养学子，遍及两广与东南亚各国。自1909年广东创办《医学卫生报》以后，中医期刊前后出版20种之多，对岭南医学的繁荣起到重要作用。

回顾岭南医学发展的脉络，晋代中原移民带来先进的学术与岭南地区医药相结合，宋代以后，长江流域的医药学术被带入岭南，又促进岭南医学的发展，岭南医学成为有浓郁的岭南特色的医药学派。随着广东得改革开放之先，全国各地之人才流向岭南，估计在不久的将来，岭南医学将会有一个飞跃的发展。

（1999年5月17日）

回归中医以振兴中医

关于中医事业之前途，近年感慨颇多，曾浓缩成3个名词。

一曰：自我从属。曾写成文章"中医药学之隐患——自我从属"发表于《中国中医药报》。所以写此文，因当时接到外省某中医学院一位实习医生的来信，信中说："一个堂堂正正的中医院（学院附属医院），在病房，中药也（已）似乎不多见了，仅在部分病区的病床旁边放着一瓶中药壶，同时又在一天不停地西药静脉滴注。这不正反映了中药仅成西药的'化妆品'，和'点缀物'了吗？难道3颗药丸（西药）加一包中药就是中西医结合疗法吗？邓老师，这或许是我不全面所见，但它的确存在着，这令我非常心痛，心痛之余是失望，心痛的是中医药在校几乎白学……要是果真全部如此，那么中医学院岂有其存在之必要。"收到这一封信，我并没有感到意外，因为这样的情况，何止一家！！最使我为难的是我怎样去劝解一位热爱中医药学，愿为中医奋斗一生，正在努力学好中医药的有志青年。现在几年过去了，当前的事实仍然是——不少中医院（我不敢说全部）在门诊还能以中医诊治为主，但在病房以中医为主的治疗率、治愈率，不是逐年有所提高，而是逐年有所下降！如果中医药在急危重症、甚至在一般病症面前，成为可有可无的东西，那么中医药学距离消亡的日子也就不远了！

外因强加于中医药的"从属地位"可以从国家政策上给予改正，但来自中医本身的"自我从属"就难以挽救了！中医的传人，自愿不要中医，还有药救吗？

二曰：泡沫中医。我们的国策是——中西医并举。虽然政策对中医的倾斜尚有待加强，但自从国家中医药管理局于1986年成立以来，中医药事业有很大的发展。从教育看，各省有中医学院（最近被合并了2所），其中有7所升格为大学。从中专到本科到硕士、博士、博士后一应俱全。近年中医药的成果，远非十多年前可比。教学、医疗、科研院所的建筑、设备，都有可观的进展。这是国家对中医药的扶持，各级政府愿对中医药事业投资、给政策的结果。

形势可以说一片大好，但我又产生第二个隐忧，在发展的道路上如果指导思想有偏差，比如重西轻中思想的影响，怀疑中医只是经验医学的思想影响，在教育及医疗中，乃至科研中，没有抓住中医的命脉，一种自发的从属思想贯穿于教学、医疗与科研工作之中，那么用不了很久，中医便成为外观好看，内里缺乏中医内涵的——泡沫中医了！

三曰：回归中医以振兴中医。中医药学之振兴出路何在？首先要回归中医。何谓回归中医？首先要求所有中医药工作者，正确认识中医，加强实践用中医中药于临床。中医理论深奥，没有学好，不经过临床实践，往往容易怀疑中医理论之正确性。特别是不少中医读西医书的时间多于读中医书，肚里中医的墨水太少，怎能写出好的中医文章？没有深厚的中医理论根底，如何运用中医学的理论思维去指导临床、教学与科研？多读中医书，强迫自己多用中医中药于临床。认识，实践，再认识，循环往复，才能不断发现中医之奥秘，开发科研之思路，借助于最新的科技成果与中医药相结合，中医就能走在大道上，发展壮大，为人类之健康立新功。

我校有见及此，为了提高中医人才素质，组织人力，由李任先、吴弥漫主编了一本《中医读书指南》，已由广东科技出版社出版。在此特向读者推荐。

为了说明读书的重要，讲讲最近一个体会。我校干部中有 2 位带状疱疹后遗症患者，一位已疼痛了 5 年，一位已疼痛了 1 年多，天天忍受疼痛的折磨，苦不堪言，无法可治。我便留意此病，曾闻先辈言，用灯火灸能治此病。后查《验方新编》❶ 有"缠蛇疮，又名缠腰龙，此丹毒也。生腰下，长一二寸，或碎似粟，或红肿坚硬，用灯火向两头烧五次，用雄黄外敷内服极效。"最近遇二病者，同为六七十岁老妇，患带状疱疹，均从腰向下扩散。即用灯火灸，从最后发出的疱疹点起烧，至最初发起之疱疹，每疹一灸。烧后用紫金锭开醋调涂。2 例俱愈，并无后遗症。《验方新编》还说："丹名虽多，总属心火，三焦风邪而成。其发甚速，自胸腹起于四肢者顺而易治，从四肢起于胸腹者宜急治之，迟则难治。"乃经验有得之言也，值得我们作进一步的研究。我用灯火灸曾治愈一婴幼儿破伤风，法出《儿科铁镜》，中医学院第 2 版教材选载，我就是按该教材施灯火灸而取效的（第 3 版以后竟删去此法）。我用灯火灸"角孙"穴治疗痄腮（腮腺炎），只于患侧用灯火灸（双侧则双灸）便愈，其效如神。更值得研究的是灯火灸治病机制何在？这就要靠实验研究了。如果在动物实验上，有所成就，不就超世界水平了吗？当然，如进行系统的临床研究，有过百病例，治疗效果确切，当然也已超世界水平了。

（1999 年 6 月 22 日）

---

❶ 《验方新编》详见《中医读书指南》。

祝《新中医》而立之庆

新中医者，不是旧中医，更不是古中医，乃现代之中医也。世人对中医之误解甚多，因中医源远流长，一脉相承，人们误以古老文化目之，这是天大的误解！历史是发展的，中医学的历史亦不例外。民国时期，1929 年 2 月 23～26 日，国民党政府卫生部召开第一届中央卫生委员会议，通过了余云岫提出的《废止旧医以扫除医事卫生之障碍案》。该案 6 条具体措施，旨在消灭中医。如限令中医于 1930 年之前登记完毕，以后不再登记，不准设中医学校，不准宣传中医，中医要培训、取得证书才能执业等。他们估计 30～40 年便全部消灭中医，后因全国医药界及人民大众的反对未能执行，但中医仍处于被轻视、歧视、排斥的境地，新中国成立前中医中药已奄奄一息了，新中国成立后王斌继承余云岫的衣钵，意图改造中医以消灭中医。当西医学正在蓬勃发展之时，中医正是受尽摧残之日！自 1986 年国家中医药管理局成立后，中医事业才开始踏入正途。近 10 多年来中医学才真正站到发展的起跑线上。

刊名《新中医》就是倡导中医学在新的起点之上不断发展与创新。

如何创新与发展？走什么路？这是至关重要的。回顾 30 年来，《新中医》的方向是正确的，因而为中医事业的发展做出了应有的贡献，值得我们为之鼓掌致贺。

《新中医》默默耕耘 30 年，念念不忘提倡发扬中医之特色，走中医自身发展规律之道路。选稿用稿，把重点放在以提高临床医生的中医水平之上。介绍和报道了许多临床新成果和新经验，许多读者从中得到启发并重复应用，提高了自己的诊疗水平。不少读者把《新中医》比作良师益友，这是十分准确的评价。可见把发扬中医之特色，千方百计帮助读者提高中医理论与临床水平作为重点，是符合广大读者需要的。用经济术语来说，《新中医》适应了市场的需要，所以《新中医》的订户始终位于中医药期刊的前茅。

中医之所以历经百年摧残而不倒，靠的是治病有疗效，治疗手段平和而极少不良反应，目前困扰人们的所谓"药源性疾病"，一直与中医无关。疾病谱的不断更新，要求现代中医去攻克，在攻克的过程中，"创新"便自然随着成功而出现了。攻关、创新是个艰辛的历程非一代人可以成功，因此在学术上的承传关系至关重要。《新中医》十分注重总结名老中医的经验。从20世纪80年代始开设老中医经验介绍岭南名医、名医精粹、名专家精粹、跟师札记等专栏，对全国许多名老中医的宝贵经验作了系统的介绍。这一工作得到广大名老中医的大力支持，他们的文章对中、青年中医的学术继承与发扬起到了积极的作用，也就为中医学的飞跃发展与创新奠定了基础，其功不可没也。

《新中医》另一特点是栏目众多，五花八门，深入浅出，不仅拥有大量中西医药界读者，还吸引了不少医药界以外的读者，我的朋友中就有这样的读者。

30年不算长，以人作比正是"而立"之年。而立之年的《新中医》为中医药之振兴做出了自己的贡献。当此21世纪即将来临之际，我衷心祝愿《新中医》为人民的健康事业、为中医药的辉煌再立新功。

（1999年7月15日）

对抗生素的思考

抗生素发明之前，中医治疗发热性、传染性、感染性疾病，疗效非西医药所能及。自抗生素发明后，治细菌感染性疾病，疗效的确较中医药为优，但对病毒性传染病，中医药仍遥遥领先。有人认为青霉素问世后，治肺炎用中药已过时了，此话值得商榷。从理论而言，致病菌是肺炎的致病物质，抗生素的使用是消灭致病细菌，除去致病之源。但病菌致病于人，人体有抗病能力，中医称之为正气，正气足以祛邪。而抗生素既可以杀菌也可伤害人体正气，这是抗生素的缺点，甚者称之为毒副反应。所以西药用于老年人的肺炎，疗效往往不理想，原因在于年老体弱之故。西医有支持疗法，但没有一套扶正祛邪的理论指导。如小孩发热，屡用抗生素，热虽退了，但身体却一次比一次虚弱。抗生素已致不少的聋哑儿童，引起其他并发症和后遗症亦不少。

由于细菌有抗药性，抗生素不断更新，抗菌力越来越大，对人体正气的压制也越来越强，不能不使人担忧。西医同行一再大声疾呼，切勿滥用抗生素。1999 年 8 月 22 日《羊城晚报》第 3 版报道：美国中西部发现了多种葡萄球菌，能够对抗常用的抗生素，并已导致 4 名小童死亡。美国医生及联邦卫生部门官员忧虑，人类滥用抗生素或会造成"超级病菌"涌现。

目前我国多数医院，以选用最新最昂贵的进口抗生素为时尚、为有水平！外国药商拍手称快，实在使人痛心！是不是进口的最新最贵的抗生素就一定能解决细菌感染的问题呢？我最近在学校附二院会诊：一中年患者，心瓣膜病变，准备手术治疗，但患者先是发热，继之出现偏瘫，按常规用最新的抗生素已多日，发热不减，患者体质日趋衰弱，家属曾拟放弃治疗。我以口服益气活血之中药以治其脑，用紫金锭 2 片溶化，冷冻保留灌肠以治其热，抗生素治法未变，但患者体温日降，灌肠 6 次体温接近正常。半月后再诊，患者热退，偏瘫亦除，精神面貌前后判若两人。

今年 7 月，在某大医院会诊一高热患者符某，女，72 岁。双膝关节骨性关节炎，表面置换术后发热，体温 38～39.4℃之间，已持续 16 天，用抗生素、抗真菌药等治疗后仍高热不退。西医同行称最新最贵的抗生素都用上了，仍无法使体温降至 38℃以下。用清暑祛湿药 2 天不应，舌淡红、苔黄黑（染苔），脉浮数右紧，重按无力。无汗，畏寒肢冷，高热，体温 39.1℃。考虑此因抗生素未能抑菌却抑制了正气，正虚邪伏故高热不已。7 月 9 日晚予甘温除热法，选用补中益气汤，处方：黄芪 15g，白术 12g，太子参 30g，柴胡、升麻、当归各 10g，陈皮 5g，甘草 6g。水煎，分 2 次服。服药后汗出津津，翌日凌晨热渐退至 37.8℃，疲倦乏力。7 月 10 日仍予上方 2 剂，分上下午服。热渐退，体温在 37～38℃之间。7 月 11 日脉搏 85 次/分（手术后脉搏持续 110～120 次/分左右），精神转佳。续予上方加五爪龙 30g，上下午各 1 剂。服药后体温波动在 37～37.4℃之间，精神转佳，咳嗽减少，脉虚时结，胃纳渐佳。患者双膝关节仍焮红、肿、热、痛，继续中西医随症用药 1 月渐愈。此例如不大补其中气，势必因高热不退，加上西药抑制元气，将尽耗体力而亡。此例所取得中医药疗效，得到主诊西医认可。

我并不反对在必要时，用中药的同时，借助于抗生素。应按能中不西，先中后西之原则去采用西药，在用西药的同时仍应以中医之理论为指导。千万不能以西医理论指导用中药。什么叫以西医理论指导用中药？试举例言之。最近会诊一颜面神经麻痹、左侧面瘫之中年患者。主诊医生用了牵正散，但又加入大量鱼腥草等凉药。推论其意，须"消炎"之故，治之近10日不效。殊不知寒则凝滞，经络更不畅通，岂能收效？邀诊，我仍用牵正散加减，其中以防风易白附子，重用黄芪等益气药，服药1周㖞者得正。此例足以证明，知其方而忽视中医之理，未能灵活变通，故收效亦难，虽有效亦不理想也。

谈到中医理论，对于治疗发热性、流行性、感染性疾病，伤寒与温病学说，往往是我们的指路明灯。叶天士说："或透风于热外，或渗湿于热下，不与热相搏，势必孤矣。"这是至理名言，是西医细菌学说所缺乏的。叶天士所说的"热"是致病的主因（可以看成是细菌之类的致病物质），叶氏不仅重视清热，还重视"透风"。所谓透风就是解表类药，风与寒这种致病因素往往为西医所忽视，重在杀菌以消炎，不知解表使邪有出路的重要性。同样，"渗湿"也就是使由细菌引起的毒素，从小便而去。上则透风，下则渗湿使病邪孤立，使细菌没有生存的环境，而患者的正气又更易于恢复。为什么用抗生素退热后，即使无明显不良反应，患者仍精神不振，倦怠乏力，胃纳欠佳。而用中药随着身热递减，精神则复，就是这个道理。

中医师学了西医的"发炎"理论，往往忘记了治发热性病，还有伤寒论学说。一遇发热病，首先考虑的是抗生素，岂知"桂枝汤证"、"麻黄汤证"决非抗生素所能除。为什么外国那么害怕流感？因为他们只有抗生素及未有成熟的抗病毒药之故。尤其是"小柴胡汤证"，用西医方法治之甚难，而用小柴胡汤3剂便可收功。我曾会诊此等证，常使西医同道觉得惊讶。月前一位老朋友因肺部感染住院，症见发热喘咳，用最新最贵抗生素治疗多日，发热退而咳喘甚。友人多病，常找我诊治，这次便给我来电话，通过问诊，口授方药：用桂枝汤合三子养亲汤。友人素体虚寒，用各种抗生素，已抑制正气，表邪不能外解，故用桂枝汤；喘甚亦由于寒痰，故用三子养亲汤。药服8剂而愈。

中医院应为发扬中医的基地，千万不能丢掉中医，不要以为有了抗生素，便照用可也。由于细菌的抗药性，抗生素越出越新，价钱越来越贵，一天用药千元以上，非我国一般人经济所能负担，何况还有明显的副反应。此时正是发挥中医药优势之时，拿起《伤寒论》与《温病学》等武器，大胆细心地去实践，用中药取代抗生素，既能减少患者的负担，又能减少药后的不良反应。这是一种挑战，更是中医的发展机遇。最近有双黄连注射液，据说效果不错。只要努力于临床研究与剂型改革，使治疗细菌感染性疾病，重新领先于世界医林，相信是可以做得到的。

（1999 年 9 月 9 日）

忆黄耀燊教授

　　有一天，黄耀燊教授在家迎接一位中山医学院的教授。客人还未坐定，便突然向黄老下跪，使黄耀燊不知所措，连忙扶起他。原来这位西医教授，数月前患肠梗阻，经手术治疗未愈，又再梗阻。进行大会诊，确诊为麻痹性肠梗阻，非手术适应证，西医对于此病遂感束手。后请黄耀燊会诊。黄老辨证认为与《金匮要略》所言："心胸中大寒痛，呕不能食，腹中寒，上冲皮起，出现有头足而不可触近，大建中汤主之"证相符合，乃予大建中汤，病者得救。患者自知此病之严重性，更知此病西医技穷，故对黄老感激之情，只有下跪才能表达，乃有上述的一幕。但这不过是黄耀燊治疗急危重症之一例耳。

　　六七十年代，黄耀燊作为广州中医学院外科教研室主任，经常为抢救急危重症废寝忘食。深夜了，瘦瘦的个子，穿着白大衣，正忙着指挥抢救一位被银环蛇咬伤、呼吸困难的患者。这不是偶然的情景，破伤风及其他危重患者的抢救工作，常显示出这位白衣将军指挥的风度。不但他本人废寝忘食为抢救患者，忘我战斗，而且在他的带领下，带出了一批不怕苦的医护人员。他们是一个特别能战斗的、有过硬本领的集体。

　　谁说中医治不了急症？一个因胆石引起胆绞痛正在呼叫的患者，黄老施展其按摩特技，屈曲右手食指，以指节与拇指头，向患者背脊灵台与至阳两穴重按，慢慢患者的呼叫声便停止了。按摩后以中药治之，不少患者赖此免却开刀之苦。一位胃痛难忍的患者，黄老让患者左侧卧，用右手搭在患者的右肩上，用中指劲点按其肩井穴，按后又用手力抓其右肩，左手平放于患者上腹部，时加轻轻地震荡，约10分钟，患者面上出现笑容。然后处方用药以善其后。

黄老的按摩，乃20世纪60年代在中国中医研究院向两位大师学来的。外科按摩学自杜自明大夫，内科按摩学自卢英华大夫。但使人痛惜的是我校没有组织专人继承他这一整套宝贵的技术。黄老去了，把绝技也带去了，多可惜啊！！中央对中医工作的指示——中医不能丢。黄老此事给我们一个沉痛的教训。

黄老任广州中医学院附属医院院长期间，与院党委书记团结合作得很好，以一丝不苟的精神治院，处处以身作则，威信甚高。把一个只有一百多张病床的医院越办越好，越办越大，病床发展到四百多张。黄老把多年治疗骨质增生的"骨仙片"转让给广州市第三制药厂。转让费个人分文未取，全部交医院为每位医护员工缝制西服一套，论金钱黄老并不富有，但他的大公精神是十分富有的。

黄老是农工民主党广东省委主任委员。思想进步，事事以共产党员的标准要求自己，以他对中共的热爱和对自己思想进步的严格要求，称黄耀燊为党外的布尔什维克，是当之无愧的。他为患者服务的吃苦耐劳精神，我自愧弗如也。

黄老自从被选为广东省政协副主席之后，一如既往，并没有因地位的改变而减少为老百姓治病的时间，他照常应诊、会诊，忙个不停。我看他瘦了，劝他注意休息，不要答应那些不计早晚、不管是否节假日，专拣休息时间来他家就诊的亲朋好友，使他有时晚上十一二时还未能收工。每次向他提意见，他都只是笑笑，照样应允，照诊无误，不顾自己的休息与健康！

在政治上，他热爱祖国、热爱共产党，听共产党的话。他响应政府的号召，解放之初积极参与组织广州中医学会，带领广州中医界跟党走。他个体开业时，业务不错，收入不菲，但能响应政府的号召，组织集体所有制的"维新联合诊所"。这个联合诊所，最大的特点是不用中药饮片，全部用星群制药厂的提炼中药，支持了中药的剂型改革，为中药的发展创新做出了贡献。只可惜这一新生事物，受到不应有的错误打击，停止生产了。但提炼中药受到东南亚中医师的欢迎、定购，因而提炼中药继续外销，从未停止。黄老支持中药剂型改革，反映他思想倾向创新进步的一面。

他是政协第五、六、七届广东省政协委员。被选为第五、六届广东省政协副主席和中国农工民主党广东省主任委员，是他讲政治、跟党走的具体表现和应得的结果。但他始终保持平易近人、毫无架子的一个普通中医的本色，使人无限敬仰。

黄耀燊同志不幸于1993年12月7日离我们而去，转眼已6年了！国家失去一个好干部，人民失去一位好医生，中医界失去一个栋梁之材，至今使人痛惜不已。

我与耀燊兄有同学加亲戚之谊，他是我的学长，情同手足，他的音容笑貌，时常现于脑海，特写此文，以致深深的怀念。

(1999年9月28日)

人类不能没有中医

中医中药是中华文化的瑰宝，是几千年来中华民族同疾病做斗争的伟大成就。中医药不仅是中华民族的宝贵文化，也是世界人民文化的精华。但这并不是所有中国人、甚至身为中医者所共识！21世纪已向我们走来，展望未来，我认为——人类不能没有中医。

最近美国洛杉矶加州大学东西医学中心许家杰教授在《99澳门国际中医药学术大会论文集》上发表了《美国医学现状及发展的概况和若干思考》一文。读该文后深受启发，认为我的看法是符合世界医学的发展规律，人类不能没有中医。

美国是当今世界医学的前沿代表，它的发展趋向值得我们研究。许氏文章认为，15年来医学发生了很大的变化，称之为一场革命毫不为过。他说："目前美国社会约有一亿人罹患各种慢性病，……大量的事实表明，仅采用封闭式的医院为主的生物医学模式来防治这些疾病，是难以减低其发病率和死亡率的。这些因素促使美国医学从过去以急性病，传染病，以住院开刀为主，正在转变为慢性病、身心疾病和老年病、退行性病，以诊治和预防保健为主。医院数量不断减少，以住院手术为主的医疗模式也正在向社会化的网络模式，包括家庭病房和家庭护理方面转变，医学的主要任务已不是诊治患病个体，而是转向保护健康群体，防患于未然"。美国医学的这一变革，正是中医所长，中医药学、气功、保健运动（太极拳、八段锦、五禽戏之类）将是美国人民所最需要的医疗保健服务。可见钱学森所说世界医学要走中医之路是正确的推断。

许氏又说："美国医疗费用的暴涨是引发医疗制度变革的主要原因。据统计1996年的全美医疗费用高达1035.1亿美元，占国民总收入的14%以上，预计到2007年的全美医疗费用高达2万亿元。……高涨的医疗费用虽然对促进西医学模式的深入认识疾病的机制，提高疾病的诊治能力等方面起到重要作用，但也不能不看到昂贵的医疗费用并未有效地解决临床上存在的许多实际问题，尤其是对某些慢性病、老年疾病仍然一筹莫展。"又说："医疗费用的高涨，使得社会大众、国民经济和医疗保健制度和保险制度不堪重负，无医疗保险的人数超过四千多万。"在美国无医疗保险的人，有病要自己掏钱，可不得了！

许教授的文章是世界医学最先进国家的医疗面貌的写照。反映了经济大国不堪负担其庞大的医疗开支，值得深思。美国的出路何在？许教授说："由于西医学对慢性病的许多疑难病缺乏有效、简易和经济的治疗手段，以及某些西药治疗不良反应多等问题，很多患者为求疗效，解除病痛，安全经济，不得不寻觅他医。……全美现有35个州和哥伦比亚特区批准针刺医疗活动。每年有100万以上的患者接受针刺治疗，治疗人次达1000万之多。目前从事针刺医师达1万多名，从事针刺的西医师约3千名。……以教授针灸和东方医学为主的学校高达55所。1998年全美草药的销售额约达35亿美元。每年按摩的人数约7500万人次，太极气功作为健身和防治疾病的运动，也越来越受到美国人的喜爱。"许教授身为美国名医，对中医有独到的认识，自学中医甚为勤奋。1992年请我去加州大学医学院和他一起会诊疑难患者，施以中医药治法，疗效肯定，坚定了他搞中西医结合的信心，并以事实说服他的领导和同事，其后乃建成东西医学中心。该中心的求医者之多为该医院之冠。因为他是华裔，所以该中心不以中西命名，名为东西医学，亦统战之道也。该中心实行从临床医疗到预防康复，系列化和综合性治疗服务，成功地解决了许多西医棘手的疑难症和慢性病，取得了良好的社会效益和经济效益。1994 年开始，为该医学院 4 年级和 1 年级学生开展短期的试点教学，经过培训，大多数学生能应用中西医两法对病例进行思考和分析，提出治疗方案，并能进行一些简单的中医技能操作。受到学生的欢迎。许家杰教授建议设立以我的名字命名的奖学金，并由他资助，每年美金 500 元。这一奖项，在我校已颁发 7 年了，足见许教授对发展中医学的热心。

从上述可见，美国医学及其体制，是被称为当今世界最先进的，但从社会效益来衡量，并不理想，从经济角度去衡量，第一富国也叫承受不了！那么第三世界国家能走这样的路吗？世界人口已 60 亿，美国人口才 2 亿多，按美国的模式，人类的健康谁来保护呢？21 世纪能有多少地方、多少人口能真正享受医疗保健的权利呢？我认为必须大力发展中医，推广中医，以简、便、廉、验的中医药造福于全人类，这是我们的职责。

碎石、排石与溶石

自从碎石机应用于临床后，有些人以为中医治疗结石病失去优势。其实不然，有些中医院利用碎石机以击碎肾石，继之服排石方药排石，或先服排石方药后碎石。其疗效优于单纯用体外碎石术。体外碎石术并非适用所有患者，对冠心病、高心病、心功能不全者要慎用，对不能纠正的出血性疾病、孕妇仍属禁忌。此外体外碎石还能使结石周围组织细胞损伤、出血等。冲击波还影响肾小球和肾小管的功能。对碎石机的作用不能评价过高。因此对于肾石病的治疗，我认为中医药仍然有明显的验、便、廉等优势。

当年印尼总统苏加诺患肾石病，邀请世界好几个国家名医会诊，都认定非手术取石不能治疗。后求医于中国，周总理派岳美中和吴阶平同志会诊。岳美中认为不必手术，各国来的专家自愿留下等看中国医生出丑。但经岳美中诊治，先服中药后加针刺，竟然把肾里的石头排出来了，外国专家悄悄离去。我在多年前见过一患者，他说患的肾结石是岳老治好的，我索其存方看看，是八正散加味，做成散剂，服后结石不知不觉消失了。可惜我没有把药方抄下来。70 年代我曾治愈 1 例肾盂结石患者，用金钱草等药排石，另用沙牛研成细末，每次服 3g，药汁冲服。嘱每天排小便时用瓷杯接，以察看有无沙石排出。数天后开始发觉尿中有沙，呈金黄色。连排数天，最后沉淀物非沙而是微黑之黏稠物。前后排出沙石约数克。经 X 线摄片证实肾石已消失。当时科研意识不强，造影时石之大小、排出物之多少均无记录，亦未立项对此进行研究。沙牛一物又名倒退牛，生活于沙中，曾用大碗装沙，置沙牛于碗中，沙牛会造一漏斗形的小窝，由此推论其体内必有能溶沙石的成分。

排石，我喜用导赤散加味，一般喜加金钱草、海金沙。导赤散清心火利小便，治心经热盛，症见口渴面赤，心胸烦热，渴欲冷饮；或心移热于小肠，致口舌生疮、小便短赤、尿道刺痛等症。但此方缺少排石之力，故重用金钱草为排石主药；至于海金沙，《本草纲目》载："治湿热肿满，小便热淋、膏淋、血淋、石淋、茎痛，解热毒气。"20 世纪 50 年代我去农村，曾治一妇女患癃闭，已准备去专区医院急诊，我就近在小药店，取海金沙 10g，嘱即冲服，小便得解而愈。对此药之功效印象深刻，故排石亦多用之。但宜注意此药掺有黄泥者不能用，能燃烧者真。

肾石多与心火湿热有关，故治疗多采用清热利水排石之剂，用药日久其体渐虚，或用药剂量过大，患者体质虚者，清热利水重剂越用，石越不下。对此类患者需辨证论治，视其体质处方，再加入排石之药始有效。如治一重症肌无力兼肾石患者，并未加排石药，只重用黄芪，气行则石行，连续数天排出大于芝麻之小结石达 20 多粒。凡石淋日久，舌质胖嫩者，我每根据辨证，于排石方中加黄芪 30g 以助药力。气行则血行，气行亦能使水行也。

肾石病常会发生肾绞痛，用止痛针只可止痛，不能根治。曾治此类患者不少，疗效比较满意。其法用拔火罐，根据左右，痛点高者对正痛点拔其背面，痛点下者正对痛点拔其腹。其痛的位置往往是输尿管的 3 个狭窄点部位，上中 2 点火罐放背面，近膀胱之点则拔其腹。曾治一患者，上、中、下 3 次绞痛，2 天之间连拔 3 次，再为其排石后出院。

排石后应注意复发的可能，故应根据其体质辨证用药，每月服数剂以调其阴阳，并通利水道，以竟全功。

（1999 年 11 月 12 日）

漫谈中医近代史

1840 年世界上第一个禁烟运动引起中英鸦片战争，结果签订了第一个丧权辱国的《南京条约》，此后接着是《天津条约》、《北京条约》、《中法新约》、《马关条约》以至八国联军入京签订的《辛丑条约》，这一系列的不平等条约，使有四万万五千万人民的中华民族从此一蹶不振，被称为"东亚病夫"！1912 年推翻了满清政府，继而是军阀混战、国民党执政、抗日战争、解放战争，直至 1949 年中华人民共和国成立，才结束了中华民族这一百多年的痛苦与磨难。公元 1840～1949 年，这就是中国的近代史。

中医作为民族文化的瑰宝，在这一百多年中，与国家同呼吸，共患难，也经历了各种各样的磨难与锻炼，值得我们回顾与沉思。

中国的近代史，是在广东揭开序幕的，中西医文化的冲撞也是由广东开始的。文化的交流本是好事，但鸦片战争以后医学也被利用作政治手段，其典型人物是美国来华传教士彼得·伯驾（Peter Parkre，1804～1888 年），他在广州以眼科手术刀打开传教的大门，他既是医生和传教士，更是美国的情报人员，后来的职位是美国公使，曾多次鼓动美国占领台湾，只是未获美政府通过。尽管不是每一个传教士医师都如此，也有真心维护中国的人物，但透视传教士医师群体，可以肯定，传播医学绝非他们的主要目的，特别是在帝国主义国家侵华时代。

西医学的传入促使中医学者思想革新，从而出现中西医汇通思潮，企图将中西医学融会贯通，后人称之为"汇通派"。中医之革新在 19 世纪已经开始，而世人往往错误地认为中医保守，不知中医自我改革已进行一百多年了。最早进行中西医汇通的知名人士有陈定泰、陈珍阁、朱沛文等，都是广东人。汇通思想的确立人物则首推唐宗海（1846～1897 年），中西医汇通之名亦由他始。他认为"中医长于气化，西医长于解剖"。他接受西医解剖学说，在理论上仍主张尊经崇古，认为中西医医理一致。他在临床医学方面则有所创新，特别是他的《血证论》可以说是一部中医科研论著，既有继承又有创新，今天仍然值得好好学习。张锡纯（1860～1933年）是民国时期著名汇通派人物，著《医学衷中参西录》。他主张"采西药之长，以济中医之短"、"以西药治其标，以中药治其本，则奏效必捷"，可见张锡纯走的临床汇通之路。在理论上，他认为"中医之理多包括西医之理"，同时主张要学西医之所长（如实验、器械、化学等）。张氏重视药物的研究，甚至以身试药。讲求验证，实事求是是张氏的特点。

从整个中西汇通这一思潮来看，他们的主导思想，明显受"中学为体，西学为用"的思想影响。中西医汇通派是中医界的开明人士，希望吸收西医之长以加强自己，其志可嘉，但由于中西医学理论系统差别太大，当时的科技水平实在无法使之"汇通"，所以收效甚微。新中国成立前数十万中医用以维护人民健康者，靠的仍然是传统之理论与经验。抛弃中医之理论走入废医存药之途者乃极少数耳。汇通派的历史证明中医学界有人试行改革已连续一百多年了。

中医之受压迫与摧残，不在于外国侵略，而在于当时执政的政府。中医受打击开始于民国元年。1912年7月北洋政府教育部举行第一届临时教育会议颁布《中华民国新法令》，没有将中医教育纳入教育系统。引起中医界的反抗，组织"医药救亡请愿团"，引发中医近代史的首次抗争请愿活动。经过斗争，国务院及教育部明确表示无意废弃中医，准许各地中医学校立案。但中医教育实际一直未能被纳入国家教育系统。

国民党南京政府于1929年2月，由卫生部召开第一届中央卫生委员会议，通过了余云岫提出的《废止旧医以扫除医事卫生之障碍案》，这就是有名的"废止中医案"，此案若得以实施，30年后，全国中医便将不复存在了！

1929年3月17日，全国医药团体代表大会在上海召开，反对卫生部废止中医案。经过反复的请愿斗争，得到广大人民的支持，在强大的社会舆论面前，南京政府不得不做出让步，把废止中医案搁置起来。此后中西医界就以3·17作为中医的纪念日。

中医药求生存之斗争此后从未停止，其中影响较大的全国性抗争请愿活动有十次之多，局部性的斗争活动则不可胜数。这些抗争活动对于保存和发展中医起到了重要的历史性的作用。较明显的成果是争取成立中央国医馆。国医馆是半官半民的组织，起不到行政决策的作用，但自成立之后，在维护中医药的合法权益、发展中医教育、整理中医学术等方面，做了大量的工作。其中经过 3 年的斗争，争取南京政府立法院通过《国医条例》并迫使其予以公布，从而争取到中医有合法的地位，是一项重大的胜利。

处于近代时期的中医，既要谋生，又要为生存而抗争，还进行学术之研究、出钱出力办学校、出刊物，其活跃与艰辛的情况是古今中医无法比拟的。这一时代的前辈值得我们敬仰。

兹引述广东高教出版社最近出版的《中医近代史》对中医药抗争运动的历史意义的一段话，以便我们对此有一个正确的认识。《中医近代史》第 331 页："近代中医药抗争运动，无论从保存中国传统文化遗产，反对民族虚无主义方面而言，抑或抵制帝国主义经济、文化侵略方面而言，都具有非常重要的意义。中医药界通过抗争，不但保存了中医学一线命脉，使其免遭灭顶之灾，而且使中医药学得到一定的发展。"这一评价是符合历史事实的，是正确的。

中医近代史，还有针对主张废止中医的干将余云岫的学术争论，和由近代文史大师们引发的中医内部进行的关于阴阳、五行、六气存废的讨论，也是一场既热烈又深入的对中医基本理论存废之争。限于篇幅，暂不谈论。我之所以写此文，正是澳门过两天便要回归之时，当此彻底洗雪百年国耻的光辉日子就要到来之际，心潮澎湃，故写此文。

(1999 年 12 月 18 日)

读什么书

自 1999 年《新中医》第 9 期发表《回归中医以振兴中医》一文以来，读者来信问该读些什么书？为此谈谈有关读书的问题，以作总的答复。

自从 1956 年中医学院成立以来，卫生部狠抓中医学院的教材建设。特别是第二版中医学院统一教材的出版之后，中医学院有了一套系统的教材，为培养新的中医，收到良好的效果。但作为源远流长、历经数千年发展的中医学，与这些教材相比较，显然中医大学教材只是为中医学的学习打基础，不能认为以掌握这些教材的内容为满足。如果有人以为中医学就是那么些内容，那就错了。何况有些人认为最近的教材，其中的某些学科中医的特色在变淡，实在值得警惕。毕业以后不断提高中医的水平，是不能忽视的问题。下面谈一些不成熟的意见，供年轻中医参考。在谈具体问题之前，先回顾近20年来的一些情况。

20世纪80年代国家中医药管理局把点校医书纳入研究范围，组织全国有关专家分工点校古代医著，为今后的学者准备好一整套经过整理的、可靠的、可读的历代名著，其重要性比宋代政府之点校医书掀起金元时代医学学术的争鸣与发展更加重要。因为时间更长，数量更大，中医又处于飞跃发展的前夕。希望青年中医不要忽视这笔宝贵的丰富资源。这是伟大宝库的重要部分。

20世纪90年代，国家中医药管理局组织全国500名老中医带徒，已带出500多位学术继承人，这是兴废继绝的英明措施。为国家保存了中医之元气，种下了下一世纪的专才，厥功甚伟。至于这批学术继承人是否被重视和被正确的使用，那是另一个问题，是各级领导干部头脑中是否有从属思想的问题。由于带徒要求学生较全面地总结老师的学术理论与实践经验，从而总结出代表20世纪中医药水平的一大批学术理论与实践经验的文章。这是中医药学术伟大宝库的又一组成部分。一些出版界已陆续出版了这方面的著作。全国中医药杂志这方面的文章也不少。

全国中医药（中西医结合）杂志、学报等，乃中医医、教、研的成果及学术讨论的一大阵地，是伟大宝库的又一个组成部分。

学海无涯，我们面前有这三大洋，如何去研读呢？我的建议如下：①泛览杂志及一般读物，选择一些较好的杂志，作泛览式的阅读，常备文摘卡，把有用的资料摘录下来，以便必要时之用。诊治上遇到的问题，应到图书馆查阅有关杂志与其他文献。这应成为工作规律一部分。②选读精读现代名中医的总结性的著作，把认为精彩部分写读书笔记或按语，通过学习总结，变成自己的东西。应把这方面的学习，看作自己在向全国名老中医跟师学习。这些名老中医的经验中，一定有不少值得进一步研究的素材，从中可以寻找到临床研究的课题。③由近及远选读名家著作。名家著作指近代到古代的医学家名著，也可以看作是《各家学说》

的继续学习。中医学源远流长，不断发展，不断在量变之中，名著甚多，从何入手？我认为宜由近及远，学习较为容易。因为民国及晚清的著作比较易读，比较接近现代，容易吸收。这类著作，择其要者反复精读，深刻领会。名著的选择，也可以通过阅读现代名老中医著作得到启发。现代的名老中医之学术亦必有所本，一定会有渊源。④经典著作择要背诵。中医学之发展已数千年，但仍处于量变而未到质变之阶段。因此万万不能忽视经典著作的反复温习。经过数年临床之后，再读经典著作，往往有新的体会，这是很多学者的经验。四大经典原指《内经》、《神农本草经》、《伤寒论》、《金匮要略》，新中国成立后以温病取代《神农本草经》。温病之经典应为《温病条辨》及《温热经纬》。本来温病学家的著作不少，但《温热经纬》已包括叶天士、薛雪及余师愚等名家著述之主要内容，故精读此两书足矣。

四大经典减去《神农本草经》，并不是不重视中药学，中药歌诀及方剂歌诀为学习中医时不可缺少之背诵课目。如果这方面在读医时未能熟练掌握，必须补课。至于中药与方剂水平的提高及新知识的采纳，可列入泛览阅读之范围。

最后介绍如下几本著作：《中医近代史》，广东高等教育出版社；《名老中医之路》，山东科学技术出版社；《全国著名老中医临床经验丛书》，中国医药科技出版社；《中国名老中医药专家学术经验集》，贵州科技出版社；《中华名中医治病囊秘》，文汇出版社；《碥石集》，吉林科学技术出版社；《中医读书指南》，广东科技出版社。

（2000 年 1 月 20 日）

继承不泥古，发扬不离宗

——读《黄帝内经临证指要》

湖南科技出版社出版的由湖南省中医药研究院刘炳凡研究员编著之《黄帝内经临证指要》（以下简称《指要》）一书，融合古今诸家之精华及作者 70 余年的临床实践之得，条分缕析，深入浅出，颇具创新意义，不但填补了《内经》有论无方之空白，而且有选精、取博、趣深、用达等特点。

一、选精

这里所言选精乃单就《内经》原文的炼选与古今名家对《内经》经旨的论述的采取而言。全书选注精要，完全以能说明经旨，阐明其学术思想而切于实用者为指归，需注则注，有论可选则选，需按则按，而不强求体例的一致。如上篇《灵素通义》之摄生章，选《内经》原文共24条，在列有《名家论述》18条原文中仅2条原文选有名注名论2位，而且是十分精要的注论。如《素问·六元正纪大论》："食岁谷以全其真，避虚邪以安其正"的《名家论述》项下注"吴昆：'岁谷……其得岁气最厚，故能全真。虚邪者，天之八风，应时而至，其后时至者，谓之虚邪，以其从虚方来也。'巫君玉：'虚邪贼风避之有时，当赅贼风而言'。"

《指要》之精尤其体现在刘老结合自己数十年的临床经验，对《内经》原旨的阐释与发挥，堪为临证指要。如书中关于"用药如用兵"的论述，言简意赅，甚是精当。其曰："治兵与治医，用虽异而道则同，……故选医如选将，将须'智、信、仁、勇、严'，医须胆大、心细、智圆、行方；用药如用兵，良将'治众如治寡'，良医'方成而知约'；兵无先锋必北，药无配伍乃乱；兵家先知敌情，制胜如神，医家析情诊神，神完气足主清吉，神浊气竭主夭亡。医家治病求本，犹兵家必究'天地阴阳、寒暑时制'。医家之审时度势，犹兵家之'知己知彼，百战不殆'。医家之标本缓急，犹兵家之'动而不迷，举而不穷'也。医家之内外察机，犹兵家之'见于未形，察于未成'也。医家之方治逆，从犹兵家'以正合，以奇胜'也。医家之表里浅深，犹兵家之进退权变也。医家之整体调节，犹兵家之'持虚，形格势禁，则自为解耳'。医家之伏主先因，犹兵家之'乱生于治，怯生于勇，弱生于强'之推论也。……医家之精神治疗，犹兵家之'以治待乱，以静待诈，此治心者也'。……此孙子兵法与内经治则无不同也。"如此博大精深用兵用药原则，仅用700字，即阐述无遗。《指要》论述之精，可见一斑。

二、取博

取博,指其对古今医家关于《内经》经旨论释发明的采取也。《内经》原文古奥,一般学者,难于领会贯通。《指要》中刘老搜集引用自隋·杨上善起至1997年止之古今名医大家研究《内经》的论述达956条,详其训诂,明其句读,在古今中外之学术名著中,凡与《内经》经旨能相互发明,以"实践证其言"者,均在采取之列。中国古代史、哲、兵三家名著,如《左传》、《周易》、《老子》、《史记》等无不信手拈来,随时引证。近代东西方哲学家的论著,如赫胥黎的《天演论》、王维的《科学基础论》,冈本常男的《顺应自然的生存哲学》等,亦多广为引用,发明经旨。如《指要》论述《内经》治则时指出:"其指导原则,还包括了激发自然疗能,提高免疫机制,……罗马名医盖伦氏说:'医者,自然也,医生者,自然之仆也'。……近人日本冈本常男在所著《顺应自然的生存哲学》中亦指出'大自然是人类健康的导师',并认为'我们的命运和身心健康都掌握在自己手中,健康的生存哲学,发现您自己的能力和潜力。'此与盖氏之意同出一辙。"此外,《指要》蚁狮膏治淋巴冷结节、骨髓丹治附骨疽之类,亦皆采博之例也。

三、趣深

唐·王太仆评《内经》"其文简,其意博,其理奥,其趣深"。趣者,宗趣也,即基本精神或最高指导原则。我认为《内经》的"宗趣"用一句话概括,就是"生气通天"或者说"人天一理"。《指要》的"宗趣",即刘老撰著《指要》的指导原则是什么呢?我认为就是陈敏章教授提出的"继承不泥古,发扬不离宗"。诚如刘老在《指要》撰著说明中所指出的一样,"富于辩证思维的中医传统著作,应是坚持继承不泥古,发扬不离宗的原则的",以例言之。《指要》41页凡按:"一般来说,'阴阳消长'的观点,是符合辩证法思想的,所谓'阴阳转化,《内经》在当时条件下,仅仅认识到大自然和人体内的阴阳转化,提出了'重阴必阳'、

'重阳必阴'，等论点，但是还没有明确认识到阴阳的转化是要有一定条件的。因为人体抗病能力强弱，或因病邪的性质不同，或因治疗上的差异等因素，使虚实寒热之间发生了转化。由此可见，证情的转化，必须具备一定的条件，否则是不会转化的。"此继承不泥古之例。《指要》69页在简要论述脏象学说后接着指出，"脏象学说表达的人体，又是一个全息的系统模型"。将全息生物学的理论引入，此发扬而下离宗之例。《指要》421页释"其心痛，手足青至节，心痛甚，旦发夕死，夕发旦死"的病机为"邪气直犯心主也，毒深阴甚"，治疗"宜参附回阳，可以急救"，有医案为证。"凡按"还引用现代研究结果以说明参附治疗心衰的机制。此有继承，有发扬，不泥古，不离宗之例也。

四、用达

用达指对《内经》理论、原则、方法之运用的一种境界。如释"诸风掉眩，皆属于肝"之凡按："风，指风病而言，风病有内风、外风的区别，此处着重指内风而言。……此证之属实者，……完素虽责之风火，但注重内火召外风，治宜清内以疏外，主用川芎石膏汤。余治一壮男，头痛如劈，目赤、口干、两太阳穴搏动可见，选用此方中的生石膏佐栀子以清内热，川芎佐薄荷以疏外风，白芍、甘草以解痉挛，1剂痛缓，3剂而愈，完素全方19味不必尽用也。后人或用羚羊钩藤汤，治肝经热盛、热极动风而致手足抽搐者……此内风皆阳气所化之正治法也。"而"肝病眩晕之属虚者，包括了肝血不足和肝阳上亢的眩晕。"前者治宜养血熄风，方用四物汤加减。后者治宜高者抑之，养血平肝，滋阴潜阳，用三甲复脉汤加减。"据临床所见，实证少而虚证多，上盛下虚者屡见不鲜。但'掉眩'的病机，属于痰饮、妇女崩漏或产后出血过多，以及肾阳衰微，浊阴上逆……亦各有其相当比重。……朱丹溪则认为'无痰不作眩'宜二陈汤加白术、天麻。张景岳提出'无虚不作眩'，宜归脾汤重用黄芪"。类似病例举不胜举。

我从选精、取博、趣深、用达四个不同的侧面，以点代面，对《指要》一书，作了摘要的评介。然而，这四个方面并不是单一的，而是相互关联的。《指要》既是一部教科书，又是一部临证指南，值得细读。

（2000 年 3 月 28 日）

闲话 "伟哥"

"伟哥"尚未被药审部门批准出售已广为人知，这与药厂的宣传，加上"阳痿"一病为人们关注有关。我国有些报纸也为之吹捧，如 1999 年 1 月 5 日某报竟以"伟哥带来两种革命"为题，说什么："医学家认为伟哥是男性勃起功能史上的一次革命"。真是一次革命吗？

读了上述报道之后，我向有关部门反映，绝对不能让"伟哥"进入中国市场。理由是此药不是保护人民健康的药，而是一种能引致服药者"快乐死"的药。因为大多数阳痿患者，或由其他病引起，或因身体虚弱所致，阳痿是自我保护的一种反应，硬是把这一保护性反应停止，不是自取灭亡之道吗？根本问题是把病治好、把身体治强壮，然后使性功能恢复才是治本之法。比如病马走不动，猛施鞭打使之奔跑，不死何待?!

最近收到一份向我宣传的材料：《勃起功能障碍背景资料》。该资料认为此病的原因既有器质性，也有心理原因或两者兼存。心理性原因在 50 岁以上人群约占 10%，绝大多数与器质性或潜在的器质性疾病有关。例如动脉硬化、肾疾病、高血压、高胆固醇、糖尿病、多发性硬化、抑郁症、骨盆或脊髓受伤、内分泌异常、酗酒、手术后遗症等。而某些治疗高血压、心脏病、胃溃疡和癌症等西药往往亦引致阳痿证。

从上述资料可见阳痿证非"伟哥"所能通治，诸如众多病因所致阳痿，如果用"伟哥"能勃起，患者有恃无恐，只会促使患者短寿，"伟哥"不就是一种"快乐死"的药吗？这的确是一种"革命"，革掉患者之生命也！

《广州日报》2000 年 1 月 18 日报道一则消息，标题是——《"伟哥"又夺 18 命》，内容是引述德国《焦点》周刊的报道："伟哥"在德国发行 1 年半，便夺去人命 18 条！引起德国全国医生协会关注，呼吁要对此药的"风险程度"进行研究。本来阳痿并不致命，但求一时痛快，把命搭上了！德国人口不多，估计服用此药的人也不多，难怪德国医生要对 18 条命发出呼吁，要迫切研究了。那些因用"伟哥"而逐步衰弱的人数还未统计呢！

中医药治疗阳痿有丰富的理论和经验。清代《类证治裁·阳痿》："阳密则固，精旺则强，伤于内则不起，故阳痿。多由色欲竭精，或思虑劳神，或恐惧伤肾，或先天禀弱，或后天食少，亦有湿热下注，宗筋弛缓，而致阳痿者。盖前阴为肝脉、督脉之所经，又为宗筋之所会，故见症多肝肾主病云。……"仅用了百余字已把致痿之因说得颇为清楚，虽不完备，却给我们很大的启发。此病属肝肾与督脉之病变，有内伤虚证亦有湿热证，不能一概用补剂。虽有先天不足、七情内伤、淫欲过度、因病致虚，也须辨证论治，不能概用温补肾阳。根据五脏相关理论亦不限于只治肝肾，但又应于治他脏之时要照顾肝肾。

当然，现时已非清代的患者那么单纯，上述资料说明引致阳痿病因大大增加了，需要我们在辨证论治中进行摸索，这就是时代对我们的要求。若从理论上看，中医强调人体保养"精"的重要性，仍未被西医学所认识。

1995年治1例阳痿患者，问知其非房事无度而致阳痿，无其他症状，工作食睡如常。诊其面色少华，唇暗黑，舌胖、苔白，脉虚大。再细问其生活起居，原来他每天打网球数小时，生意虽好，思想压力大。忧思劳倦伤脾，常食鲍、参、翅、肚亦伤脾胃。辨证属脾虚为主之虚损证。建议其减少运动量，药用补中益气汤加海龙、海马、肉苁蓉、巴戟天、枸杞子之属，服药数月恢复性功能，续服药3月以巩固疗效，至今未见复发。

20世纪80年代治一体质强壮青年，结婚之日便不能人道，余无症状。从表面看似为功能性障碍。四诊惟舌质嫩、苔薄及尺脉弱外，无他候可询。从肾虚论治，用六味地黄汤加黄芪、党参各30g，补肾益气治之，2月后乃能人道。其妻因不遂抑郁，月经失调。治以疏肝健脾，不久受孕生儿。可见所谓心理或功能性阳痿，中医辨证论治调其阴阳，补其不足亦能收到较好的效果。

我国的药物审评监督，必须有高水平的中医药专家参与决策，不能只按照外国药审那一套办事。我国既有中医又有西医，国策是中西医并重，药审过程中，中医不应处于从属之地位。

（2000年1月31日）

中医现代化问题

读《光明日报》3月2日文化周刊《给京剧"号脉"》一文，对中医现代化问题的思考深有启发，故写此文。

"号脉"一文首先谈到"从美学特征看京剧的话剧化"问题。该文指出：京剧美学的特征就是程式性、写意性与综合性。所以演员可以不用任何灯光布景，仅仅凭借自己的表演在舞台上摆战场、上天人海、呼风唤雨、变白昼为黑夜，可以通过唱、念、做、打、舞，表现人物的喜、怒、悲、惊、恐。这种瞬间万变的虚拟化表演，足以使观众得其意而忘其形，有非常强烈的感染力。这就是京剧的写意性表演与话剧的写实性表演的根本区别所在。一位艺术大师说："京剧是表演里出布景，话剧是布景里出表演"，一语道破了京剧与话剧的本质区别。梅兰芳等许多名家就反对话剧化布景。该文指出："舞台上的大制作带来表演艺术的退化。只见花架子，不见真功夫，花钱越多，噱头越多，京剧艺术的含金量越少。"

我们中医院病房里西医化越多，中医学的含金量就越少，其理一也。该文最后指出："不要把京剧改成别的东西"。主张：一是遵循京剧艺术发展规律，保持并发扬京剧美学特征；二是没有话剧导演中心制，充分发挥演员的创造力；三是没有灯光布景大制作，只有唱、念、做、打、舞……

中医与京剧都是中华文化的瑰宝，文化的源头相同，与欧美文化不同。因此现代化不能以西方文化为准则，这是显而易见的。若硬是向西医接轨便以为是现代化，这是天大的错误。

我认为中西医对号入座，不是现代化；以西医之理解释中医学，也不是现代化；阉割中医更不是现代化。

现代化不是目的，不能为现代化而现代化，正如京剧不宜以现代化之布景削弱演员的演技一样。中医和西医文化背景不同、理论体系不同，因而互补性甚大。若以为西医是现代医，中医为古医，就会把中医摆到从属地位，扼杀中医学的发展。事实上，从理论高度看，正是西医逐步向中医靠拢，而不是中医西医化。先请看西医学之"模式"，过去是生物模式，把医学局限于自然科学之范畴，现在才改为生物、心理、社会模式。具体点说：30 年前去西医院会诊心肌梗死的患者，西医主张卧床 1 月，我认为不妥，因中医理论"久卧则伤气"，心肌梗死是标实本虚之证，不宜更伤心气。现在西医已不主张久卧了。又如骨折，西医主张绝对静止与大幅度的固定，而今认为动静结合、小夹板固定才是真理。

医学的现代化为了什么？为摆设吗？为了更加复杂化吗？检验真理的惟一标准是实践。对医学的要求应该首先是验、便、廉。我的邻居有两位患带状疱疹者，其中一位发病后住院西医治疗，用了五六千元药费，至今仍然后遗痛症已 6 年。另一位起病 2 天，即用灯火蘸治疗，一次而愈，只用了一点食油和一条灯心草。两者比较，哪一种治法应称之为现代化呢？后一治法为西医学所没有的，对世界来说，是一种创新。至于能用光子仪器取代灯心草当然更加现代化。

我认为中医现代化，应按中医学自身的发展规律，沿着验、便、廉的方向，想方设法提高防病、治病、养生、康复的水平，发扬其精华，与现代最新的科技相结合，从理论上争取有突破性的发展，从而引发世界主流医学的革命，这才是中医现代化之目的。这不是一两年所能做到，需要一两代学者甚至更多年限及学者的努力，才能达到。当然，今天中医药学已在逐步发展之中，让我们共同努力吧！

（2000 年 3 月 15 日）

读书杂谈

今年 4 月应我校杏林书协之邀为同学们谈谈有关读书问题。兹将谈话简要整理如下，供青年中医参考。

2000 年 4 月 7 日是一代名中医岳美中先生 100 周年诞辰。《中国中医药报》、《光明日报》、《科技潮》杂志都有纪念岳先生的文章。尤其《科技潮》（2000 年第 4 期）3 篇文章详细介绍了岳美中教授从乡村教师到中医泰斗的成才之路，给人以深刻的教育和启发。从岳先生的光辉业绩可以看出，一代宗师的成就是善读书、勤读书、勇于实践而得来的。他先读的是师范，而且是县师范讲习所，1 年毕业。后随同乡举人学习古诗文及《二十四史》。1925 年在教乡小学时，因染上肺病，听朋友之劝开始自学中医。先读《药性赋》、《汤头歌诀》、《医学衷中参西录》，3 年的时间里，岳先生读完宋元以来许多医家的名著，没有老师指导，他就反复诵读揣摩，并治好了自己的病。为了体察药性，他还攒钱买药品尝，甚至像巴豆、大戟等有毒的药物，他都尝过❶。他白天教书，晚上读书，还热心地以自学的医术为乡亲解决疾苦。1928 年春天，一木匠发疯，登高而歌，弃衣而走，病已 1 个多月，乡亲们请岳美中为其治疗。他细察病情，辨证认为患者是"阳狂"兼瘀，用调胃承气汤加赭石、桃仁，1 剂而愈。后一妇女患血崩，亦为之治愈，从此开始了他的行医生涯。1935 年他参加陆渊雷举办的函授学校，认真研读《伤寒论》、《金匮要略》、《千金方》、《外台秘要》等书。精心研读，学术上大有提高。新中国成立后，岳美中先生在唐山市任华北中医实验所医务主任等职。1955 年奉调北京任中医研究院内科主任，后任中华全国中医学会副会长、第五届人民代表大会常务委员等职。先后 9 次奉命出国为欧亚国家领导人治病，取得显著成绩。其中最为著名的是为印尼领袖苏加诺总统治泌尿系结石合并左肾功能消失症。欧美医学专家都认为应手术治疗，岳美中用中药加针灸治愈。苏加诺授岳美中以勋章。岳先生既为外交事业做出贡献，又宣扬了中医。他没有学习过西医课程，但凭读中医典籍与临床实践，造就国际知名的中医泰斗，靠的是有文、史、哲的深厚功底，通读、熟读中医重要典籍，勤奋读书，不断的临证实践。他成长的道路，值得我们学习与深思。

　　关于读书，我赞成我校前领导刘汝琛院长的八字诀："泛览、熟读、深思、勤练"。"泛览"就是知识面要宽，现代提倡学科交叉，多学科结合，泛览群书使视野开阔，胸怀博大，思想活跃。"熟读"就是钻研要深，所谓"读书百遍，其义自见"。特别是中医学一些基本理论、经典著作、诊断心法、药物方剂，均宜熟读背诵才能更好地掌握运用。"深思"就是要深入思考，理解深透举一反三。"勤练"很重要，"勤练"就是勤于实践，包括实习、实践与临证。而实践之中临证是最重要的。临证是中医理论的源泉，中医理论不同于西医学来源于实验研究，所以中医实

　　❶ 见《科技潮》2000 年第 4 期第 104 页。

验课目前处于摸索阶段。例如脉诊，用模型教学不如直接接触患者，甚至摸自己的脉搏，或同学互摸更加符合实际。当然中医学要发展，将要走实验的道路，但必须根据中医特色走自己的路，创造中医的实验医学，估计若干年之后，才会有比较成熟的中医实验课。中医药学是应用科学，读书为了应用，通过应用以验证"书"之真确与否。"勤练"是读书不可缺少部分。这也就是辩证唯物论主张认识世界的方法论：认识——实践——再认识。

为了让同学们深刻体会古人如何读书，试以《增补评注温病条辨》为例。

《温病条辨》是清代温病学大家吴鞠通之名著。为了创立一门与《伤寒论》相羽翼之作，花10年时间才完成。他仿《伤寒论》的写法，列出条文，然后自己加以注解，其原意怕别人误解。但出乎吴氏意外的是后来出版了《增补评注温病条辨》，既评且注，而且有些批评非常尖锐！通过此书，我们可以充分体会古代名医是如何读书的。列举如下。

（1）《温病条辨》卷一·上焦篇

〔二〕凡病温者，始于上焦，在手太阴。

雄按："凡病温者，始于上焦，在手太阴。"嘻，岂其未读《内经》耶？伏气为病，自内而发，惟冬春风温、夏日暍、秋燥皆始于上焦，若此等界限不清，而强欲划界以限病，未免动手即错矣。

（2）《温病条辨》卷首·原病篇

〔三〕金匮真言论曰：夫精者，身之本也。故藏于精者，春不病温。

不藏精三字，须活看，不专主房劳说。一切人事之能摇动其精者皆是。即冬日天气应寒，而阳不潜藏，如春日之发泄，甚至桃李反花之类亦是。

霖按：右第三节，释经义明白晓畅，"不藏精三字须活看"，尤有卓见。

（3）《温病条辨》卷二·中焦篇

喻嘉言于阴黄一证，竟谓仲景方论亡失，恍若无所循从，惟罗谦甫具有卓识，力辨阴阳，遵仲景寒湿之旨，出茵陈四逆汤之治。瑭于阴黄一证，究心有年，悉用罗氏之法而化裁之，无不应手取效。间有始即寒湿，从太阳寒水之化，继因其人阳气尚未十分衰败，得燥热药数帖，阳明转燥金之化，而为阳证者，即从阳黄例治之。

霖按：论黄疸证治，全从临证指南蒋式玉论中窃来，并不将阴黄阳黄、在腑在脏、形证病因辨明，而自诩究心有年，用罗天益法化裁之，无不应手取效。欺世盗名，莫为此极。

叶霖这一批评毫不客气。我查对《临证指南医案·疸》蒋式玉所论，的确如叶霖所言。如此不客气的批评不是一条两条，而是甚多，一一指出从临证指南某某案窃来。

叶霖的读书精神，值得我们学习。从吴氏跟踪至叶天士，读得很仔细。如果他不精读叶天士、吴鞠通的书，是写不出这样的按语的。但叶霖的批评，我认为无损于吴鞠通对中医学之贡献。吴鞠通《温病条辨·凡例》说："晋唐以来诸名家，其识见学问工夫，未易窥测。瑭岂敢轻率毁谤乎？奈温病一证，诸贤悉未能透过此关，多所弥缝补救，皆未得其本真。……惟叶天士持论平和，立法精细。然叶氏吴人，所治多南方证，又立论甚简，但有医案，散见于杂证之中，人多忽之而不深究。瑭故历取诸贤精妙，考之内经，参以心得，为是编之作。诸贤如木工钻眼，已至九分，瑭特透此一分，作圆满会耳。非敢谓高过前贤也。至于驳证处，不得不下直言，恐误来学。礼云：事师无犯无隐，瑭谨遵之。"这是吴鞠通引用前人著作的总的声明，无可怪责。但在这方面他不及李时珍。李时珍《本草纲目》除一些引文都有出处外，还在第一卷序例中开出历代诸家本草，又列出《引据古今医家书目》、《引据古今经史百家书目》。李氏的做法更接近于现代对引用文献的处理方法。

吴鞠通能从精读叶天士医案，经过自己的吸收消化和临床验证，综合历代名家理论，经过10年的研究，于1798年写成《温病条辨》。是书的确可以羽翼《伤寒论》，"温病学说"由此独树一帜，并经得起时间的考验，成为公认的名著，其功不可没也。

吴鞠通的读书与著书，从中可见继承与创新的紧密关系。吴氏精读前人著作，抓住叶天士的《临证指南医案》，通过精读与临床验证，到写成《温病条辨》，是传统科研的成功典范。这一典范给我们以深刻的教育。

读书不是目的，读书是为了更好地为人民服务，为振兴中华文化，为振兴中医，这才是我们的目的。

（2000年4月28日）

肺结核之治

上一期医话介绍岳美中先生因患严重肺病，不得不停止教学，在友人的启发下，自学中医。他买来《医学衷中参西录》、《药性赋》、《汤头歌诀》等书，一边学习一边试着吃药。经过 1 年多的休息与治疗，肺病竟慢慢地好了。估计岳先生患的肺病就是肺结核。在旧社会，肺结核是多发病、常见病。他读的《医学衷中参西录》书中介绍了不少治肺结核的理论与经验。如治阴虚劳热方的资生汤：症见劳瘵羸弱已甚，饮食减少，喘促咳嗽，身热脉虚数者，药用山药、玄参、白术、生鸡内金、牛蒡子，热甚者加生地黄。第二方十全育真汤：主治虚劳脉弦、数、细、微，肌肤甲错，形体羸瘦……，药用野台参、生黄芪、生山药、知母、玄参、生龙骨、生牡蛎、丹参、三棱、莪术。第三方醴泉饮，第四方一味薯蓣饮，第五方参麦汤，第六方珠玉二宝粥，第七方沃雪汤。这些方对肺结核的治疗都有很好的参考价值。新中国成立前我治肺结核病多采用张锡纯先生的这些经验方及其理论，取得较好的效果。因此可以推断岳美中先生一定是学习和运用《医学衷中参西录》的理论与经验，把自己的肺病治好了。中医药可以治好肺结核，这是可以肯定的。

当然，如今抗结核药的疗效比之中医药已更胜一筹了，我接诊肺结核患者，也主张用抗结核药，但同时服用中药，则疗效更佳，又可以减少抗结核药的不良反应。

随着异烟肼、链霉素等药的问世，有效地控制了结核病，但近年来由于结核杆菌出现耐药性，结核病有死灰复燃之势。虽然抗结构药不断更新，仍有 5% 以上的结核病患者对抗痨药并不敏感或无效。即使痊愈也有 5% 的复发，还有部分患者，难以承受抗痨药的毒副反应而不能坚持治疗。自 20 世纪 80 年代中期至 90 年代，全球结核病疫情急剧恶化，据世界卫生组织统计，全球现有 19 亿人感染结核杆菌，每年有 300 万人死于结核病。中医药不可退出这一领域，特别是治疗空洞型肺结核，中医药更能发挥其优势。

风、痨、臌、膈，古称四大证。对于肺痨，前人已知为痨虫传染病，但无细菌学说，对致病因素，只有模糊认识，远不及西医清楚。中医缺乏有效祛邪药物，更多的是着重于扶正以祛邪。张锡纯之十全育真汤于补药剂中加三棱、莪术以通活气血，他说："窃师仲景之大黄䗪虫、百劳丸之意也。"张氏认为王清任"立活血逐瘀诸方，按上中下部位，分消瘀血，统治百病，谓瘀血去而诸病自愈，其立言不无偏处，然其大旨则确有主见，是以用其方者亦多效验。"活血祛瘀对治疗肺结核的确有效。

中医治疗痨瘵，从单纯调补阴阳气血，到张锡纯的攻补兼施，是一进步。但从抗结核杆菌而言，抗结核药的确疗效显著，远胜于中药之治。然抗结核药未能全部解决结核病的一切问题。从中医角度看，必须把中医的"正与邪"之观点指导实践才能圆满解决。

20世纪60年代，我校沈炎南教授曾应邀到广州市结核病院，会诊西药久治不效的空洞型肺结核10多列，取得较好的效果。沈教授曾患肺结核，自用中药治愈，所以派他去会诊。现在没留下沈教授的会诊总结，无从详细介绍，但他的中医治则我记忆犹新，就是——培土以生金。抗结核药照用，再加用健脾为主的中药，帮助肺空洞的愈合。"培土以生金"，仅数字便体现中医理论之精华。

刚刚收到成都中医药大学学生主办的《中医学与辩证法》2000年第1期，第1篇文章是江秀成先生的《托毒固金汤加减治疗51例顽固性肺结核临床报道》。该文指出：将抗结核药与中药有机地结合，分别展示出中、西医治疗之长，中药不仅减轻了抗结核药的不良反应，同时提高了抑菌、杀菌之效力，促进病灶吸收和损害组织的修复，为顽固性肺结核的治疗探索出新途径。这一报道共观察病例51例，空洞型肺结核共16例（其中厚壁空洞10例）。该文评述一典型病例，西医认定患者没有完全康复的可能，即使康复其空洞不可能闭合。但经18个月的抗结核与中药托毒固金汤加减治疗，厚壁空洞愈合了。3年追踪，陈旧病灶未见异常。原四川医学院教授、全国著名结核病专家段荫乔教授评价此病例说："结核病的控制是西药的效应，使抗结核药能穿透厚壁和提高机体的免疫力，促进空洞闭合应归功于中药的治疗。"作者认为培土生金法是提高临床疗效的有力保证；软坚托里透毒为厚壁空洞的治疗开辟了新的途径；止血固脱是修补空洞的又一基础。他们的托毒固金汤组方为：黄芪50～100g，生地黄、大枣、牡丹皮、当归、川芎、山茱萸各 20g，白术 15g，茯苓、山药、麦冬各 30g。可据证加减化裁，1 个月为 1 疗程。

写此文，意在说明西医显效之处，仍有中医药的一线天，并说明不可忽视中医理论；何况我们有责任进行中药抗结核杆菌之研究，并有可能发现疗效确切的新药，正如发现青蒿素抗疟新药一样。

（2000 年 6 月 11 日）

中医成才之道

现在世界上最大的竞争是人才的竞争，中医药学的发展也需要大批栋梁之材。

人才的培养，一靠国家与社会，但更重要的是靠自己。辩证法告诉我们：内因是事物发展的关键，外因是发展的条件。命运由自己掌握，成才也由自己掌握。这里所谓中医成才之路，内容虽然只限于中医人才的成才道路，而不是广泛的成才问题，但中医成才之道既有其特殊性，也具有一般成才的普遍性。例如：成才为了什么？这是首先要弄清楚的。是为了光宗耀祖？为了报答父母养育之恩？这是人生观的问题，必须首先认识和解决——人为什么而活着？这便是普遍性的问题。有各种各样的人生观，作为新中国的青年，都应当树立共产主义的人生观——解放全人类，发展生产力，建设人类幸福的共产主义世界。在现阶段，我们中国正要建设有中国特色的社会主义国家，我们每一个人都为这个信念和理想进行奋斗。我们的成才也必须走在这个轨道上前进。中医是中华文化最具特色的优秀传统之一，我们必须努力奋斗，使之发扬光大。这就是特殊性寓于普遍性之中。

社会科学著名学者田森先生说：中国有五大发明，而不是四大发明，中医就是第五大发明，而且还在 20 世纪 80 年代开始走向世界。我认为这个论点是一个历史学上的发明。历史上，晋代王叔和的脉学传到阿拉伯；世界化学起源于中医的炼丹术；明代李时珍被世界公认为伟大的药物学家，《本草纲目》被译成美、法、德、日、俄等多国文字在流传；英国琴那发明的牛痘接种预防天花，是受到中医人痘接种术的启发，免疫学说的老祖宗是中医；世界公认时间医学之父哈尔贝格在美国，但哈尔贝格本人承认时间医学的祖宗在中国——在《内经》；欧美国家在中国留学的人数除了中文学科之外，便是中医学科最多了。这些均佐证田森先生的论点之正确。

但可惜的是许多人没有田森先生的慧眼，错把中医看成是保守落后的、不够科学的经验医学。中医太深奥了，名词术语太古老了，与现代化好像格格不入。所以不少同学带着很大热情报考我们大学，但一接触中医学科，心里便凉了一大截，什么阴阳、五行、脏腑、经络，不易接受。再一接触西医学科，看得见、摸得着，不由得你不信服，中西医反差便开始了！因此，有的同学毕业后继续追求的是西医学识而不是中医学问，在病房里用西医药多于中医药，如是10多年过去了，发觉有些病用西医方法无效，又回到中医方面来，慢慢尝到了甜头，这样又10多年，才逐步成才，成中医之才，这时已经快60岁了。所以我去年发明了一个新词："中医60岁成才"，但年到60又该退休了！！

中医成才真的那么难吗？不！主要是走了弯路，是重西轻中思想障碍所造成的。

中医要成才必须树立对中医学的信心，有了信心还不够，必须热爱她。因为中医学是中华民族的智慧换来的，不热爱她，又怎样去为之奋斗终生？没有奋斗终生的决心，又如何能成才？

摆在我们面前的中医学，因为来源古远，很不容易接受，我常说中医学犹如和氏之璧。《韩非子·和氏》载：楚人和氏山中得玉璞，献给厉王，王使玉工鉴定，说是石头，以和为诳，断其左足。武王即位，和氏又献玉，经鉴定又以欺君罪断其右足。及文王即位，和氏抱玉哭于楚山下三日三夜，泪尽而继之以血。文王派人问他，他说不是为断足而哭，"悲夫宝玉而题之以石，贞士而名之以诳"，文王使人剖璞得玉，命名为"和氏之璧"。中医的命运和和氏之断足太相像了。特别是鸦片战争以后，西学东渐，国人失去对中华文化的信心。三座大山压迫下，产生民族虚无主义，国民党要消灭中医。新中国成立后王斌要"改造"中医，"改造"中医的思潮甚至已深入中医队伍之中。这就像和氏一样，身怀宝玉却不被认识。伟大的思想家鲁迅惟一的错误就是反对中医药学。但历经一百多年的轻视、歧视与排斥，现代中医于20世纪80年代开始走向世界了，宝玉已经呈现在世界人民的面前。

中医成才之道，过第一道门槛就是要慧眼识中医。

第二道门槛是专心学好四大经典著作。四大经典是中医学的源头，必须学好。它能使你掌握好中医学的辩证思维方法，辨证论治的精华也出于四大经典。四大经典有些内容要背诵。关于背诵，同学们可能会产生抗拒心理。其实这是很科学的，看书和背诵效果是不一样的，背诵时大脑左右两半球都运用上了，因此记得特别牢。还有中药与方剂，都要通过背诵才能记牢才能运用得好。今年广州中医药大学中医急症学专业招博士生，导师面试时出了10个方剂题，要求很简单，只要把方中药味写出来，但有位考生就是答不上来。笔试理论题答得不错，但只能落选！方剂学是中医精华之一，是治病的武器，没有武器的战士，能冲锋陷阵吗？

《光明日报》2000年3月26日A3版有一条新闻：70万青少年参加"古文诵读"工程。报道说中央教育科学研究所、中国青少年发展基金会等单位举行素质教育与"古文诵读"工程研讨会，旨在通过"直面经典"、熟读背诵的方式，"使孩子们从小就获得古诗文经典的基本修养和传统文化的熏陶，让融汇在古诗文经典中的中华民族的智慧、风骨、胸怀以及健康的道德准则和积极的人生信念，潜移默化地植根于孩子们的心里，成为21世纪成长起来的新一代中国人的人生理念基础。目前参加这一活动的青少年已近70万人，覆盖全国29个省市自治区。"从这一举措来看中华民族的复兴有望了。中医的振兴也就看你们这一代了，盼望你们少走弯路，早日成才。

第三，要掌握好辨证论治的理论与技术要学好中医，光读临床各科教科书是不够的。自从1956年中医学院成立以来，特别是第2版中医学院统一教材的出版之后，中医学院有了一套系统的教材，为培养新的中医，收到良好的效果。但作为源远流长、历经数千年发展的中医学，与这些教材相比较，显然中医大学教材只是为中医学的学习打基础，不能认为以掌握这些教材的内容为满足。如果有人以为中医学就是那些内容，那就错了。在教材之外，还要深入去读名家医案，读各家学说、名家著作。中医学源远流长，不断发展，不断在量变之中，因此历史名著甚多。另外现代的名老中医之学术成就，也是中医学精华部分，近年这类书出版不少，也要向他们学习。学习之外，更重要的是临证。中医的理论大多源于临床，不是来自实验。学中医要多临证，早接触临床，也就是：读书——临证——读书——临证，这是符合哲学《实践论》螺旋上升式认识世界的方法的。

第四，作为现代中医，我们还要学习西医，学习外语。熟悉西医的诊断、检验可以帮助中医临床辨病。不过请注意，西医书学好基础就可以了，不宜投入太多精力，更不要让西医知识冲击了你的中医思维。西医比中医易学，只要有了一定基础，以后应用中需要什么可随时查阅参考书。而且西医变化很快，你学的东西很快就过时了，到时还是要随时查书。精力要重点放在中医上。外语也要学好，以便向世界传播中医。自 20 世纪 70 年代尼克松来华，随从的医生见到了针麻，很惊讶，此后美国对针灸热了起来，并席卷全世界。20 世纪 80 年代中医药全面走向世界，有的地方已在立法，使针灸、中医合法化，形势很好。现在来我国学中医的外国留学生很多，来请求中医医疗支援的国家和地区也不少。中医要走出去传播，外语不学好不行。

第五，注意新科技、新成就，走学科交叉发展的路。这一条比学西医更重要，因为西医也是依靠新科技发展起来的。我们直接学习新科技、新成就，直接用中医与新学科进行交叉，更能促进中医的发展。新技术、新理论能帮助人们认识中医。以前有人说中医的脏腑学说不科学，后来有了系统论、信息论和控制论，就知道中医脏腑学说其实是先进的。中医与新学科交叉，还能产生尖端的成就。以经络为例，用解剖学的方法研究了几十年，依然无法突破，前些年用生理学方法研究针麻，得出了神经与体液、脑啡肽等学说，已经是不小的成绩了，但距离经络系统之实质研究仍然甚远。经络的存在是毫无疑问的，将来要靠原子物理学、声、光等多学科才能揭其奥秘，经络学的发展将带来世界医学的革命。事实上中医理论在古代就来自多学科，是哲学与医疗实践相结合的产物。当然在学习各种新科技时仍须建立在正确认识中医的基础上，中医人才必须经历相当时间的临床实践，才能对中医理论有较深刻的理解与体会，才谈得上结合、交叉。

上述成才只讲了知识的一面。作为素质教育,现在提倡德、智、体、美、劳。德排第一位,是人才的最重要的组成部分,有才无德不是社会需要的人才。

最后,让我用 1986 年给我校 82 级全体同学的信,作为本文的小结:

"历尽劫难的中医学,20 世纪 80 年代已重新站在腾飞的起点上,正需要一大批真才实学的青年中医作为振兴中医的先锋。这些先锋,对中医有执着的爱,掌握中医的系统理论,能用中医药为人民解除痛苦,有科学头脑,有广博之知识,决心利用新技术以发展中医学,并在发展中医学中又反过来发展新技术。这不是高不可攀的,就怕决心不大,骨头不硬,方向不明,对祖国、对社会主义、对几千年岐黄之术没有炽热的爱。"

(2000 年 6 月 10 日)

《中医现代化科技发展战略研究》读后

读《中医现代化科技发展战略研究》,内容详尽,未能一一加以评说,本稿稿经五易,是许多同志努力的结晶,成绩与苦辛,应该肯定。因此我想谈谈我对中医现代化的一些想法,供执笔的同志参考,管窥之见,不一定对。

目前,世界主流医学资源浪费,医源性、药源性疾病层出不穷,必须发扬中医药,这是时代的责任。中医药不仅是科学技术问题,更是一个知识经济问题,是一个可以持续发展的经济问题,是国计民生的问题,因为中国是中药资源大国。解决人类保健与医疗费用过高的问题,这就是中国人民与世界人民所以期待中医现代化的目的所在。现代化本身不是目的,切忌为现代化而现代化。

中医现代化,必须按中医学自身发展的规律,沿着验、便、廉的方向发展。千万不能走西方复杂化、高消费的道路,这应该是现代化的前提。无论是养生、防病、治病、康复,都应如此。建设有中国特色的社会主义医疗体系,符合邓小平理论,应成为发展战略的指导思想。

中医学经历了近百年的沧桑而不倒，靠的是中医有一套可以指导实践的系统理论，能治好患者，包括急慢性病及疑难病症。临床医学是中医理论的源泉及继续发展的基础。而中医当前的危机在于中医自身对中医理论的相信度日差，临床水平在下降。如果这两个问题不改进，中医现代化便失去基础。个别中医博士、硕士运用现代手段研究中医，结果一再有反对中医学的论文发表，这种个别现象却代表着一部分青年中医的一种思想，值得我们去分析研究。普遍提高中医的临床水平是中医现代化的基础工程，必须列入发展战略研究之中。解决缺医少药问题仍是当务之急。

必须明确，不能因为有了抗生素，我们就不去研究《伤寒论》与温病学的理论和经验。我们可以用中药——改变剂型的中药，去取代日益昂贵的抗生素，这样既发展了中医药又发展了我国的经济。有人说抗生素发明之后，治肺炎用中药便落后了。这是极端的错误思想，抗生素治不了的肺炎多矣。

中医药管理局成立后，有两件值得颂扬的大事。①点校古籍。②名中医带徒。点校古籍已基本完成了。它是中医现代化的奠基工程，应好好总结评价。

20 世纪 90 年代 500 位名老中医，代表当代中医药的最高水平，应把继承下来的学术与经验，进行大整理、大总结、大研究、大推广。

中医现代化，必须占有几千年来的文献资源和当代名医的学术与经验。总结过去开拓未来，在这两项国宝中寻找突破口，寻找富矿，应是一条中医现代化的捷径。也只有这样才能创造出有中国特色的社会主义医学来，否则只会发展成西医的一部分，就不是中华民族交给我们的任务了。

中医与西医，同属医学，但由于文化渊源不同，学术体系不同，理论与经验不同，因而互补性甚大。因此应从中医理论体系中寻找带核心性的理论问题，与多学科、新科技相结合。在发展战略中已有这方面的论述，我十分赞同。

在临床研究方面，我认为常见病多发病，严重危害人民健康的疾病，都值得研究，其方向是验、便、廉的中医综合疗法。为国家为人民减轻经济负担，也就是现代化所需要的。

中医现代化，离不开人才的培养。近几十年来，中医教育培养了不少人才。但目前中医学生对中医学的信心，似有下降之趋势。这不能不引起我们的高度重视。主要原因，学生一到病房，重西轻中，以西医为主、中医为辅的现象，给学生以深刻的教训。再加上现在中医的教育，越来越有所削弱，中医理论基础及基本功不牢，使人担忧！最近报考我校的一位博士考生，试题要求答出 10 个普通方剂的药物组成，竟然一个也答不全！理论题虽然答得不错，但未能录取。这不能不引起我们深思！

对该文第一部分，提如下几条具体意见。

关于《中医药学的历史地位与作用》中只写至明代而止。建议把清代治疗温病的成就写上。中医对传染性、感染性、流行性疾病的治疗，温病学的学术经验至今仍起作用。

对中医药在社会保障中的作用，应强调中医药在医疗保健作用中的验、便、廉的特点，目前西医院的医疗费用惊人！

"天人合一"一词改为"天人相应"更恰当。

《制约优势发展的因素》应强调人们对中医药的认识不足，不应以西医学为尺度去衡量中医。研究中医学必须解放思想，中医学研究必须走自己的路。

各种对中医的错误看法，是当前发展中医学的最大障碍，现在不少中医自己对四诊都未掌握好，如何去发挥四诊的作用？最后还埋怨中医的经验不能重复。以上几点意见很不成熟，加上时间紧迫，匆匆写来，言未尽意。敬请指正。

（2000 年 8 月 10 日）

《勇闯澳洲——一个澳洲中医的故事》序

正当千禧年即将来临之际，收到从澳洲寄来作家黄梦龙先生的大作《勇闯澳洲——一个澳洲中医的故事》书稿。

这是一部反映中医在海外创业发展艰辛历程的长篇记叙。读下去才知道黄先生写的是我的弟子杨伊凡。

回想杨伊凡在澳洲不过 10 年，竟有作家为之写报告文学，是不是黄梦龙先生特别垂青，感情偏爱，妙笔生花为伊凡立传？于是我在千禧年元旦前后，在特别高兴、特别热闹的日子里，报纸（广州日报元旦出 200 页）、电视日夜不停，使人目不暇接之时，历经三天才把黄先生的长篇记叙读完。读后的感受，真非笔墨所能形容。黄先生通过现实手法的描写，一个活灵活现的杨伊凡就在我的面前，的确是在我身边攻读 3 年硕士学位的伊凡。他文静地、不卑不亢地与著名大医院的医师、教授说理，他在官员的面前激动地论争，在麦克风前激情地表态。黄先生的笔描写得形神俱备矣！伊凡为了中医的学术地位，为了中华文化的传播，多年来对各方面的误解与阻力进行有理、有利、有节的斗争，看来他又像一个社会活动家。但主要的是他手中有个宝——中医药学，他凭着中医药学这盏"神灯"的照耀，一步一个脚印地闯进澳洲主流医学的禁宫。这是一场战斗，但不仅是他个人求发展的战斗，说到底是为世界人民的健康造福而战斗。这个斗争不过才十年八年，可以说才开始，杨伊凡的成就已使我为之惊喜不已了！作为他的导师，我对学生的要求是——学我者必须超过我。以此作为标尺，杨伊凡在把中医药学推向世界方面，已远远超过我了。从黄先生所记述杨伊凡治疗疑难、危重患者的几个病案，他的中医诊疗水平可以说不亚于我了。我今年 84 岁，当他再过 10 年之后，肯定会超过我是毫无疑问的了。衷心希望黄梦龙先生大作中的主人公，肩扛中华文化的大旗，为中医药学的发展，为光辉照耀 21 世纪世界的中华文化更加努力奋斗。我衷心祝愿杨伊凡胜利前进。是为序。

（2000 年元月 3 日）

对近代中国医学史研究的几点意见

一

　　研究近代中国医学发展的历史，编写一部《中国医学通史》近代分卷，是一项艰巨的任务，要做好这项工作，首先要有正确的指导思想。医学史是介乎自然科学和社会科学之间的一门学科，作为社会科学研究讲求立场观点，而自然科学研究则不能违背客观规律。我们编写中国近代医学发展史必须实事求是，决不能人为地篡改历史；研究近代中国医学史要树立正确的观点。我们要以符合党和人民利益为准则，要为社会主义建设服务，为振兴中医服务。研究医学史要以辩证唯物主义和历史唯物主义作为指导思想，以翔实的史料为依据，正确分析和论述近代中国医学发展的历史进程，努力探索和揭示它的客观规律，并总结经验教训，对后人有所启示。

近代中医的命运是和鸦片战争之后中国的历史、社会背景紧紧相连的，所以要写好中国医学通史近代这一部分，必须吃透我国近代的历史背景，要与近代史研究合拍。

中国在经历了清代的闭关锁国之后，一旦门户开放，外来的冲击波遍及中国传统文化的各个领域。近代西洋医学大规模地输入中国，在人体解剖等方面我们显然是落伍了。面对着世界先进的科学技术，中国国民开始反思，认识到要发展前进必须吸收外界最新的技术。经过反思，起先是想搞点汇通，旨在吸收外来的新知识。汇通者意识到我们自己有不足之处，他们希望"以西补中"，出发点是好的。

余云岫等提出废止中医案，此时中医已处于生死存亡的严峻关头。全国中医界为了生存乃奋起抗争。消灭中医不仅仅涉及中医的利益，而且是一件涉及国计民生的大事。因为当时全国西医人数只不过数千人，广大城镇的医疗保健主要依靠中医来承担。在维护中医药的抗争运动中，中医为求得生存与西医论争，争论的实质问题是对于中医学遗产，这一民族文化的结晶是加以发扬还是废弃。如果把中医这个民族遗产丢掉了，那将是历史的罪人。近代中国社会上，一批买办阶级大肆宣扬民族虚无主义，对我国传统文化全盘否定，所以说中医受到摧残这是半殖民地社会下的必然命运。

近代中医界有识之士为了捍卫中医，与余云岫等展开旷日持久的论战，这一代人的精力都放在抗争和论战了，必然疏于学术研究，使中医在冲击面前停滞不前。当然，中医在外界冲击下得以保存于世，在斗争中求生存之路是一种发展，尽管很缓慢，比起当时科学技术突飞猛进的潮流可以说它是停滞不前的。新中国成立后，中医事业蓬勃发展，20世纪80年代中医开始走向世界，试想如果没有国家的大力支持，现代中医能够取得如此辉煌的成就吗？相比之下，新中国成立前中医备受摧残，处于自生自灭状况，与西医的境遇大不相同，因此我们不能否认近代中医事业之所以停滞不前，是有其社会因素的。当然若从中医学自身对比，中医学术还是有所进步的，但和世界医学的突飞猛进比，我们便显得停滞不前了。

在近代中国社会，中医在医疗保健中占据什么样的地位呢？我们史学工作者要给予客观地评价，要恰如其分地记述其历史事实。中医在明代以后科技落伍，逐步与世界上先进国家拉开了距离。但是中医学的发展与我国其他自然科学不同，直至清代中医仍然处于发展的高峰期。鸦片战争后，则是中医学受压走下坡路的开始。清代温病学说的发展，对传染病的治疗达到世界高峰。西洋医学传入我国，在人体解剖学等领域较为先进，然而从治疗学水平以及临床疗效而言，中医仍然比较高。例如麻疹，特别是麻疹合并肺炎，中医疗效远远高于西医。又如对霍乱的治疗，王孟英的经验非常宝贵。新中国成立前夕，西医人数只不过一万多人，广大城镇医疗保健工作主要靠中医。我们应该正确估价近代中医学术水平及其对人民的贡献。西医广泛应用抗生素还是第二次世界大战以后的事，有了抗生素并不见得中医方药就逊色，中医治疗还很有疗效。如老年肺炎，中医主张扶正与祛邪并用，这个办法效果好，很多例子可以说明不是有了抗生素对传染病及感染性疾病就不要中医药了。

即使在医学理论和指导思想方面，中医仍然有很多精华，这些往往为西医所不道。至于中医理论精华所在，不搞临床的人很难领会。中医不仅在治疗水平方面有一定造诣，而且基础理论也绝不是可有可无。虽然解剖学等中医确实落伍了，而中医的脏象学说就很有道理。况且，在未解开中医理论深奥机制之前，还要依靠固有的经典理论去指导临床，遵照中医理论进行辨证论治才能取得好疗效，所以对中医理论评价要得当。近代中医的历史是处于低潮时期，跌入马鞍形的低谷，从某种意义上说，处于低谷也意味着孕育更新发展高度的起点。

二

必须弄清楚中医学发展的动力源泉。近代中国中医能够生存，其生命力是它富有合理的辩证法内涵，中医的阴阳学说、八纲辨证等学说自发地符合唯物辩证法。也有人说过，西医合乎机械唯物论的地方不少。余云岫坚持以机械唯物论的观点看问题，主张废止中医，否定《内经》理论，陆渊雷和余氏论争时，由于不懂得运用辩证法这一武器，似乎斗不过他。而杨则民用辩证法的思想武器去论战，情况就不一样了。杨则民在近代中国医史上应该突出介绍，他是我党地下工作人员，接受党的教育，掌理唯物辩证法。由于运用了先进的哲学指导思想钻研中医理论，在维护中医学上做出了很大的贡献。

讲到辩证法，中医理论中不乏例子，如阴阳、五行、八纲辨证，对立统一辩证地讨论医学问题。我们要以中医固有理论为基础，去创造现代化的最新的实验研究，以揭示其科学机制，从而创获新的理论。

有些同志剖析近代史上中医停滞不前的因素时，一味认定在中医理论落后上找原因；而否定历史背景与社会原因，忽视民族虚无主义者对传统优秀文化的打击。我倒认为中医理论不少是超前的。如脾的功能，中医一千多年前就讲"脾旺不受邪"现在证明很有道理。脾旺不得病，是与机体免疫有关，中医在很早就有这个论点，不是很超前的理论吗？又如经络系统，是很了不起的学说。我们要以中医理论为基础，创造现代化的实验研究方法。要正确评价中医理论，中医是从临床实践中总结出来的，即从控制论中的黑箱论的信息反馈而总结出来的，因此不依赖解剖学的发展而能获得深邃的科学的理论。

三

关于中西医汇通。近代中医受压，汇通旨在求得自我发展，出发点无疑是好的，但没有多少成就留给后人，汇通"成效甚微"。有关中西医汇通的一些问题，还有待进一步研究探讨。中西医汇通是代表一种思潮，但不是所有的人都是汇通派，是在教材编写时才给这种思潮定出来的名词，起先汇通是一种反思，一些先驱者要把西医知识引荐给中医界，中医部分学者是在受到压制以后引进西医知识，要搞中西医汇通，想借用西医原理解释中医。试图接受外国的先进东西，补自己的欠缺，想"以西补中"，以后就分化了。很不幸有些人走到了废医存药的斜路上去了，个别近代名中医，抛弃中医理论指导，成了废医存药论者（当然这些名医经验还是很丰富的，疗效也很好，那是因为早先均受过严格的中医理论培养，功底深，所以晚年虽然表面上否定中医理论体系，实则仍然治疗有效果）。有位医家甚至说："中医若存无天理，中药若亡无地理"，这是最典型的废医存药论。余云岫想从否定《灵枢》、《素问》来否定整个中医理论体系，企图从根本上消灭中医。

"中西医汇通派"应该从广义上还是从狭义上理解，这个问题可以讨论。汇通的含义很广泛，但中医还有经方派、时方派，应该说近代中医的主流不是汇通派，特别是临证上极少能汇通者。从汇通人物讲，要从整个历史来看，要根据一个人前后发展的动态来分析，不能只引用几句话就说他一生在搞汇通。总之汇通派有一些代表性的人物，有些学者还很有名望，但不能说他们是近代史时期的代表。代表中医学术的主流，仍然是传统的中医理论体系。

这一主流的医学家有：伤寒派、温病派、杂家、家传、一技之长，等等。如恽铁樵、陆渊雷亦可划入伤寒派，张锡纯其最大的成就不是衷中参西而是一位临床药理学家，其所得之成就是运用中医系统理论之结果。

继承和发展传统中药汤剂的大事

我从事中医临床工作已六十多年，几十年来的临床实践使我深刻体会到，祖国医药科学是何等的精辟、独到。如果我们潜心钻研的话，我们就会发现，中医理论有不少是超前的。比如说时间医学，美国不是说"时间医学之父"在美国吗？但是后来当他们看到了我国有关内经医学的论述，他们就到中国来找时间医学的祖父来了。所以，在时间医学领域，我们比他们早了几千年。有很多人认为中医在解剖学和生理学等方面跟西医来比是差很远的，其实不然。中医的脏象学说、脾胃学说，自成体系，久已有之。张仲景很早就在《金匮要略》里提到"四季脾旺不受邪"。四季脾旺不受邪就是说脾是有免疫功能的，而西医认识脾的免疫功能也不过几十年而已。所以在40年前凡是脾有损伤的，一概摘除掉，认为脾脏在人出生以后作用就不大了。现在全世界都知道脾是一个免疫功能很重要的器官，而我们的认识比西方早一千多年，可能比张仲景时代还早。西方医学重视人体是个整体，应该是从巴甫洛夫开始的。巴甫洛夫学说也是20世纪的学说，而我们中医认识人体是个整体，五脏是个系统，心统领全身，跟整体发生关系，这也比西方医学早两千多年。巴甫洛夫学说内环境和外环境是密切相关的，而我们中医很早就讲过内外环境统一。所以，我们中医很多理论是超前的。中医很重视诊断，很重视时、地、人、时间医学、地理医学和人体医学，其中地理医学西方人是没有的，而我们很讲究。所谓"土易方移"，是根据时间、地理、个体的不同，用药处方不一样。但偏偏我们太超前，反而被认为不科学。到了现在的时代，有了各种科学的手段，然后世界逐步地对我们就理解了。像经络学说，现在不能全部把它的秘密打开，但经络学说指导我们中医已经几千年了，在治疗、预防医学实践方面都起了很大作用，将来我们把经络问题结合现代科学，把它再一次奉献给人类的话，那么医学就会再发生一次革命。

另外，在中医理论的指导下，我们还有一个很大的特点，就是中药。中药也是我们一个很大的优势。现在不少西药包括中成药，到了一定的时候就过时了，但我们看张仲景九十多个药一直用到现在，像《伤寒论》中九十多味药配来配去就成为很光彩的舞台，一直到今天它都闪闪发光，每一味中药没有一味过时的，就是因为我们中药是复方的、组合的，好比海陆空共同作战，跟西药一剂剂细分到单体然后再分不一样。西药的不良反应很大。如果说新中国成立以后在中医理论、临床方面有很大进步的话，那么，对中药我则不敢恭维。现在中药还是按方抓药，很不准确，实际上在这方面进步不大。中医中药，特别是中药的问题时常在我们头脑里面考虑。像丘晨波药师20世纪50年代首先在广东提出中药剂型改革，这样的问题由于各种原因得不到理想的发展。到了今天，我们很高兴地看到，中药质的飞跃已经开始了，数家制药厂研制的几百种单味中药浓缩颗粒，把传统中药饮片一味一味的加以提取，制成浓缩颗粒，可以随症加减，也可以配制成方，这样就更符合我们中医用药。随着中成药迅速发展和大量使用，中医的汤剂使用量逐步有所下降；今天，单味中药浓缩颗粒剂将这个空缺填补上去了。由国家中医药管理局组织立项的这个课题，我认为是一个很及时、也非常有意义的课题，是继承和发展传统中药汤剂的大事。过去我们在这方面走得慢，但是世界并不等我们。据我了解，日本、韩国及我国台湾等20世纪70年代末就已经开展了这方面的研究。本来我们提出剂型改革是在20世纪50年代，到现在差不多半个世纪了。结果，日本、韩国以及我国台湾都走在我们前面。如果今天我们不努力的话，那么今后这方面的优势就让给人家了，国际方面的影响、经济方面的效益也逐步丢失了。这是有关国际名声的大事情。近几年来，我一直关注着这个项目的发展。在20世纪80年代有些中药厂请我讲话时，我都提到，是不是请你们试做一味一味提取出来的单味中药，然后包装好，等于一钱或三钱分量，一冲就能吃。可是没有人有这样的胆量，没有人去做这个工作。现在看来，数家药厂在这方面做了大量的工作，为中医汤剂的继承和发展迈出了可喜的一步。这是一个很好的开端。这些厂生命力是很强的，别说出口，就是为我们国内12亿人民的健康服务这个市场就够大的了。

现在我们苦恼的是熬药。我治重症肌无力，黄芪的用量是很大的，需用一个大药锅熬几个钟头。而我们有些医院的煎药师常规只煎几十分钟就算完成了任务，煎煮很不充分，药效没有保证。所以凡是危重的患者，我都叫我的学生去熬药，这样才能够挽救这个患者，才能保证药的质量。现在的浓缩颗粒剂首先保证了购进药材的质量，把住了这个关口；另外，把药物中的有效成分通过现代工业手段科学提炼出来了，分量这个关口又抓住了。这两个关口抓住了，我们用药就比较放心了。现在，我们有了浓缩颗粒剂，能把好质量关和数量关，而以前就不能掌握；没有质量和数量是不行的，所以这是件大好事，我们大家必须共同支持它。我希望社会各界尤其是中医界一定要解放思想，开放思路，实事求是地认识这件事，把这个开端时期的工作做得更好，更完善。我希望国家，首先是国家中医药管理局在筹集资金这方面多做工作，要把我们生产浓缩颗粒的药厂建设为一流的、不逊色于西方的药厂。我们所出的钱完全不会白流。现在国外西药对我们进攻很厉害，这是很重大的问题。我们必须把工作做好，把药厂办成一流的、能与外国药厂相媲美的药厂，让外国人看一看，我们的药从原药材进厂到浓缩颗粒出厂，正如涂瑶生院长所说的，都是不经过人手接触的，是这么一个高水平的药厂生产出来的高水平的药。这样的药品走出国门，走向世界，肯定会成功的，前途是无量的。所以我祝这项剂改工作取得更大成就，祝大会圆满成功。

（本文为邓铁涛教授在 98 全国单味中药浓缩颗粒研讨会上的讲话，本书有删节）

（1999 年 3 月 8 日）

怎样正确认识中医

（1999 年 12 月对广州中医药大学 98、99 级中西医结合七年制硕士班同学的讲话）

怎样认识中医？中医是一个伟大宝库，但是，它就像古代的和氏璧一样，懂得的才知道它是宝，不然你就会认为它是石头。《韩非子》说：和氏在山中得一玉璞，拿去献给楚厉王，王使玉工鉴定，说是石头，结果厉王砍掉了和氏的左足。武王继位，和氏又去献玉，经鉴定又以欺君之罪断其右足。及文王即位，和氏抱玉痛哭三日三夜，问知不是为断足，而是为宝玉被误认为是石头，文王使人剖璞得宝玉，就是和氏璧。我形容在近代的中医就像和氏，不断献宝不断遭磨难。当然现在情况好了，国家制定了中西医并重的国策，认为中医是一个伟大宝库。

为了更好认识中医，我们先简要回顾中医药学的发展历史。讲到中医的源头当然是《黄帝内经》，里面讲阴阳五行、脏腑经络，是中医理论的核心。其中的五行学说我认为现在可以用五脏相关来取代。汉代张仲景用医经家的理论整理众多经方家的方药，提倡杂病用脏腑辨证，伤寒用六经辨证，使中医临床医学有了一个学术体系。《伤寒杂病论》里面的东西我们至今还没有研究完。宋代政府组织中医古籍点校的系统工程，这是医学史上的大事，有了古籍点校，有了医学普及，才带来了后来金元时代的医学争鸣，产生了金元四大家。到了清代，到了叶天士，叶天士是温病学派的祖师（张仲景是伤寒学派的祖师），另外还有吴鞠通，这些都是温病派的大师。从伤寒到温病，中医对于传染病方面已经有了很高的水平。而西医对细菌性疾病的治疗方法是第二次世界大战才发展的，在20世纪三四十年代以前，治疗这些传染性流行性疾病，西医跟中医是没办法比的，只能等它自己好。当然在抗生素发明以后，西医对细菌性疾病的治疗来了一个飞跃，因此认为很多感染性疾病能解决了。但是今天来说，仍然有很多未能解决。所以我们看看我们的历史，从张仲景到吴又可、叶天士、吴鞠通到今天，中医治疗流行性、传染性、发热性疾病的理论与实践，仍然是光辉灿烂的。如果不经过实践的检验，有人以为中医连细菌都不懂，怎么能治疗细菌、病毒、钩端螺旋体之类的病呢？西医在几万、几十万倍的电镜下，病毒、细菌无所遁形，都看得很清楚，因此你就会产生疑问，感到中医的理论落后、不科学。其实中医是从宏观上掌握，二者不一样，中医治疗传染性、流行性病，有中医的理论。看一看国家"七五"攻关课题——南京中医药大学周仲瑛和江西中医学院万友生"中西医治疗流行性出血热的疗效对比"（下面再详细介绍），他们的疗效远远超过了对照组西医药的疗效。当然，如果要对流行性出血热进行确诊，要靠西医那一套，然后用中医的理论来指导治疗。这就是中西医的结合，因此取得了辉煌的成果，说明了中西医优势互补，也就是中西医结合的必要性和可能性。

上面讲的微生物的感染性疾病，自从抗生素发明之后，很多人认为非用抗生素不可，但是抗生素的滥用，使细菌产生了抗药性，因此产生了一些新的更难对付的细菌，没办法对付它，所以现在医学界都在忧虑这个问题，但是我们中医不忧虑这个问题。前年香港出现了禽流感，害怕得不得了，把香港所有的鸡都杀光（笑），流感死了5个人，如果找中医看，不会死那么多。抗生素跟着细菌的抗药性不断更新换代，售价也越来越高，有的还不能解决问题。今年我在某大医院会诊了一个感染性疾病，发高热总退不下来，每天都在38～39℃之间，西医形容用药像飞机大炮什么都用上去了，他们说连导弹也出动了（笑），我会诊后用了补中益气汤，黄芪、当归、党参，结果体温慢慢下来了，西医也不得不承认是中药的疗效，后来患者痊愈出院，大概花了30多万元，因为那些导弹很贵的嘛！（笑）我的中药大概一剂十来块钱。有人问，你中医治疗传染病的理论有什么科学的依据吗？那就看看我们祖宗是怎么认识这个问题

的。（投影）

清·吴鞠通病原说

（1）岁气、年时（气候与环境）

（2）藏精（正气内存）

（3）戾气、腐气（致病物质）

这就是吴鞠通《温病条辨》的病原说，专门谈论病原的，把他那三点用现代汉语翻译如下。

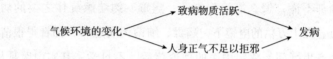

第一个就是讲气候环境的变化；第二个是气候环境变化引起的致病物质活跃、繁殖，流行性病的流行都有一个气候条件作依据；第三个是正气不足以抗邪，所以发病。可以认为，这个病原讲三方面：自然气候环境、致病物质、个体因素，其中强调"正气存内，邪不可干"，就三个方面来说，人是处于主要方面的，而这正是西医所不注意的。我跟香港卫生署负责人一起吃饭，谈到治病、治人的问题，我说西医是治病的，她说："不是，现在的医生啊，是治化验单的。"（大笑）只看化验单，连视、触、叩、听都不会了。中医认为人是很重要的，而西医的医学模式一开始是生物模式，最近才发展到生物—心理—社会医学模式。够了没有？我说还不够，还不如中医。中医这个病原理论，是很高明的。比如一家人有人得了乙型肝炎，并不是个个都传染上，按理说夫妻生活会传染的，但是我有一个患者，丈夫患乙肝去世了，夫人去检查没感染，但人家不相信，影响她再婚，她说我化验单给他看了他还不相信，不过最后她还是结婚了，生了一个小孩。这个例子说明，人是主要的方面，所以说西医学重视病，一定要找到最根本的形态学的东西，而我们是从宏观、从人的角度来认识，"正气存内，邪不可干"这个理论对西医学的康复、保健、养生都有极为重要的指导意义。最近有人（可能是年轻中医）说不对，说应该是"抗体内存，邪不可干"，这不是胡闹吗？怎么能有可比性呢？抗体是注射疫苗后或得病后产生的，我们讲的"正气存内，邪不可干"有一套的理论，如温病伤阴了，"留人治病"，先把人留下来才能谈到治病。这是扶持正气，虽然西医有支持疗法，但不形成一种理论体系。匆匆忙忙引用西医的东西来批评中医，非常浅薄。

下面举个例子证明中医是不是能治疗传染病？我刚才讲到，"七五"攻关项目——"流行性出血热的中医辨证论治"课题，南京原校长周仲瑛和江西的万友生教授分别进行研究。周氏总结 1127 例，其中中医组 812 例，病死率为 1.11%，对照组用西医方法处理 315 例，病死率是 5.08%，统计学处理 $P < 0.01$；万氏总结 413 例，中医组 273 例，病死率 3.7%，对照组 140 例，病死率 10.07%，$P < 0.01$。我翻了一下《实用内科学》，上面讲的病死率也就是 5% ~ 10%，和他们的报道差不多，可见西医组不如中医组。那么这两个中医药组治疗方法是不是一样呢？不一样。论病虽然都是同一个流行性出血热（按西医的方法确诊的，研究组中也有西医），周仲瑛氏用的是清气凉营为主治疗，万友生氏以治湿毒法为主，治法不一样，假如掉转来治，病死率就要高于西药组了，可见中医是要讲究辨证论治的。辨证从哪里来？从宏观里来，寒热虚实表里阴阳，中医是以人为本的，人与天地相应，因而诊治疾病讲究时间、地点和人。西医学有时间医学才多久？才几十年。美国的哈尔贝格说是"时间医学之父"，后来他知道祖父在中国（大笑）。因为他读了成都中医学院一位助教翻译的《内经》有关时间医学的内容投稿到他的杂志上去，他要到中国寻找祖父来了。过去有人对个案是瞧不起的，所以现在我们有些中医杂志的编辑，个案报道他是不理你的。西医学又回到重视个案、重视个体，重视个性化了，所以西医理论总的趋势是向我们靠的，越进步就越往这里来。李约瑟说世界医学走的路将来要走到中医那里去，从大的方向来看是这样的。

上个星期我参加了一个会，加拿大一位儿科医生叫谢华真，他回来做了很多好事，跟我们二院（省中医院）合作，是二院的名誉院长，那天晚上他作了一个报告，叫作 HQ，不是有 IQ 吗？他就是讲健康的数值，他里面很多就是借用了中医的东西。他现在出一本书（已经在加拿大印了），书商很感兴趣，因为他提出一个新问题。健康不仅仅是实验室检查、什么 X 线啦、CT、B 超、彩超、MRI 化验等都正常这就叫健康，不是的，还要生活得愉快、生活得潇洒（笑）。讲到人的精神的问题，精神的健康还没有个标尺，而我们中医过去一讲就讲一个人要有精、气、神。"望而知之谓之神"，的确有些患者，一看，就知道其危重的程度。所以说世界的文化慢慢要和中国的文化融合，这就会产生新的东西，因此你们千万不能丢掉自己的东西。党中央和国务院曾经发布了关于中医工作的指示，在前面就讲，中医不能丢。但现在我们丢的东西太多了。我们中医学有很多走在世界前头的东西，要你们去发掘它、发扬它。

因为西医的模式是生物模式，所以很多要做动物实验、动物研究，这是好的，对西医的发展起了很大的作用，应该肯定这一点。但是不能认为这已经到底了，还是有不足的。而现在我们中国审查药品，也要老鼠点头这个药才能通过（笑），人点头了还不行。我给这个药物监管局写信提意见，说你们审查中药的方法完全借用西医那一套，是不对的。你们这是请了乒乓球的裁判员去做羽毛球的裁判，这怎么能行呢？应该按中医的规律去办事。中医是讲究整体观的，讲究动态观的，讲究阴阳平调观的，所以对一些慢性病、疑难病、西医学没法解决的病，中医慢慢摸下去都会有办法的。我说过，将来艾滋病要攻克的话，缺少了中医就不行，可能是中医药先拿到成果。举个例子，我们校有一位老医生在美国治疗一个女艾滋病患者，一直控制得很好，他在那里住了将近一年。他要离开，那个女的就哭了（笑），她的保镖没有了嘛！

世界上一些需要开刀的急腹症，我们中医就不用了，可以非手术治疗。不过，现在我们有的中医医生也很喜欢开刀了，可能感觉很新鲜，把人家肚皮打开觉得很妙吧。（笑）其实不打开才是最好的，是不是？

以上所说那么多中医的长处，我并非要贬低西医、踩低西医、抬高中医，不是这个意思，千万不要误会。我主要想推荐中医的长处，启发大家在21世纪去挖掘中医之所长，用现代的新科技包括西医的新技术作为工具，去发扬中医，为中医学的质的飞跃，做出贡献。我已讲过，中西医各有所长，互补性很大，但是不能拿西医的理论去改造中医，我认为可以拿中医的理论来指导西医。现在我们中医界也有人对西药分其寒、热、温、凉、平，他说抗生素多数是寒性的，有人问我这样研究行不行？我说可以嘛，你去研究吧。

下面谈一谈大家的责任。中西医结合的目标是什么？首先要回答这个问题。我认为主要是为了发展中医药学，使中医药学造福人类，更好地为中国人民和世界人民的健康服务，应该是这样。而不是像 1998 年 5 月份有篇文章（载《上海中医药杂志》）中所说的"中医变亦变，不变亦变"，变到哪里去呢？他说要好好地学习西医！这怎能不说他数典忘祖？因为中医是我们中国的，你要丢掉中医，要学习西医去改进中医，这不是违背了世界人民对你的希望吗？关于中西医结合问题，不是中医＋西医，也不是中药＋西药，而是要在理论上有所突破。要达到理论上的突破，光靠中医和西医两门科学还不够，还要与最新的科学技术相结合，和自然辩证法相结合，这就是我们能够做出贡献的关键。必须要和新科技相结合，新科技与中医相结合之后，也促进了新科技的发展。山东大学张颖清教授的"全息生物学"，是世界上其他地方所没有的学问，是新创造出来的学问。全息生物学现在已经得到世界上日本、瑞典等国家的承认，它不仅对人，对动物植物、园艺都有作用。全息生物学来源于全息照相，然后从针灸经络派生出来，他是和山东中医学院合作，发现中指第二指节，可以反映全身的情况。一个部分可以反映全身，经过研究就产生了新的学科。所以，研究中医不仅为了发现中医，而是也有可能发展世界的科学。你不研究中医你就得不到。你不研究中医不如到美国去学习，它是现代西医的前沿。中医的前沿是我们中国，所以你用新科技去研究它，反过头来又促进了新科技的发展，我们就要有这样的雄心壮志。但是这个雄心壮志离开了中医就不存在，就不是医学，你研究的可能是别的。最近华南师范大学一位光学家，院士，他要用光学来研究医学，研究中医的经络。有 50 个人考他的博士后流动站，他只要了一个原来我们这里针灸学院的博士生，他们用微光来研究中医，最近写了一份标书，要我也参加，其实我不懂光学。我们最欢迎的是其他的边缘学科参加到我们这个学科来进行研究，就会在世界上创造奇迹。

我刚才讲中医一直在量变，当它质变起来就不得了了，所以眼光要扩大，但是作为我们中医院校的学生，作为中医，你必须要参加临床，必须在临床上下功夫。无论你将来搞基础研究、搞其他科研也好，都必须参加临床。那位博士后现在也在跟我临床。为什么要临床，因为中医的理论从哪里来？过去说中医不懂解剖，没有实验研究，只有阴阳五行，寒热表里，说了人家都听不懂，居然也能治好人，真是使人费解。但有了现代科学就明白了。现代科学有一个控制论，其中有个黑箱学说，黑箱里面是什么东西不知道，输入信息，信息反馈，不断地进行，然后慢慢就清楚了。中医理论的来源就是靠黑箱的方法。一个患者咳嗽来了，用解表治好，知道是"表咳"；另一个患者来了，用陈夏六君子治好，就知道还有虚证。所以最后得出结论是"五脏六腑皆能令人咳"，就是在临床这样治那样治慢慢找到了规律。这就是科研成果。中医的理论就是从人身上实验出来的，它是很可贵的。中医的诊疗尽量不损伤患者。当然中医过去也有开刀，但中医还是尽量走不开刀这条路。比如阑尾炎，新中国成立前还是一个大手术，因为抗感染还不过关，也容易死人。那时我们治疗，就是用张仲景的大黄牡丹皮汤，三几剂药就好了。后来又发现了阑尾穴，现在治疗是针阑尾穴加上吃大黄牡丹皮汤，一般都不用开刀。即使穿孔，只要排到腹腔里面的东西不超过500ml，也可以不开刀。我常说患者不仅是我们治病的对象，还是我们的老师，我们当医生的千万要记住这句话，好好为患者服务。因为中医的理论是多少前辈，用了多少脑汁形成的。你不要看这么简单的一个理论，——"气有余便是火"这么简单的一句话，是经过了多少人的实践才总结出来的。中国文化的理论跟外国不一样。就拿辩证法来说，新中国成立前我就接触辩证法，苏联的书这么厚，但毛泽东就是两卷，一个《实践论》，一个《矛盾论》，所以你们如果没读过这两本书，赶紧去读。对你学中医很有好处。有一天我请教了一个搞物理学的教授，我问科学的头在哪里，是数学，还是物理学？他说，这两个都重要。我问，这两者讲不讲哲学。他说讲，哲学很重要。这个科学家是个很高水平的人，我以为他不讲哲学。有个故事说，日本一个原子物理学家见毛主席，毛主席说原子还可不可分？根据辩证法是可分的。毛主席不懂原子物理学，但他能够看到深层。的确，原子下面还有电子中子质子等，还可分。

上面讲了那么多，那怎样才能达到我们的要求呢？原则上，中医课西医课都要学好，但是重点一定要把中医学好。因为中西医结合不是目的，中西医结合是手段，是方法。其目的在于振兴中医，既然要振兴中医，如果重点不放在中医，那你干什么？所以好多学生从兴趣出发，从意气出发，感觉西医好学，忽视了中医。其实，你在这里学完了出去，即使你中医学得很好，水平还是偏低的。因为中医深涵辩证法，很高深，我们有两千年来文化精华的沉淀，那么多的古典著作，你那几本教科书，能包括得了么？现在我们的教材其中有些越编越差，由于他们的中医水平不够。我正想给中医药管理局提意见，干脆废除统一教材算了，让各个学校自选教材，自编教材，自己去讲，有多高水平的老师就有多高水平的学生，让它竞争去吧。所以必须要把中医学好。乒乓球不是有海外兵团，几乎把我们自己人打败了？现在我们中医的国外兵团很多，1992年我到美国加州，我帮他们成立了广州中医学院校友会，能够成立校友会，说明出去的人很多。他们出去不能用西药，只能用中药、按摩、针灸，他们老这么下去中医水平就会高。别以为我们一定就行。我们在澳洲的人也不少。外国兵团他们只能用中医看病，北京中医药大学在德国开了一个中医院，可以开化验单，就是不能开刀用西药，但现在患者已排队排到几个月后。当然是慢性病、疑难病。现在世界上最头痛的还就是慢性病、疑难病，现在世界医学的危机不在于急症，而在于慢性病。中医是不是急症就不行？中医急症也行的，下面我举个病例。20世纪六七十年代，空军医院有一个10个月大的婴儿，吞了一个螺丝钉，钉头2.5cm×2.5cm×0.8cm，人太小不敢开刀，第三天痉厥发高热，到我院请外科教研室张景述老师去会诊。按你们看这个病中医有没有办法？X线下看得很清楚，螺丝钉在胃壁上摇摆，患儿痛得厉害。张景述老师让人拿稀饭、骨炭来，调和喂小孩吃。最初他不肯吃，但吃着吃着他愿意吃了，因为没那么痛了。过了半小时张老师让拿蓖麻油来，给小孩灌服3茶匙，小孩发热，又给他开了几剂清热解毒中药就走了。病儿症状大有缓解。你说这个治法妙不妙？很妙！因为胃要把螺丝钉排走，但一蠕动钉子更打在胃壁上，痛得更厉害，越痛幽门越收缩，钉子卡在那里。灌了稀饭进去，就缓冲了，保护了胃黏膜，再加上骨炭粉。第二天病儿排出钉子，骨炭粉把钉子仿佛电镀似地镀了一层，有了这一层，它就光滑了，容易拉出来了。这个方法哪里来的呢？是在《验方新编》里面找到的一个方法。原方是用木炭粉、麻油，张老师因地制宜改了，患儿就过了这一关。这就是我所讲的我们文化的沉淀。文献里面有很多宝，问题是你能不能、愿不愿拿宝。这是个很具体的例子。毛泽东说中国医药学是个伟大宝库，国务院说中医不能丢。丢不丢，你们这一代责任重大。我们这一代没有丢，教出了很多学生。

最后再强调一句，学中医要根据中医的方法，中医有些很强调要背诵，背熟了你一生都受用。所以不要以为背书就落后，背书是很先进的。过去我看我们的前辈学英语都是在背，所以他们都不是哑巴，背得多讲起来就流利。我看最近一二十年的学生只会看，是个哑巴，就是缺乏背。据说有个物理学的教授，他让他的学生背《老子》，是很正确的。中医更要这样。我们学校去年党委作了三个决定，一个教学的，一个科研的，一个医疗的，都要往中医这个康庄大路上走，不要走歪，不要被五花八门的东西牵着走，还是要老老实实地从中医的路上走。一个要读书，一个要临床，临床也要以中医的方法为主，迫不得已才用上西医西药方法，要以中医为主，以西医为辅，这样才能够发扬中医。如果反过来以西医为主，以中医为辅，作为一种研究学问，也未尝不可，但是你所做的不是发扬中医，是发扬西医，就差这么一点。所以中医有些人不安分，也很聪明，他们在美国考西医比西医还西医，成绩很高，但是那不是我们要培养的。因为世界上只有中国有中医，中国那么多西医院校，就只有不到30所的中医院校，去年还合并了两所中医学院。全世界几十亿人口，就那么一点中医，满足不了世界的要求。所以我在明年《新中医》第二期有一篇医话，叫《人类不能没有中医》，请你们到时看一看，以补充我今天讲得不够的地方。我讲错的请大家指正，我的讲话到这里，谢谢！

从科研角度看中医药学之发展

——为 1997 年广州中医药大学大学生科技文化节所做的讲座

主席、各位同学：

我报告的题目是《从科研角度看中医药学的发展》。谈到科研，很多人先想到实验研究。中医过去有没有实验研究呢？《本草纲目》转述 8 世纪陈藏器关于脚气病的病因，就有用白米饲养小猫、犬，令脚屈不能行，马食之足重的记载。这就是动物实验。有没有对比实验？据文献记录，鉴别党参是真是假，用两个人，嘴里嚼着党参跑步，看哪个跑得不气喘的，嘴里嚼着的党参就是真的。这就是对比实验。还有，观察黄疸到底有没有好转？是浅了还是深了？在晋唐时代就已经有用白纸、白布湿浸患者小便后晾干，进行比较，这也就是诊断的检验方法。所以，历史上我们有很多创造都是走在世界前面的。不过中医到底没有沿着动物实验这条路上走。没有动物实验，是不是就说中医过去没有科学研究呢？不对。如果我们中医几千年来没有重大科研成就，哪来发展？刚才讲的用白米来喂马喂狗，这些只能是解决一些很粗浅的问题，解决不了重大的问题。中医学到底几千年来有哪些科研上的突破？有什么伟大成就？下面让我们共同回顾一下，并从今天的科学研究的角度回顾中医学的发展，很有必要。

我们知道，汉代有两位名医，一个是华佗，一个是张仲景，华佗的医术没有继承下来，他的外科手术没有像张仲景那样有很大的发展，所以我们叫张仲景为"医圣"。张仲景做了什么科研？现在我们看他两本书，实际上他写的是一本书《伤寒杂病论》，他是怎么研究出来的呢？有两句话，"勤求古训，博采众方"，就是他的概括。怎么说呢？汉代以前医学有四大流派，一是医经家；二是经方家；三是神仙（研究长生不老的）；四是房中（研究性卫生的，认为男女采补可以长生）。道教继承了后两方面的内容，而医学方面继续发展的是医经家及经方家。根据我的看法，认为张仲景是以医经家的理论去整理经方家的方药，一个是医学理论，一个是临证方药，所以他的书叫《伤寒杂病论》。这个"论"字很重要，是指理论。《伤寒》过去都说它是经方，其实张仲景"勤求古训"，训，就是理论。《汉书·艺文志》记载当时有医经九家，经方十一家，张仲景继承医经家理论的精华，来整理众多经方家的方药，所以又叫"博采众方"。整理出什么成果呢？整理出两大系统，一是杂病，杂病用《脏腑经络先后病脉证治》命名第一篇，即杂病用脏腑来辨证，成为一个系统。二是伤寒，今天看来是发热性流行性传染病，伤寒用六经辨证。辨证论治这个中医精华，就是由张仲景奠定基础的，这就是他的研究成果，使中医临床医学有了一个完整的体系。为什么今天还要有这两门课？因为它是中医理论的源头，源泉。从源到流，我们必须要学习它。而且

《伤寒》、《金匮》的理、法、方、药是不是我们现在已经把它研究完了呢？还没有研究完。它还有很多的潜在的宝贵东西，还要值得我们去钻研。尽管它已经有一千七百多年的历史，今天我们还不能把它送到历史博物馆。送到博物馆的话要靠你们以后的十代八代的中医去完成，必须把它的精华完全挖干净，然后才可以送到历史博物馆，而现在它仍然有生命力。就是这几万字的著作就很有生命力，这是一个很了不起的科学成就，所以后人称张仲景为医中的"圣人"，不是随便封的。

晋代王叔和，他的代表作《脉经》，是把晋代以前中医关于脉学的研究作了一次整理和探讨。整理出24种脉象，这24种脉象现在还有用，并没有过时，这也是很了不起的科学成就。当然，王叔和还有一个功劳，就是整理《伤寒论》。到了隋代，巢元方研究病因学、病理学，著《巢氏病源》，这也是一种研究。唐代的王冰，专门研究《内经》，刚才我们不是讲医经九家吗？但通过他的整理统一起来了。所以我们现在学的《内经》，其原本就是经过王冰整理的那个版本。他做了很多统一工作，当然现在《内经》里个别地方还有矛盾。经脉原来在汉代时只有十一脉，马王堆出土医书就只有十一脉，称为《十一脉灸经》。王冰把十二条经脉定下来了，后又发展成十四经。另外他还补充了七篇大论，现在看，中医理论的精华很多东西都在这七篇大论里面。所以这也是一个很了不起的科学研究。

唐代在中药方面的药典就有《新修本草》，那也是个科研成果。到了宋代，重视药与方的研究，宋代有巨作《证类本草》。唐代有了药典出现，宋代就有方典出来，如《和剂局方》，是官定的方典。但还有更大的成就，就是点校医书。现在你们买的古医书都是经过点校的，不点校等于是一堆不实在的资料。点校，把错字校正，句子理顺，还加以注解，按现代话来讲，这是一个系统工程。你看宋代有多少医书，他们选择最好的，把它校对正确，用政府的命令组织了多少个医生、学者来点校医书！同时由于印刷术的发明，经过点校、印刷，医书得到一次大整理。国家中医药管理局成立以后，又来一次点校，因为经过那么久的年代，那么多的版本了，所以中医药管理局前几年的工作重点放在点校医书上。在世界医学科研上没有点校医书这一项，只有我们有，为什么我们有？因为我们有这么长的历史，有这么多典籍，抄啊、刻啊往往有错，所以需要有人去点校。现在国家中医药管理局对十一部医经都组织了大批力量进行点校，我们学校负责了《脉经》的点校、注解、翻译工作。过去对这些点校不认为是科研成果，近年才得到承认。有时点校一个字，要查多少资料才能肯定这个字是对还是错，要用多少版本来比较？比较还不行，还要用医理来推理，所以这个"校"，不是一个很简单的事情，它应该属于科研。

有了宋代的系统点校工程，医学普及，然后带来了金元时代的医学争鸣，"四大家"刘、张、李、朱，大家都知道。没有宋代点校医书，出不了四大家，当然还有一个原因，就是宋代的哲学争鸣。当时是唯心论与唯物论之争，反映在理学派与其他学派之争上，理学派本身也有争论。宋代的学派之争，渗透到中医里面，就出现了四大派。其中提一下李东垣，我们学校专门研究脾胃学说，脾胃学说的渊源，当然是《内经》，张仲景也有论述，但是真正作为脾胃学说鼻祖的，是李东垣。隔了好几百年之后，我们学校设有一个脾胃研究所，还在研究脾胃学说鼻祖的理论，所以他的科研也是很有价值的。他的科研成果怎么来的？当时宋金元对峙，李东垣所处的时代是战争连年的年代，这个年代产生的疾病，就跟过去《伤寒论》讲的不一样。比如发热，伤寒用六经辨证，但李东垣研究的发热是内伤，不能用黄芩、黄连、黄柏等苦寒之药，而是要用黄芪、党参、白术这些甘温的药来除大热（不是小热，是39℃以上的大热）。我们很多年轻医生受到西医的影响，一看到发热，就是感染，一感染就是抗菌，而抗菌移植到中医里面就是清热解毒（笑声）。他不知道麻黄、桂枝汤也是温的。李东垣不用麻黄、桂枝汤，用补中益气汤去退热，后来发展到用其他补益药也能退热，所以他的"甘温除大热"是超过世界水平的，现在世界上还没有这个方法，所以很多这样的患者就死于抗生素的针下。一发热只知消炎，消炎就用抗生素，这个素、那个素，二联或三联，结果患者就奄奄一息（笑声）。去年有个患者发热39℃多，在省人民医院住了4个月，在我们附院住了四十多天，请我会诊，患者已经奄奄一息了，大汗淋漓，每天下午高热39℃，最后我给他吃什么药呢？——桂甘龙牡汤，张仲景的方子，就那么简单几味药，结果患者后来就出院了。但是我们的年轻医生受了西医的影响，说热退了，精神好了，但血象、生化指标还没改善。这个生化指标是滥用抗生素的治疗引致的（听众大笑声）。这个患者已经好转能够出院了嘛。说明这个医生学中医大概也就有限。

讲到发热、传染病，中医有《伤寒论》、温病学说。温病学说中成为大家的是叶天士，但真正把温病学说树立起来的是吴鞠通，他的著作有《温病条辨》。他是怎么研究，怎么写成这本书的呢？我们从《温病条辨·序言》知道，他受了刘河间、朱丹溪，特别是吴又可《温疫论》的影响，当然《内经》也有影响，但最大的影响还是叶天士。叶天士没有著作，因为他太忙了，他患者太多，所以他只是在游洞庭时由他口述，他的学生记载写成《温热论》。但这本书比较简单，最重要的还是他后来的《临证指南医案》，这是他的学生收集他的医案，整理，然后写上议论，成为论文。像"黄疸"，就把黄疸的医案编成一大类，加以分析说明。这些学生作了这项研究工作，整理了老师的经验，而且都写得很好，是他们自己的体会，所以这就是科研成果。但吴鞠通从这个成果中跳出来，写成一本专著《温病条辨》，仿《伤寒》写成一条一条的条文，这样温病学说就自成体系。所以我对吴鞠通非常佩服，他的方法对临床治疗有效。但是他是从《临证指南医案》中跳出来的，所以有医家（叶霖）就在《温病条辨》中批注云，这一条是从指南某某案学来等。拿来一对比，的确很多在《临证指南医案》中已有。但是这正足以说明他学叶天士能够跳出框框，拿叶天士的材料建成大厦。他在序言中承认，先辈像木匠钻孔一样，已经钻透九分，我不过是把那一分钻通而已。他已经讲得很清楚，所以不必要像叶霖那样批评他，偷别人的东西，贪天之功，以为已有（笑声）。这样批评未免过分。他与今人写作不一样，我们引用要把哪一本书、哪一版、哪一页、哪一年、哪一月注清，但那个年代习惯不同。所以说他伟大，因为他用温病的方法治疗传染病已经老早超出了世界的水平，而且到今天对于病毒性感染，仍然占据世界先进水平。比如20世纪80年代海南岛登革热流行，我们学校温病教研室的一个硕士研究生参加抢救，结果后来中山医大的校长，一位传染病学家在汇报时认为，我们这个研究生的治疗在疗效上是最高的。他用的方法就是温病的辨证论治的。出血热也很难治，西医学统计死亡率高达5%～10%，但是中医没有这么高，低的只有1%，高的也只有3%～4%。我们热带病研究所两位副所长去年在越南得了登革热的出血热，李国桥校长就是用些旱莲草等中药治疗，抢救过来了。流行性出血热，南京、江苏治疗率都超过世界水平，乙型脑炎也超过世界水平。以前我的一位老师刘赤选老师，20 世纪 60 年代广州市第一人民医院有 4 个钩端螺旋体患者出血，有 4 个病例，2 个请他去会诊，都活了；没会诊的，2 个都死了，这是个对照组（听众大笑声）。你问刘老他懂不懂细菌，他不懂的，更不懂病毒、钩端，但是只用温病的方法就能治好。我印象最深的他用了紫金锭。20 世纪 70 年代有一个脓毒血症的患者，几天高热不退，我跟几位同志商量，如果明天不退热，就用抗生素，当天则用了紫金锭，溶化后在冰箱冰冻，然后灌肠，另外给中药。幸亏患者退了热，就没用抗生素（听众笑声）。这是学老师的结果。

刚才讲的都是中医的科研，那么药呢？大家一进药圃，见到的塑像，就是李时珍。李时珍一家用 30 年的时光研究中药，写成《本草纲目》这本巨著，世界各国都有翻译。莫斯科大学要把各国伟大科学家的像刻在校园里，向中国要李时珍的像，就是这个塑像的形象。外国学者认为他是个博物学家，不仅仅是个药学家。

我们的祖先，在古代的条件下，能够研究出伟大的成果，使中医药学能够成为伟大的宝库，能够在现在世界的科学爆炸的时候，仍然在 20 世纪 80 年代开始走向世界，是值得我们骄傲的。本来，20 世纪 70 年代，最先是针灸走出去。这还要感谢尼克松，他带医生来参观我们的针麻。针刺麻醉，现在改称针麻，因为它不醉，一边开刀一边可以吃东西、谈话（听众笑声）。后来我们这里还作过一次"气功麻"，上海的林厚省来做的，是甲状腺手术，一边在头顶作功，一边开刀，成功了，但没有宣传，因为只是一例。所以我们国家宝贵的东西是很多的，但有人不觉得它是宝！自从针麻走出去之后，现在美国、加拿大等地外国人也开始吃中药，加拿大已经快要承认中医了，但是它还限制中成药。还有日本，虽然一直废中医，但他们一直吃中药，十年前还有些日本医生来信，要求解答疑难问题。日本其他地方中医叫汉方，都是张仲景的学派，只有神户中医学会是现代中医的学派，他们很虚心，不断向我国请教。像澳大利亚，我有个研究生在那里，他到处教西医用中药，有个中药商要卖中成药，便请他去教西医用中药。他曾治好一个习惯性流产的患者，特来感谢他，说俏皮话，说她再流产也不吃中药了，问为什么，说中药太难吃了（听众笑声），难吃也是一个弊端。另外在英国伦敦，我们有一个毕业生叫罗鼎辉，我看到她寄回来的一张报纸，上面有英国人在他的诊所门前排队看病的照片。什么患者多？就是湿疹，原来英国有多少万湿疹患者。他最初治好一个4岁开始得病一直到18岁的患者，西医没办法治，他治好了，传开。现在英国大学的一个教授和他共同研究中药治疗湿疹。将来这个成果就在英国了，倒挺麻烦的（听众笑声）。我的学生在澳大利亚也在跟一个大学的医院合作研究治丙型肝炎，已经证明有效，他在那里已有一定的学术地位。

但是，尽管形势是这样一片大好，但是我接触的一些同学却悲观失望，他问我学中医有没有前途，还说有些高年级的老大哥告诉他，学好西医就行了，不要学那么多中医。我听了感觉很惊讶，这是一种十分错误的思想，是一种没有进取，没有志气的表现，严重一点说是没有骨气的表现，如果那样下去将来的结果是对不起中华文化，对不起人民的犯罪行为（听众笑声、议论声）。为什么说得那么严重呢？国家用那么多钱办中医大学，培养你成为大学生、研究生，而你学了中医却不承认中医有什么长处，有什么前途，有什么用场，那你不犯罪吗？你的责任是什么？你的责任，进来这里就要为中医药去奋斗，去发扬。国家培养你当中医，你就要在中医的门路上去越走越深，越走越高，为世界人民做贡献，才是你的本分。当然我不反对学好西医课，但是必须把全部的中医课学好，不仅仅学好，还要用好。不仅仅用好，还要创新，要发扬中医，振兴中医药学，千万不能当中医药学的败家子。成为败家子还要找话说，不说自己的中医水平不高，反而说中医没用，借此以辩解自己的无能。当今这样的人可能有一些，可能还不少，如果不少就可悲。我很不明白这些同学是怎么想的，是不是被发财啦、致富啦这些掩盖？中医叫痰迷心窍（听众笑）。全世界都重视油画，而我们国画系的学生还都在学水墨画，甚至原来的那些学油画的大师，如徐悲鸿，徐悲鸿你们知道吗？（众答："知道"。）你说他是什么大师？是国画大师。他是学油画的，在法国浸透了油彩。他以画马最有名，却不是用油彩画的，而是用水墨画的。国画同样是我们国家的文化瑰宝。我们广东最有名的画家是谁呢？关山月、黎雄才等等。广东还有哪个油画家比他们名气大吗？没有。他们是国画的大师，是岭南画派杰出的后继者。为什么我们的同学就不想成为岭南医学的大师呢？所以我说他们没有骨气嘛。世界的文化大师，像毕加索，用线条画画，他是向中国画学的。所以，今天，我们从科研角度看，真是万里云天一片光明啊。现在世界上有那么多科学成就，在这些科学成就面前，我们不该晕头转向，而应该头脑冷静以我为主，有选择地拿过来，为我所用，这是千载难逢的好机会。现在是信息时代，是飞跃发展的时代，我们中医发展几千年至今，这也是一个机遇，因为这些信息手段都可以为我所用。很简单，我去马来西亚讲课，发现有些医生家里有电子计算机，他看病都输到电脑中，患者来了就从里面取病历，记不住的方子也存在里面，一按就出来了（听众笑），所以他的"脑"就扩大了。在这样的机会面前，难道我们能无所作为吗？

以我为主，什么叫以我为主？就是以中医的系统理论为主导，以临床实践为依据，与自然辩证法和现代自然科学的多学科相结合，这就是以我为主。过去都认为医学是自然科学，与社会科学无缘，那是错的。现在纠正了，加上了心理、社会。在这个模式没出来之前，我就说那是错的。我们中医就是既和自然科学，也和社会科学结合的。"心为君主之官"不就是和政治结合起来的么。自然科学也不仅仅是西医，如果只和西医结合，那就给你一个框框，因为西医的路跟我们不一样，它是微观，越走越窄，我们是宏观，越走越宽（听众笑声）。但话又说回来，现在我们应该是宏观加上微观，那就不一样了。所以这是我们中国医药学要飞跃的一个年代，你们在这个飞跃的年代，老是想中医有没有用呀，有没有前途呀，科不科学呀，阴阳五行呀痰呀湿呀有没有道理等等，脑子里面老想这些问题，把时光都浪费了。所以应该在这样的环境里面，以我为主，创造中医的未来。著名科学家钱学森说21世纪的医学是中医的时代，这个话比他说得更早的是英国科学史家李约瑟，他说将来医学之路就是走中医之路。他看重我们中医理论的重要性、科学性。

谈到中医科学研究，我们怎么进行？前一段重视临床，最近又重视基础。重视基础理论研究是不错，但理论的根源来自哪里？一个，来自中华文化的娘胎；一个，来源于实践。什么实践？不是用大白鼠，而是用人实践出来的。养生是在正常人身上研究出来的，防病治病是在患者身

正常人身上研究出来的，防病治病是在患者身

正常人身上研究出来的，防病治病是在患者身

正常人身上研究出来的，防病治病是在患者身

正常人身上研究出来的，防病治病是在患者身

正常人身上研究出来的，防病治病是在患者身

正常人身上研究出来的，防病治病是在患者身

正常人身上研究出来的，防病治病是在患者身

正常人身上研究出来的，防病治病是在患者身

正常人身上研究出来的，防病治病是在患者身

正常人身上研究出来的，防病治病是在患者身

正常人身上研究出来的，防病治病是在患者身

上研究出来的，所以最大的实践是来自临床。中医理论如果不通过医疗实践，你会不相信，不理解。例如，肝开窍于目，过去西医经常跟我们辩论，他说你从哪个尸体解剖里找到一条管从肝到眼（听众笑声）？认为我们是错的。但慢慢他也理解了。比如鸡盲，夜盲症，要吃猪肝，中医用夜明砂加猪肝。这也不能从化学上讲肝开窍于目，是从临床上讲。我曾治过一个中心性视网膜炎患者，这个病名我从来没听说过，患者来了，一看，脉细尺弱，苔薄兼剥，我认定这是肝肾阴虚，治疗用杞菊地黄丸加龟板鳖甲，从冬天开始吃了一段药好了。我让他明年秋季一定要来看，不要等冬季。他不听，冬天又发病了。我为什么让他秋天来看？秋燥嘛，燥就伤阴，金克木，肝肾阴虚，所以他到冬天就发病。后来又来看，到春天又好了，为什么春天好？春属木嘛。这次他秋天来吃了药冬天没有再病，追踪观察20年未再复发。后来又来了一个患者，也是中心性视网膜炎，我根据中医辨证，看他舌苔厚腻，脉滑，结合西医的微观检查，说眼底乳头有水肿，辨证符合中医痰湿，不能用杞菊地黄类药，我就给他温胆汤，肝胆为表里，这个患者也治好了。本来我不是眼科，病名我也不知道，眼底也不会看，我靠的是什么呢？是宏观。所以如果你们以后有了宏观再加上微观，你们不就比我更强吗？中医不就发展了吗？因此，你们学中医，要多接触临床，实习时要多用中医理论去思考，多用中医综合治疗去处理患者，这样你才能提高对中医药的信心。我认为你们学中医也好，中药系也好，文献专业也好，都要接触临床。坐在我身边的刘老师，是医学史专业的硕士，但我的重症肌无力课题他也参加了，跟我搞临床很久。我认为搞医学史，不懂中医，不搞临床，你的判断往往会错。山西有一个医学史家，他评论李东垣"甘温除大热"不对。他是学西医的，他不懂，没有临床经验，所以这个问题就错了。所以临床很重要，不能随便对你还不了解的学说下断语。当然实验研究也是必要的，但实验研究也要走我们自己的路，否则也会走错。曾有人给大白鼠打霍乱疫苗引起发热，喂白虎汤，拆方一个个药分别喂不能退热，四味药一起喂也不退热。他得出结论认为科学实验是最科学的，证明这个方不能退热。这样的结论就错了。白虎汤临床上试验了多少患者？石家庄的流行性乙型脑炎就靠这一条方治愈，治愈率98%。因为实验没走自己的路，首先动物模型就错了，你这是表热证，不是阳明实热证（笑声）。它有脉洪大吗？有大汗吗？（笑声、掌声）所以动物实验研究的方法还有待我们去摸索去发展。要借鉴人家的，还要根据中医的理论去摸索。现在做的很多动物实验模型都不理想。

实验研究很重要，现在中医一定要在基础研究方面有所突破，在基础理论上有所创新，但第一条，你必须立足于中医临床。现在世界上都在摸索抗癌药，一个个药筛选，大海捞针，而我们国家有这么多好的经验，拿过来就行了。像白血病，哈尔滨一位教授研究中药治癌，用一味砒霜制成针剂来治疗取效。他是从中医治疗骨结核，即所谓"瘘管"的方剂中逐个筛选，经过试用取得成果的，这是一个很大的发明。将中医的经验拿过来，结合现在的诊断去研究，不然去哪里捞呢？所以宝库里面有很多宝，你不去捡，硬说不是宝是古董，真是天大的错误。所以必须搞临床，理论必须在临床中验证。像我们说痰，痰只在肺吗？我说冠心病的粥样硬化那也是痰，我用祛痰的方法治疗，效果不错。

最后，我讲了那么多，那我自己怎么执行的呢？讲讲我的体会。我的科研题目，是重症肌无力的研究，重症肌无力中医没有这个病，世界上则研究很多，认为是神经肌肉接头障碍，是乙酰胆碱受体抗体引起的自身免疫病，西医治疗一是抗胆碱药，用新斯的明，另外是胸腺摘除，或用胸腺抑制剂，或激素。全部是攻伐之法，长期服用危害很大，所以西医对此病很难根治。我研究这个病如何进行呢？首先，这个病是肌肉的毛病，肌肉在中医五脏中属脾，无力是虚证，这是脾虚；另外有眼球转动受限，这又和肝有关，有肝肾阴虚；吞咽无力，肾为胃关，则与肾有关；另外还出现呼吸危象，呼吸肌无力，也与肺有关。所以这个病脾胃是本，五脏相关，基本是脾胃阳虚，所以以补脾胃气为主，兼顾肝肾肺。治疗的中心环节，以补中益气健脾为主。肝虚，加首乌、枸杞；肾虚，加巴戟、锁阳。最主要的药是黄芪，4岁小儿我有时用到120g。但陈皮、甘草不能多，顶多用3g。因为陈皮耗气，但为防黄芪党参等气滞，不用不行，所以少用反佐；甘草甘缓，也少用。这个方是从李东垣处学来的，但我根据我的体会改进了分量，所以现在我拟的这个药方比补中益气汤更好，说明在这个方面（不是全面）我学老师超过了老师。我用中医理论指导去治疗，认为脾胃虚损，故往往易于复发，所以患者即使全无症状，所有西药停掉，但中药不能停，还要继续服用一年半到两年。因为说"虚"，是少一点，补了就够；而"虚损"，好比挖了一个坑，虽然没有症状，但坑还没填好。能够坚持的患者几乎都渐渐好转，不少患者得到根治。但是这个课题，因为是个西医病名，要有说服力，首先要引进西医的诊断手段，如新斯的明试验、肌电图等，中西诊断相结合。治疗上，有的也要借用西医方法。如患者已不能进食，不能服药，打新斯的明针先缓解症状，才能吃饭、吃药。这样过几天慢慢他就可以不打针了。如果我们不用中药，光用新斯的明，那也不行，作用很快就减低。所以根本的疗效还是在中药。另外这个病的患者往往易并发肺部感染，但是我必须要开大剂黄芪等补益中药，所以我也同意用抗生素。我用大量黄芪，增强他内在的抵抗力，再加上抗生素，里应外合，所以患者就能渡过这个危险关头。有一点我们还不够好的，是我们气管切开这一套手术还不如西医院，所以如果要继续搞下去的话还是要派人去学，危急关头还是要采取气管切开。但是我们主攻的还是中药，治它的本，肺部感染只是兼症，因此我们的主将还是中药，我们的研究还是中医的。该研究1991年获得了国家中医药管理局一等奖，1992年又补充材料送给国家科委，获二等奖，这个奖得来是不容易的。我讲了我进行的重症肌无力研究，说明了我刚才所讲的，我就是这样亲身去履行的，不是乱放空炮。世界科学这样发达，引进到我们的宝库去，当然就很容易拿到宝了。还要考虑中医有没有前途吗？我希望你们成为21世纪的张仲景（热烈掌声。学生会主席插话："谢谢邓老。"），全部都是（21世纪的张仲景）！今天就讲到这里吧。（长时间热烈掌声）

（郑洪、刘小斌据录音整理）

中医药学之隐患——自我从属

（1996年10月7日中国中医药报）

最近接到某中医学院一位实习医生的来信，原文照抄一段如下："一个堂堂正正的中医院（我院附院），在病房，中药也（已）似乎不多见了，仅在部分病区的病床旁放着一个中药壶，同时又在一天不停地用西药静注。这不正反映了中药仅成了西药的'化妆品'和'点缀物'了吗？难道三颗药丸（西药）加一包中药就是中西医结合疗法吗？邓老师，这或许是我不全面所见，但它的确存在着，这令我非常心痛，心痛之余是失望，心痛的是中医药在校几乎是白学的，……要是果真全都如此，那么中医学院岂有其存在之必要，合并到'医大'去不是更好吗？"

收到这样一封信，我并没有感到意外，因为这样的意见近些年来听得不少，这种情况的中医医院又何止一家！

新中国成立以来，党中央十分重视中医中药，一再强调要正确贯彻中医药政策。但由于种种原因，中医药仍处于从属地位。自从 1986 年国家中医药管理局成立以来，中医的从属地位开始得到改变，中医药事业开始全面发展，无论医疗、教育还是科研等各方面都取得了不少成绩，为中医之振兴，为中医药学之发展，打下了牢固的基础。但同时我们也必须冷静观察与思考。我发现，中医药事业由外部加给我们的"从属地位"已逐渐消失，但来自内部的"自我从属"却悄悄地产生！这是中医药学目前最大的危险。

当前的事实是，不少中医院在门诊还能以中医药处理为主，但在病房以中医药为主的治疗率、治愈率，全面来看，不是逐年有所提高，而是逐年有所下降！如果中医药在急危重症甚至在一般病症面前，成为可有可无的东西，那么中医药学距离消亡的日子也就不远了！外加的"从属地位"消灭不了中医，来自内部的"自我从属"将消灭中医于不知不觉之中！这个隐患如果不及时扭转，多少表面文章也振兴不了中医。近百年来，历尽劫难的中医药之所以推而不倒，最根本的一条是——有疗效，能为人民解除疾苦。若中医药的疗效显示不出来，那时的中医便不是中医了，中医院也非中医院了，中医教育机构都不必存在了，毛泽东说的"伟大宝库"便在我们的手中消失了，我们将成为中华民族文化的罪人！

是不是中医药到了 20 世纪 90 年代，已油尽灯枯，应为时代所抛弃？显然不是。国家中医药管理局于 1996 年 5 月 15 日至 17 日在北京召开了全国中医药科技大会。读了大会的文件使人兴奋。国务委员彭珮云在大会上说："现在中医药已经被世界上越来越多的国家和地区所认识和接受。"卫生部部长陈敏章说："中医药事业是我国卫生事业所独具的特点和优势，建设有中国特色的社会主义卫生事业，必须把中医药事业的振兴和发展放在重要位置。"国家科委副主任惠永正说："我想中国如果想在国际学术界有巨大突破，最大可能是生命科学，而这里最大的突破点应该是中医药学。"张文康副部长说："中医药学是生命科学的重要组成部分"。以上几位权威人士对中医的评价与企望是很高的，是代表十二亿人民对中医药学的祈望与要求。

广州中医药大学毕业的硕士最近正与澳洲一医学院合作，课题是中医药治疗丙型肝炎之研究，第一阶段临床试验已经完成，并取得一定效果。我估计中医药在澳洲被卫生部门正式承认的日子，已为期不远矣。

中医药的"海外兵团"正在日有进展，神州之中医大本营岂能自甘从属下去呢？作为炎黄子孙，我们应该奋起，把这份中华文化瑰宝发扬光大，使之更好地为人类健康服务。文化瑰宝，既属于中国，也属于世界。使中医药学在 21 世纪飞跃发展，炎黄子孙有不可推卸的责任。

试论吴鞠通病原说的科学性

世人多不理解中医没有细菌学说，却能治疗传染病，对病毒性传染病的治疗效果甚至处于世界领先地位，其故安在？因为中医走的是另一条道路。

中医虽无细菌学说，但细菌早已被概括于"邪气"之中。吴又可的戾气、厉气、杂气学说，已非常接近对细菌的认识，惜明代无光学上的成就，致未能进一步发展耳！但温病的病原说发展到吴瑭，却使中医理论从另一角度认识发热性传染性及流行性疾病——温病的病因理论。这一理论，今天看来科学性极高，足以破解中医虽无细菌学说，仍然能治疗急性传染病之道理所在。

吴瑭《温病条辨·病原》篇专门论述温病的病因、病机、证候、诊断、治疗与预防等方面的问题。该文虽然首先引述《内经》有关温病的经文十九条作论据，其实他在引文后面的注解才是他的观点所在。他自称羽翼《伤寒》为避免遵经守旧者的批评，不能不精选经文以为己用。一则出于学术的继承，二乃当时的历史条件使然，也是吴氏苦心所在，以便于推广其学说的一种策略。

《温病条辨·原病》篇属于病因理论的论述共三条。试作分析，看其科学性之所在。

（1）"《六元正纪大论》曰：辰戍之岁，初之气，民厉温病，卯酉之岁……。"

吴瑭注："叙气运，原温病之始也，每岁之温有早暮微盛不等，司天在泉，主气客气相加临而言也。细考《素问》注自知，兹不多赘。

"按吴又可谓温病非伤寒，温病多而伤寒少，甚通。谓非其时而有其气，未免有顾此失彼之消，盖时和岁稔，天气以宁，民气以和，虽当盛之岁亦微；至于凶荒兵火之后，虽应微之岁亦盛，理数自然之道，无足怪者。"

铁涛按：吴氏继承传统之理论，承认气运的变化是温病发生的原因之一。他承认吴又可厉气之病因，但温病不能统由于厉气所致。他最后补充——流行病发生的微与甚，还与凶荒兵火之后有密切的关系。即是说他承认大自然的变化规律与发病有密切的关系，大自然的变化既作用于人体，也影响致病物质的生长与广泛为害，又创造性地提出地理气候及社会因素与发病有密切的关系。

（2）"《阴阳应象大论》曰：喜怒不节，寒暑过度，生乃不固。故重阴必阳，重阳必阴。故曰：冬伤于寒，春必病温。"

瑭注："上节统言司天之病，此专言人受病之故。"

细考宋元以来诸名家，皆不知伤寒温病之辨。……论温病之最详者，莫过张景岳、吴又可、喻嘉言三家。……瑭推原三子之偏，各自有说，张氏混引经文，将论伤寒之文，引证温病，以伤寒化热之后，经亦称热病故也，张氏不能分析，遂将温病认作伤寒。喻氏立论，开口言春温，当初春之际，所见之病，多有寒证，遂将伤寒认作温病。吴氏当崇祯凶荒兵火之际，满眼瘟疫，遂直辟经文"冬伤于寒，春必病温"之文。盖皆各执偏见，不能融会贯通也。瑭按伏气为病，如春温、冬咳、温疟，《内经》已明言之矣。亦有不因伏气，乃司天时令现行之气，如前所列《六

241

元正纪》所云是也。此二者,皆理数之常者也。更有非其时而有其气,如又可所云戾气,间亦有之,乃其变也。惟在司命者善查其常变而补救之。"

铁涛按:这一条主要说明,温病之形成有内因与外因两大因素。"喜怒不节,寒暑过度"而致"生乃不固",说明正气内存的重要性。"冬伤于寒,春必病温",是说明"重阴必阳,重阳必阴",冬天属阴,寒亦属阴,两阴相重,与正气相持(伏气)不即发病,至春天乃发,便成温病。总之用以说明邪正相争的观点。

其所辨析张景岳、吴又可与喻嘉言是讨论温病的界限问题,且勿俱论。最重要的是他承认吴又可的"戾气"这一致病物质的存在。承认"戾气"与司天时令现行之气同为致病物质,而区分引发疾病之轻与重,一般与特殊的发热性流行性疾病。

(3) "《金匮真言论》曰:夫精者身之本也,故藏于精者,春不病温。"

瑭注:"《易》曰履霜坚冰至,圣人恒示戒于早,必谨于微。记曰:凡事预则立。经曰:上工不治已病治未病,圣人不治已乱治未乱。此一节当与月令参看,与上条冬伤于寒互看,盖谓冬伤寒则春病温,惟藏精者足以避之。……不藏精三字须活看,不专指房劳说,一切人事之能动摇其精者皆是。即冬日天气应寒而阳不潜藏,如春日之发泄,甚至桃李反花之类亦是。"

铁涛按:这一条是强调"内因"在发病上的重要性。其冬不藏精须活看之说,是吴氏的创见,一些批评吴氏者亦不能不佩服他这一见解。吴氏把冬伤于寒与冬不藏精互看,统归之为内在致病因子,并处于重要之地位。吴氏之论符合唯物辩证法的内因与外因的辩证关系,即内因是物质变化的关键,外因是变化的条件。

综上所述,吴鞠通对温病病因的认识是比较科学的。其指导意义一直到今天。

总括言之,吴氏之病原说如下。

(1) 岁气、年时(气候与环境因素)。

(2) 藏精、冬伤于寒(人体内在因素)。

（3）戾气、时行之气（致病物质）。

气候环境的变化 <致病物质活跃 / 正气不足以拒邪 } 发病

这样的病原说比之只重视病原体的现代医学理论似略胜一筹。当然吴氏对于微生物的认识与现代微生物学相比，就有天壤之别了。如果我们今天把微生物学的知识，取代比较含糊的戾气与时行之气，那就是比较完满的传染病流行病的病因学说了。其实近三四十年来，中医治疗传染病早已照此办理了。

1956年石家庄乙型脑炎流行，按暑热病因用白虎汤治疗，取得90%以上的治愈率，且基本无后遗症；1957年北京乙型脑炎流行，按暑湿病因治疗，又取得相同的效果；1958年广州乙型脑炎流行，证多属热盛湿伏，用清暑热祛湿法，与北京之清暑化湿法不同而疗效相同。

又如国家"七五"攻关课题——流行性出血热中医治疗。南京周仲瑛氏治疗1127例，其效果为：中医药组治疗812例，病死率为1.11%。西医药对照组治疗315例，病死率5.08%（$P<0.01$），明显优于对照组。江西万有生氏治疗413例，其效果为：中医药组273例，病死率为3.7%，对照组140例，病死率为10.7%（$P<0.01$），疗效明显优于对照组。

周氏病例在江苏省6个市县，万氏病例在江西省6个市县。因地理气候有别，虽西医诊断同属流行性出血热，但西医治法大致相同。而周氏的治疗以清气凉营为主，万氏则以治湿毒法为主。两学者之理论依据，统出于伤寒学与温病学，他们引入了流行性出血热的微生物病因说，又运用了温病学的病因说。由于地理气候环境不一样，患者的体质不一样，虽然同为出血热病毒引起的病，但中医药的立法处方差别很大，而疗效都优于对照组。或曰按周氏之法治江西之病是否会提高疗效？答案应该是否定的。因为两地的治疗都是在中医理论指导下进行的。北京治疗流行性乙型脑炎早已证明采用石家庄经验用白虎汤治流行性乙型脑炎，死亡率马上提高，成为否定中医疗效的把柄。后请蒲辅周老先生会诊，用清暑合用化湿之剂而提高疗效。

"中医不能丢"首先是中医的系统理论不能丢。近十多年来，中医药在中医院病房中，日渐处于从属地位。究其根源由于实践不力，对中医系统理论失去信心。近年来已有人进一步在中医理论上自愿从属，即以西医之理论为坐标去衡量中医，符合者对，不符合者为落后、为保守。视中医之精华而不见，只见毫毛而不见舆薪！例如用西医之新模式去批评中医保守；或认为中医临床之所以落后皆由基础理论没有突破所致；更有提出"抗体内存"邪不可干以评说正气内存邪不可干；又有人认为胃溃疡之成因自发现幽门螺杆菌之后，就用不着寒温等理论了！果真如此吗？西医理论在几年前还认定"无酸不成溃疡"，现在则"无螺杆菌不成溃疡"，我们都跟着走吗？香港目前有西医主张用抗生素治疗胃溃疡，我们跟着用什么中药治疗胃溃疡病呢？难道理论自愿从属下去，就能达到中医现代化吗？我和王建华教授共带的一位研究生刘友章，利用电子显微镜从亚细胞水平研究脾胃虚寒型胃溃疡和肝胃不和型胃溃疡有什么差别。结果发现脾胃虚寒型的胃黏膜壁细胞线粒体受破坏而肝胃不和型之胃溃疡则线粒体无损害。这些问题，又如何用幽门螺杆菌去解释呢？

泛览一些中医论者的文章，着意于"破"者为多，用力于"立"者较少，而所云破者又多以西医为据。在今天而言，这等倾向是中医药学发展的最大障碍，不可等闲视之！

中医与西医发展的道路原不相同，所以互补性强，中西医结合是发展医学的一种理想方法。西医学全世界都在努力发展，中医药学的发展舍我其谁？若只用西医理论去改造中医，一直从属下去，哪里还有中西医结合呢？应该应用现代的新科技（包括西医新成就）去钻研中医，发扬中医，先别急于去否定中医。

我认为中医理论是一个丰富的宝藏，其中有不少超前的东西，等待人们去发现去发扬，能如此必将对人类文明做出重大贡献。

（1998 年 2 月 25 日）

《常用方歌阐释》序

中国医学古称四大派——医经、经方、神仙、房中。医经与经方秦汉之际已成为主流，神仙、房中之养生及性的卫生之精华已基本为医经与经方所吸收。经方之祖向称《汤液》，是经历多少年代多少人的经验之结晶，惜原书已佚，但其宝贵之方剂并未丧失。张仲景的《伤寒杂病论》博采众方，相传已继承了《汤液》之精华，故仲景书所载诸方都是经得起考验的方剂。金元时代提倡创立新方，使方剂学大为发展。明代《普济方》在《太平圣惠方》、《圣济总录》的基础上集当世方剂之大成，收载名方、验方、秘方共六万余首，可谓空前绝后之作。此类方书数量庞大，只合备查。清代学者开始在方剂的海洋中进行精选，汪昂仿《三因极一病症方论》及《医方考》而编著《医方集解》（1682 年刊行），载"正方三百有奇，附方之数过之"，又按方剂之作用归纳为 21 门，使方剂由博返约，并每方说明其主治、组成、方义解释及加减之法等，使方剂之理论有所提高，对病症参考，很有价值。汪氏又在这一基础上，编成《汤头歌诀》（1694 年刊行）使学者易读易记，于医学之普及，其功不小。汪氏之书距今已近三百年（虽其后还有陈修园之《时方歌诀》及张秉成的《成方便读》等作），不论在方剂的筛选上及方剂的运用上，都应有所更新了，何况汪氏之《歌诀》还有平仄不叶之缺点，一本新的带有时代气息的方歌之作，已刻不容缓了。

何炎燊主任医师最近出示《常用方歌阐释》，读来可谓先得我心。中医学院有方剂学之设，但年轻学子，总不如前辈重视背诵方歌，有些教师对学生的要求不严，对能熟记六七十首方者便认为不错！学生由于方剂不熟，诊病多临时凑方，遇"炎症"则一派清热解毒，遇血压高则选用动物实验报道有降压作用的中药。如此之类杂合而投，忘记了君、臣、佐、使、从治、反治之理论，心中记不住几许方药，更谈不上灵活化裁！有名之方剂，是经过无数实践考验的，不去继承，难图创新。心中记忆名方二三百首，相当于手中有雄兵二三百万，临床运用自能得心应手。背诵方歌与药性赋，今天有大力加以提倡之必要，故曰"先得我心"。

本书最可贵之处，是作者能结合几十年来读书与临证的心得体会来选方、释方、用方。千百年来医书不少，但那些能使人读后印象深刻、确实能引用于临床实践者，必定是善读书，有丰富临证经验的作者。何老之作正属此类。例如何老对麻杏石甘汤治疗肺炎之论述，可谓切中时弊；又如人参败毒散论治流行性感冒七百例及重加石膏对登革热之治验，都是有时代气息的经验之论。我认为此书不但对青年中医作为必读之书，对广大临床医生都有参考价值，故乐为之序。

（1989 年 7 月 7 日纪念日）

谈中药发展之路

一、药监部门须深化改革

药监部门的成立是医药改革的一部分，方向是正确的。但目前，药监部门思想解放仍不够，必须继续深入改革。

所谓解放思想，就是要提高对中医药的认识。必须承认，中医药学具有不同于西医药学的特色。别以为中药是药，西药也是药，西药制造的技术水平远高于中药，强调现代化只有追随西药的模式与方法，而把中医药之精华丢弃了。

中医药有几千年的文化积淀，有不同于西医药的理论体系。从表面看似不如西药之完美，西药多治标，疗效迅速，但不能治本。如降压西药，要终身服药，不良反应解决了一个又产生另一个！西药药效很快，但多治标不治本，中药药效似缓慢，多服能治本，不易出偏差。因此如果设中西药对照，中药很难有优势！中药标本兼治，长效而疗效慢显。中医药的特长是辨证论治，治病往往不是一药一方用到底，可异病同治，同病异治，这是疾病的变动规律使然，应出系列产品，这与西药之一药治一病完全不同。

由于理论体系不同，中医药有几千年的经验积累，如果按西医药那一套方法去管理中药，则不适用中药管理，反而会废药存医，中医亦将不存矣！

药监部门必须聘请有较高水平的中医药专家参与管理，中药之路才有发展。

二、中药发展必须走自己的路

从统计数字看，中药的世界销售，我国不及日本与韩国，许多人只看到制药工艺落后的一面，而没有看到别的原因。我认为最大的原因是中药药审的中医药的理论与经验处于从属地位。曾经一个时期，所有含有有毒药物成分的中药方都不能入审！接着凡含有重金属药物的药方也不能受审，如紫金锭这么好的药，一直来不准作口服药，这都是按西药的管理模式，把不少好药取消了。

中药要发展，我们可以采纳西药的先进制作工艺，但必须在中医理论与经验的指导下去进行研究。最近研究的砷剂治白血病取得很好的成果。当青蒿素的研究收不到治疟效果的时候，不是从晋代葛洪的《肘后方》找到出路吗？为什么就不能由中国人的研究研究出使西方世界折服的成果呢？亦步亦趋，不是21世纪中国科学家的性格。中医中药是我国的国宝，我们必须而且有可能走在世界的前头。当然，我们也应研究日本和韩国对中药研究的经验，但必须在最短时间内超过他们。要超过世界水平，只有发扬我们的特色，发掘我们的宝库，引用世界最先进的技术，闯出独步于天下的路来，一言以蔽之：走自己的路！

三、发掘与创新

西医药学之飞跃发展乃近百年来的事，与中医药有几千年的丰富宝藏不同，所以，西药只有靠发明创新，他们是海底捞针般地筛选新药，无别的路可走。而我们则不同，有一个伟大的宝库，向宝库取宝是中药一大优势。日本与韩国靠开发我们的古方，靠从中国进口原料经过加工获利。为什么西药不断在出新药？因为有化学药的不良反应。为什么今天还用阿司匹林？因为有效。反观中医治病，仍沿用汉代张仲景的方，为什么？也因为有效。但《伤寒论》之名方"乌梅丸"市面买不到了，不少古方成药，工艺低劣，没有人有兴趣开发，这又涉及药价管理问题，和药厂的市场经济观念亦有关。应该提倡新工艺、新价格，发挥古方成药的优势，这都值得研究。

挖掘宝库，与新科技相结合，对世界来说是创新，你认为"土"，对外国人来说是"洋"。

四、取代抗生素

抗生素面世数十年，对治疗细菌性疾病，为人类做出了伟大的贡献，但现在世界医药学家对滥用抗生素和对细菌的耐药性，发出警告：将来会产生无药可治的危害人类的病菌！现在的新的抗生素不但价钱昂贵且不良反应大，我们应从中医药中找出新的有效药物以取代现行的抗生素，这是我们的责任，我们有能力承担这个责任，做出贡献，为人类造福。这首先需要药业的精英们，解放思想，正确对待中医学宝贵遗产，并根据中医药的理论体系在世界医药学领域走出一条道路来。

五、保护知识产权及中药资源

我们必须熟悉国际有关药物知识产权的问题，及早采取保护措施。据说有些国家药商把一些方子申报了专利，有关该方的多种中药的知识产权归其所有，这是不行的，应研究有关的国际法规，采取对策。

中药资源问题，是有关经济发展的问题，我们是中药资源大国，绝不能成为原料供应国，再进口"洋中药"。应该制定法律，限制原药出口及其他能保护中药资源的各种措施。

(2000 年 10 月 12 日)

万里云天万里路

一

有人说中国科学 15 世纪以后便开始衰落，若就中医学而言，此言不确。中医药学在 20 世纪上半叶受到摧残与压迫，但 80 年代却开始走向世

界。其所以然者，因为中医学"是一个伟大的宝库"（毛泽东语），有人称之为中国第五大发明。

早在春秋战国时期，诸子蜂起，百家争鸣，医药卫生已有四大学派："医经"、"经方"、"神仙"、"房中"。后两派由道家继承。《汉书·艺文志》列经方十一家，医经七家，后存《神农本草经》与《黄帝内经》。东汉三国名医有外科鼻祖华佗，可惜失传。幸有医圣张仲景，用"医经"家的理论整理"经方"家的方药，为中医的临床医学奠定坚实的基础。晋代的《脉经》，隋代的《诸病源候论》，使中医学的诊断与病理学进入新的高度。公元 443 年，政府已有初步的医学教育，有太医博士、太医助教等医官设置。公元 624 年唐代的医学教育已发展至比较完善的程度。其所设立的太医署，主要是培养医学人才，既是教育机构也是医疗单位，由行政、教学、医疗、药工四部分人组成，有医科、针科、按摩科、咒禁科等。医科包括：体疗、少小、疮肿、耳目口齿、角法，按摩科包括伤科。先习基础课：《素问》、《神农本草经》、《脉经》、《甲乙经》等，然后再分科学业习，月、季、年都有考试。学习 9 年仍不及格者，即令退学。中医之医学教育比之意大利九世纪成立之 Salerno 医学校早二百余年。而且分科比较详细。除中央之外地方也有医学校与家传及师徒之教育并列。

唐代已有官颁药典——《新修本草》。

宋代有官颁方典——《太平圣惠方》（成书于公元 982 ~ 992 年，全书共 1670 门，载方 16834 首）。1046 年经何希彭选其精要，辑为《圣惠选方》，作为当时的教科书。宋代医学教育有较大的发展，太医局共设 9 科，学生名额达 300 人。元代继之分为 13 科。

医学发展，医著日多，时间久远，历代传抄，讹误甚多，加上宋代印刷术已有较高之水平，政府特设校正医书局，校正历代医学著作。这一工作，用今天的话来说是一项艰巨的系统工程，其功甚伟。医学从此更易普及，为金元时代的医学争鸣打下基础。金元时代有刘、张、李、朱四大家。《四库全书提要》说："儒之门户分于宋，医之门户分于金元。"金元之后，各家学说纷呈，明清医学大为发展，特别是传染病学上的成就可谓前无古人，20 世纪上半叶仍然走在世界之前列。

鸦片战争以后，西学东渐，中医学自发进行改革，产生了"中西汇通派"，虽然没有什么成效，但足以说明中医并不排外，并不保守，但当时西医的水平不高，中西医学是两个不同的学术体系，当时的学者的确无法汇通。

1929年国民党政府通过了余云岫的"废除旧医以扫除医药卫生之障碍案"，虽然遭国人反对，未能执行，但中医从此便处于被轻视、歧视、排斥的地位。新中国成立前中医药事业已奄奄一息，解放初期又来了个王斌（卫生部副部长）继承余云岫的衣钵，企图改造中医，中医又受到严重的打击！幸得毛泽东、周恩来老一辈革命家及时觉察，给王斌以公开批判，并撤职，但中医仍未逃脱"从属地位"。直至1986年12月国家中医药管理局成立之后，有一个组织专门管中医药的事业与发展，中医药事业才真正开始摆脱"从属地位"。十多年来中医之发展，使世界瞩目，并于80年代走向世界。这就说明中医作为一门科学，推而不倒，受压近百年而不衰，直到今天科学发展一日千里之际，仍能屹立于世界科学之林，充分证明中医药学的确是一个伟大的宝库，人类不能没有中医。

二

中医近百年历尽劫难而不倒，是历史事实，但在时代对比之下，如何认识这古老而又新颖的中医药学实在不容易。有人说中医有经验而无理论；有人说中医能治好病，没有实验研究，不能算是科学；又有说中医是哲学而不是医学科学。这些都是以西方医学观，西方的文化观作为衡量标准的结果。

中医学是中华文化的瑰宝之一，具有中华文化的特色。吸收中华文化的天人合一观，形成天人相应的医学观，而世界医学的模式最先是生物模式，把人放在生物低层次之中，最近进了一步发展至生物、心理、社会模式。中医是把人放在天地之间对人进行研究了几千年，从理论层次看高了几层。

中医学不是哲学，而是医学与哲学相结合、与多学科相结合的产物，就因为在一个正确的哲学观指导下而不断发展的。例如中医辨证的"八纲"，寒与热、表与里、虚与实、阴与阳，不就是矛盾的四个方面吗？但每一纲所讲的是证候而不是哲学。八纲的充实与提高，其间用了近二千年的时间，靠这八纲及其他辨证方法，中医可以面对全新疾病谱，从中找到诊治的方法。比如我研究"重症肌无力的辨证论治"，靠的是中医的系统理论而不是动物实验。

西医走的是微观的道路。中医走的是宏观的，以人为实验对象的路。中医过去也曾有过动物实验，但主要是通过在系统理论指导下的对人及患者的保健养生诊治活动长期的大量的观察与总结得来的，是无数信息构成的。而不是从狗、兔、鼠实验得来。相传神农尝百草而有医药，《本草经》的药效其始正是以自己为实验动物得来的。

20世纪60年代中医界曾讨论什么是中医的理论核心。大多数认为是——阴阳、五行、脏象、经络。一切防病、治病、养生、康复的理论，都由此而派生。若用现代的系统论、控制论、信息论以审视中医学，就会豁然开朗，知道中医精要之所在与合乎科学之理了。"经络"就是中医学的信息网络系统，形态学上未能找到不等于它不存在。世界科学界必须重新认识中医，我国学人更要正确认识中医。

邓小平强调"检验真理的惟一标准是实践"，请让我提出一些实践的例子：中医没有微生物学，但直到今天，治疗病毒性传染病，疗效远高于西医。20世纪50年代治流行性乙型脑炎。90年代治流行性出血热，南京与江西共治疗1000多例，设中西医对照组，两地的疗效都明显高于西医组。治疗肝炎，大陆大多数传染病院现在是用中药为主的。在澳大利亚我的学生杨伊凡用中药治丙肝，经过严格的科学研究，其疗效在该国医院已得到证实。我认为艾滋病的治疗也将由中医药去攻克。抗生素退不了的高热，我曾用补中益气汤之类补药退了。有人说中医治不了急症，20世纪五六十年代西医学习中医的中西结合研究，不少急腹症不用开刀，急性胰腺炎用中药治疗疗效使人满意。我们学校张景述教授，用稀饭加骨炭末再加蓖麻油外加中药一剂治一例10个月男婴误吞一个六角形螺丝钉（钉长约3cm），会诊时已是第三天，患婴高热、惊叫、抽搐，药后10小时螺丝钉粘满骨炭粉自肛门排出。至于慢性病，查不出病名的患者，中医治疗有时却得心应手。心理治疗中医医案所记应有一千几百年历史，七情为病早已二千年前便明确提出来了。又如中医认为肺有非呼吸功能，脾有免疫功能都比西医早近二千年了。

西医认为肝硬化是不可逆的，但我也治好过一些这样的患者。例如香港的薛先生、黎先生。过去不能讲治愈，讲人家也不相信，现在有微观检查为证，就可以讲能治愈。

中西医是两种不同的医学，各有短长，功能互补，不能偏废。但从理论高度来看，西医的基本观点是在逐步向中医靠拢中。西医讲微观，中医讲宏观，微观取得科学上的飞跃发展，宏观同样取得了不起的发展。不能说只有微观才科学，宏观不科学。试举例言之。我是从宏观角度研究重症肌无力（myasthenia gravies，MG）的。全世界西医治疗该病办法是一致的：溴吡斯的明＋激素或胸腺摘除。西医实验证明该病是神经肌肉接头传递功能障碍的自身免疫性疾病。一切治疗方法都用"攻法"，但效果并不理想。我们中医从宏观方法研究此病，我的结论：本病是"脾胃虚损，五脏相关"之证，治法以大补脾胃，兼补五脏为主。我用的是补法，我们的研究获 1991 年国家中医药管理局科技进步一等奖，1992 年国家科委科技进步二等奖。我临床研究该病数十年，组织人力进行七五攻关研究取得成果。

西医自 1895 年 Jolly 根据本病之症状特点命名以来，世界上进行了许多研究，直至 20 世纪 60 年代，随着免疫学说研究的不断深入，重症肌无力的病因病理诊断治疗取得新的进展。论确诊西医长于中医，论辨证治疗，我敢说中医暂时领先于西医。就此病而言，西医千方百计研究"病"之所在，忽视所以发病的更高层次的脏腑阴阳气血之失调，未能从整体掌握，故对此病无法根治。（研究详见《邓铁涛医集》）

总之中西医各有所长，可以互补其不足。

三、展望

人类对健康的要求，展望未来，应该是下面这样的。

（1）人类将摆脱化学药与创伤性的检查、治疗所带来的痛苦、不良反应与后遗症。医学要讲人道主义。

（2）"上工治未病"，医学将以养生、保健为中心，使人人生活过得更愉快、舒适、潇洒。医学将以"保健园"的形式取代医院的主要地位，医院将成为辅助机构。

（3）医药学除了是科学范畴之外，将融入文化、美学与艺术，使医学从人体的健康要求上升到精神世界的美好境界。气功、武功、文学、美术、音乐、歌舞、美食、药膳、模拟的环境，梦幻世界成为"保健园"的重要组成部分。接受维护健康是快乐的事而不是苦事。

（4）21世纪，几十亿第三世界人民短期（数十年）内，仍未能摆脱贫病的折磨。要解决人人有卫生保健的民主权利，要求医药必须"简、验、便、廉"，而不是天文数字的医药费开支。简、验、便、廉，正是中医的优良传统。

（5）艾滋病、癌症、疟疾、心脑血管病……之攻克，要靠回归自然，要靠绿色医学革命的发展。

按展望的要求，在21世纪——中医药学是大有作为的。中医不仅是现代化社会所必须，而且将是后现代医学的重要组成部分。

中医之路，"路漫漫其修远兮"，值得大家去上下而求索，以造福于人类。

（2001年3月25日于广州）

整理后记

"医话"是中医药学特有的写作形式，是医学与文史哲相结合的类似于随笔、杂文、散文而又不离交流中医药学术思想与实践经验之作。"振兴中医光华夏，意欲耕云播彩霞。"是邓老撰写"耕云医话"之初衷。1986年，邓老亲自为《新中医》"耕云医话"专栏撰述医话，每期一话，介绍其几十年之学术见解与临床心得。《耕云医话》发表以后，深受读者的欢迎，纷纷来信要求出版。广州军区军医学校甘树炯曾经在1988年第12期《新中医》发表读后感，盛赞邓老的医话"内容丰富，形式多样，学识渊博"，"献方传药，简便实用"，认为"这种方法，不失为整理老中医学术经验的又一种有效途径。"有的读者还来信来稿介绍他们读了医话以后运用邓老的经验在临床上屡试屡验的例子。如某省有一西医师，其妻患高热持续不退，读《甘温除大热》一话后，运用甘温除热法而愈。他带着感激的心情给邓老寄来热情洋溢的感谢信。

1990年盛夏，人事部、卫生部、国家中医药管理局联合做出《关于采取紧急措施做好老中医药专家学术经验继承工作的决定》，指出老中医药专家的学术经验与技术专长是中医药理论与他们的实践经验相结合的结晶，是中医药学的宝贵财富，必须采取紧急措施予以继承，否则这些经验和专长将会失传，从而造成不可弥补的损失。随后，邱仕君、邓中光作为邓老的学术继承人，最早开展了对邓老医话的整理，并于1991年6月完成并出版了《邓铁涛医话集》。该书收集的内容，除了《耕云医话》46篇以外，还将邓老撰写的《温病专题讲座》包括在内。温病学说是清代对于发热性流行性疾病研究的一项重大科学成果。新中国成立以来运用温病学说治疗急性传染病取得显著的疗效，特别是治疗流行性乙型脑炎、钩端体病、出血热、登革热等，直到今天经过大量病例统计，治疗效果居世界领先地位。但三十多年来，中医教育把《温病学》列为经典著作，不看作是临床学科。温病学教师脱离临床，临床医生又好用抗生素，温病学这一宝贵文化遗产不为中医学生所重视，邓老有感于此，乃就三十多年来为本科生及研究生讲课之讲稿及有关这方面的文章加以整理，其目的在于引起青年中医对温病学的重视，从而运用温病学说于临床，以发扬温病学说以振兴中医。2003 年中医药在抗击非典中所起的重要作用，足见邓老学术的前瞻性和现实意义。为了全书体例的统一，我们把温病专题讲座的内容，作了部分的改动和调整，分为心得笔谈和理论阐述两部分，前者依序收入医话，后者作为附篇列于医话之后，并附资料选编，以供阅读时参考，方便读者前后对照。

《邓铁涛医话集》出版之后，邓老仍笔耕不辍，诚如他在《邓铁涛医话续集·前言》中所说："近年来，为了中医药学的发展，心里要说的话很多，有些点滴经验与体会也不想丢掉，因此接受同道之劝，继续把《医话》写下去。"2001 年 11 月"邓铁涛教授学术思想研讨会"在北京举办之际，邱仕君、刘小斌将邓老新近十年的医话汇编为《邓铁涛医话续集》正式出版。

本书的整理出版，是对《邓铁涛医话集》和《邓铁涛医话续集》的汇编，旨在从医话视角系统地回顾此前邓老的学术思想、临床经验与治学方法，更方便读者查阅和借鉴。根据我们的继承计划，2001 年以后邓老的医话还将陆续整理出版，以飨读者。

整理者
2013 年 8 月